Dr. med. Karl Otto Lübke
Facharzt für Innere Medizin
497 Bad Oeynhausen 1
Weetkorso 3 • Telefon 05731 / 29770
19 19 433 - 49

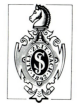

Erich Klein

Die Schilddrüse

Diagnostik und Therapie
ihrer Krankheiten

Zweite, neubearbeitete Auflage

Mit 61 Einzelabbildungen, davon 3 farbig

Springer-Verlag
Berlin Heidelberg New York 1978

Professor Dr. med. ERICH KLEIN
Leitender Chefarzt der Städt. Krankenanstalten Bielefeld
und Chefarzt der 1. Medizinischen Klinik
4800 Bielefeld

ISBN 3-540-08721-4   2. Auflage Springer-Verlag Berlin Heidelberg New York
ISBN 0-387-08721-4   2nd Edition Springer-Verlag New York Heidelberg Berlin

ISBN 3-540-04581-3   1. Auflage
Springer-Verlag Berlin Heidelberg New York
ISBN 0-387-04581-3   Ist Edition
Springer-Verlag New York Heidelberg Berlin

Library of Congress Cataloging in Publication Data. Klein, Erich, 1920—Die Schilddrüse. Bibliography: p. Includes indexes. 1. Thyroid gland--Diseases. RC655.K55 1978 616.4'4 78-449

Das Werk ist urheberrechtlich geschützt. Die dadurch begründeten Rechte, insbesondere die der Übersetzung, der Entnahme von Abbildungen, der Funksendung, der Wiedergabe auf photomechanischem oder ähnlichem Wege und der Speicherung in Datenverarbeitungsanlagen bleiben, auch bei nur auszugsweiser Verwertung, vorbehalten. Bei Vervielfältigung für gewerbliche Zwecke ist gemäß § 54 UrhG eine Vergütung an den Verlag zu zahlen, deren Höhe mit dem Verlag zu vereinbaren ist.

© Springer-Verlag Berlin Heidelberg 1969 and 1978.
Printed in Germany.

Die Wiedergabe von Gebrauchsnamen, Handelsnamen, Warenbezeichnungen usw. in diesem Werk berechtigt auch ohne besondere Kennzeichnung nicht zu der Annahme, daß solche Namen im Sinne der Warenzeichen- und Markenschutz-Gesetzgebung als frei zu betrachten wären und daher von jedermann benutzt werden dürften.

Satz, Druck und Bindearbeiten: Konrad Triltsch, Graphischer Betrieb, 8700 Würzburg 2123-3130 / 543210

Vorwort zur 2. Auflage

Während der letzten 10 Jahre nach Abschluß der Arbeit an der 1. Auflage dieses Buches hat sich unser Wissen über die Physiologie und Pathophysiologie der Schilddrüse und ihrer Hormone wesentlich erweitert und vertieft. Im einzelnen gilt das besonders für die Regulation von Synthese, Inkretion und Wirkung der Schilddrüsenhormone unter dem Einfluß zentraler (TRH-TSH) und peripherer (freies Trijodthyronin — r-Trijodthyronin — Trägerproteine) Systeme, für autoimmunologische Prozesse nicht nur destruktiv-aggressiver (Hypothyreose) sondern auch stimulierender Natur (Hyperthyreose) und für histologisch-zytologische Klassifizierungen von malignen Drüsenveränderungen. Die Diagnostik konnte durch die neuen und sehr zuverlässigen radioimmunologischen Bestimmungsmethoden von Trijodthyronin, Thyroxin, TSH und auch Calcitonin bereichert werden, die TRH-Belastung läßt Regulationsstörungen differenzierter als bisher deuten, die Punktionszytologie stellt einen entscheidenden Beitrag zur Frühdiagnose von Malignomen dar. Verbindliche Übereinkünfte über Nomenklatur und Stadien zum Beispiel von endokrinen Augenveränderungen und tumorösen Prozessen erleichtern den internationalen Erfahrungsaustausch und wirken sich vorteilhaft auf therapeutische Überlegungen und Entscheidungen aus.
Unter Berücksichtigung und Realisierung dieser und weiterer Fortschritte im Rahmen einer sehr umfangreichen Ambulanz mit jährlich ca. 4000 teils erstmals untersuchten, teils mehrfach und regelmäßig weiterhin kontrollierten sowie auch speziell klinisch behandelten Schilddrüsenkranken soll die Neuauflage des Buches dem aktuellen Stand der Möglichkeiten von Diagnostik und Therapie gerecht werden, dabei wie bisher meine durchaus persönliche Einstellung zu Partialproblemen beinhalten. Herzlich zu danken für die stetige Unterstützung meiner einschlägigen klinischen Bemühungen habe ich meinen Oberärzten Dr. Martin Körte und Dr. Detlev Bock, dem jetzt andernorts tätigen Dr. Firoz Sojitrawalla sowie meinen Sekretärinnen Frau Edith Klosowsky und Frau Gabriele Kralemann. In gleichem Sinne aufzählen kann ich ihrer Vielzahl wegen leider nicht die in- und ausländischen Thyreoidologen, die mir bei häufigen Tagungen und Diskussionen in zum Teil freundschaftlicher Verbundenheit mit Anregungen und Kritik geholfen haben. Schließlich war der Springer-Verlag wieder ein aufgeschlossener und angenehmer Partner bei der Bearbeitung dieser 2. Auflage.

Bielefeld, Frühjahr 1978   ERICH KLEIN

Inhaltsverzeichnis

1.	**Die gesunde Schilddrüse und ihre Hormone**	1
1.1	Entwicklung, Anatomie, Histologie	1
1.2	Hormonsynthese und Hormoninkretion	2
1.2.1	Jodination	3
1.2.2	Jodisation	4
1.2.3	Koppelung	4
1.2.4	Jodthyreoglobulin	4
1.2.5	Hormoninkretion	5
1.3	Hormontransport im Blut, Hormonumsatz und Hormonstoffwechsel	5
1.4	Wirkungsmechanismus und physiologische Wirkungen der Schilddrüsenhormone	8
1.5	Regulation der Schilddrüsenfunktion	10
1.6	Schilddrüse und Lebensalter	12
1.7	Schilddrüse und Schwangerschaft	13
1.8	Schilddrüse und Jodstoffwechsel bei extrathyreoidalen Krankheiten	13
2.	**Jod und Radiojod**	16
3.	**Untersuchungsmethoden der Schilddrüse**	19
3.1	Lokalisationsdiagnostik	19
3.2	Zytologische, histologische und immunologische Diagnostik	25
3.3	Funktionsdiagnostik	29
3.3.1	Anamnese	30
3.3.2	Körperliche Untersuchung	30
3.3.3	Laboratoriumsdiagnostik	31
3.3.3.1	Analysen von Hormongehalt und Hormonbindungskapazität des Blutes	31
3.3.3.2	Analysen des thyreoidalen Jodumsatzes	35
3.3.3.3	Regulationsdiagnostik	38
3.3.3.4	Unspezifische, periphere Parameter	39

4.	**Medikamentöse Einflüsse auf die Schilddrüse**	42
4.1	Jodhaltige Verbindungen	42
4.2	Jodfreie Verbindungen	44
5.	**Hypothyreosen**	45
5.1	Angeborene Hypothyreosen (sporadischer und endemischer Kretinismus)	45
5.1.1	Klinik	47
5.1.2	Diagnostik	50
5.1.3	Neugeborenenstruma	54
5.1.4	Therapie	55
5.2	Erworbene Hypothyreosen	57
5.2.1	Juvenilenhypothyreose	58
5.2.2	Im Erwachsenenalter erworbene Hypothyreosen	59
5.2.3	Laboratoriumsdiagnostik	61
5.2.4	Therapie der erworbenen Hypothyreosen	64
5.2.5	Hypothyreotes Koma	70
5.2.6	Extrathyreoidaler Hypometabolismus	71
6.	**Endokrine Ophthalmopathie und prätibiales Myxödem (Endokrine Dermopathie)**	73
6.1	Symptomatik	73
6.2	Diagnostik	79
6.3	Therapie	80
7.	**Hyperthyreosen**	84
7.1	Einteilung der Hyperthyreosen	84
7.2	Pathogenese und Pathophysiologie	84
7.3	Diagnostik	89
7.3.1	Anamnese und körperliche Untersuchung	89
7.3.2	Laboratoriumsdiagnostik	93
7.4	Sonderformen der Hyperthyreose	97
7.4.1	Autonomes Adenom mit Hyperthyreose (früher toxisches Adenom)	97
7.4.2	Hyperthyreosis factitia	98
7.4.3	Hyperthyreose durch Schilddrüsenkarzinom	99
7.4.4	Hyperthyreose bei diffuser Thyreoiditis	99
7.4.5	Hyperthyreose durch TSH-Aktivitäten	100
7.5	Therapie der Hyperthyreosen	100
7.5.1	Allgemeine Behandlungsmaßnahmen	100
7.5.2	Spezielle Therapie	103
7.5.2.1	Operation (Strumaresektion)	103

7.5.2.2	Radiojodtherapie	108
7.5.2.3	Behandlung mit antithyreoidalen Substanzen	113
7.6	Hyperthyreose im Jugendalter	119
7.7	Hyperthyreose in der Schwangerschaft	120
7.8	Hyperthyreosis factitia und ihre Behandlung	121
7.9	Hyperthyreote Krise und ihre Behandlung	121
8.	**Blande (euthyreote) Strumen**	126
8.1	Definition und Pathogenese	126
8.1.1	Endemische Strumen	127
8.1.2	Sporadische Strumen	128
8.2	Beschwerdekomplex und Symptome	129
8.3	Einteilung und Diagnostik der blanden Strumen	130
8.3.1	Lokalisationdiagnostik	131
8.3.2	Funktionsdiagnostik	132
8.4	Therapie der blanden Strumen	134
8.4.1	Strumatherapie mit Schilddrüsenhormonen	135
8.4.2	Strumaresektion	141
8.4.2.1	Prophylaxe der Rezidivstruma	143
8.4.2.2	Postoperativer Hypoparathyreoidismus (Tetanie)	144
8.4.3	Strahlenbehandlung	146
8.4.4	Der blande Solitärknoten	148
8.4.5	Prophylaxe der endemischen Struma	150
9.	**Schilddrüsenentzündungen und seltene Schilddrüsenerkrankungen**	151
9.1	Akute Thyreoiditis	152
9.2	Subakute Thyreoiditis	156
9.3	Chronische Thyreoiditiden	159
9.3.1	Lymphomatöse Autoimmunthyreoiditis	159
9.3.2	Chronisch-fibröse Thyreoiditis	164
9.3.3	Chronisch-perithyreoidale Thyreoiditis (Struma Riedel)	165
9.3.4	Spezifische Thyreoiditis	165
9.3.5	Seltene Schilddrüsenerkrankungen	166
10.	**Schilddrüsenmalignome**	167
10.1	Einteilung und Stadien	168
10.2	Klinik und Diagnostik	170
10.3	Therapie der Schilddrüsenmalignome	176
10.3.1	Operation	177
10.3.2	Nuklearmedizinische Therapie	177

10.3.3	Externe (perkutane) Hochvolttherapie	179
10.3.4	Medikamentöse Therapie	180
10.3.4.1	Schilddrüsenhormone	180
10.3.4.2	Zytostatika	181
10.3.4.3	Zusätzliche Medikamente	181
10.3.5	Therapieerfolge und Überlebensraten	181
10.4	Der klinisch unverdächtige, aber szintigraphisch „kalte" Solitärknoten	182
11.	**Jodhaltige Medikamente, welche die Schilddrüsendiagnostik stören können**	185
12.	**Für Untersuchung und Behandlung von Schilddrüsenkrankheiten geläufige deutsche Handelspräparate**	187

Literatur 190

Sachverzeichnis 200

Abkürzungen

T_3	L-Trijodthyronin
rT_3	sog. reverse Trijodthyronin (hormonell inaktiv)
T_4	L-Thyroxin (Tetrajodthyronin)
MJT	Monojodtyrosin
DJT	Dijodtyrosin
HHL	Hypophysenhinterlappen
HVL	Hypophysenvorderlappen
TRH	Thyreotropin ausschüttendes Hormon (**T**hyrotropin **R**eleasing **H**ormone)
TSH	Thyreotropes Hormon des HVL (**T**hyroid **S**timulating **H**ormone)
EPF	Exophthalmus produzierender Faktor des HVL (**E**xophthalmos **P**roducing **F**aktor)
LATS	Langdauernd wirkender Schilddrüsenstimulator (**L**ong **A**cting **T**hyroid **S**timulator)
PBI	Hormonjod im weiteren Sinne (**P**rotein **B**ound **I**odine)
BEI	Hormonjod im engeren Sinne (**B**utanol **E**xtractable **I**odine)
NBEI	Pathologische, körpereigene jodhaltige Proteine (**N**on **B**utanol **E**xtractable **I**odine)
PB^{131}I	Radioaktiv markiertes PBI 6—8, 24 oder 48 Stunden nach Gabe einer Spürdosis von ^{131}J (sog. Hormonphase des ^{131}J-Zweiphasenstudiums)
^{131}J	Radiojod mit Halbwertzeit von 8,0 Tagen
^{125}J	Radiojod mit Halbwertzeit von 60 Tagen
^{127}J	Inaktives Jod (J)
mCi	Millicurie (Milli-Einheit für eine Strahlenmenge)
μCi	Mikrocurie (Mikro-Einheit für eine Strahlenmenge)
rem	roentgen equivalent man ($\approx$ R)
TBP	Thyroxin bindendes Protein
TBPA	Thyroxin bindendes Präalbumin
TBG	Thyroxin bindendes Globulin
TSI	Die Schilddrüse stimulierende Immunglobuline (**T**hyroid **S**timulating **I**mmunoglobulins)

1. Die gesunde Schilddrüse und ihre Hormone

Die wesentliche Aufgabe der Schilddrüse besteht in der Synthese und Inkretion der beiden stoffwechselaktiven Hormone L-Thyroxin (entdeckt 1915) und L-Trijodthyronin (entdeckt 1951). Letzteres entsteht zusätzlich durch Dejodierung von Thyroxin in der Körperperipherie, während stereoisomere D-Formen oder ein D, L-Razemat auch bei Schilddrüsenkrankheiten nicht vorkommen. Frühere Vorstellungen über weitere Funktionen des Organs, z. B. bei der Blutdruckregulation und mittels sog. Thermothyrine im Wärmehaushalt, haben sich nicht bestätigt. Seit 1962/63 bekannt indessen ist ein Thyreokalzitonin genanntes Hormon, das in den parafollikulären (hellen oder C-)Zellen der Schilddrüse gebildet wird. Das Polypeptid (Molekulargewicht 3600) besteht aus 32 Aminosäuren mit Disulfidbrücken und konnte bereits synthetisch hergestellt werden. Es hemmt die Skeletresorption und senkt dadurch die Kalzium- und Phosphorspiegel des Blutes, fördert den Knochenansatz. Seine Sekretion wird induziert durch den Anstieg des Serumkalziums über die Norm, es kann biologisch oder radioimmunologisch bestimmt werden. Ob es eine physiologische Rolle spielt oder nur ein phylogenetisches Relikt ist, muß noch offenbleiben. Ein Hypokalzitonismus ist nicht bekannt, während eine Sonderform des ohnehin relativ seltenen medullären Schilddrüsenkarzinoms mit hohen Serumspiegeln von Kalzitonin einhergeht und daran auch erkannt werden kann (s. S. 176).

1.1 Entwicklung, Anatomie, Histologie

Obgleich auch manche Pflanzen und niederen Tiere in der Lage sind, Jod in organische Verbindungen zu überführen und sogar Thyroxin zu bilden, haben erst die Wirbeltiere eine aus Follikeln gebaute und zur Sekretspeicherung fähige Schilddrüse. Beim Menschen beginnt die Entwicklung der Schilddrüse in der 3. Fetalwoche mit einer ventralen Ausstülpung des Hypopharynx, die als später obliterierender und gelegentlich in Teilen persistierender Ductus thyreoglossus dem Deszensus des Herzens folgt, sich abschnürt und im 3. Fetalmonat kolloidhaltige bläschenförmige Strukturen bildet. Um die gleiche Zeit beginnt die Hormonsynthese, nachdem schon vorher thyreotropes Hormon aus dem Hypophysenvorderlappen auf die Schilddrüse eingewirkt hat. Es ist unklar, inwieweit auch die ultimobranchialen Körperchen an der Bildung der menschlichen Schilddrüse beteiligt sind. Sicher ist heute allerdings, daß das früher „lateral aberriert" genannte Schilddrüsengewebe nicht etwa Reste dieser Strukturen, sondern stets Metastasen sehr kleiner papillärer Adenokarzinome im Drüsenkörper darstellt.

Bei der Geburt wiegt die normale Schilddrüse etwa 2 g, bis zur Pubertät ca. 10—15 g, beim Erwachsenen je nach der geographischen Lage und ihrem davon abhängigen Jodgehalt 20—30 g. Jenseits des 6. Lebensdezenniums nimmt das Schilddrüsengewicht wieder etwas ab, besteht darüber hinaus auch ohne Kropfbildung eine Tendenz zu kleinknotigem Umbau.

Das von einer zweiblättrigen Kapsel umhüllte Organ hat eine schmetterlingsförmige Gestalt mit einem vor der Trachea in Höhe des zweiten bis dritten Trachealknorpels gelegenen Isthmus, der unterschiedlich groß sein oder selten auch fehlen kann. Häufig zieht von ihm aus ein kegelförmiger Lobus pyramidalis mit einer Spitze nach oben zum Zungenbein. Die beiden Seitenlappen, je 1—2 cm dick, schmiegen sich beidseits der Trachea an und reichen mit ihren Spitzen bis zum Schildknorpel hinauf. Aus diesem Grunde wurde das Organ erstmals 1656 von Wharton als „Glandula thyreoidea" bezeichnet. Sie erhält Blut durch je zwei obere und untere Arterien, die reichlich Anastomosen aufweisen. Auch die Venen bilden Geflechte und münden in die Vv. jugulares und brachiocephalicae. Ihre Lymphgefäße ziehen zu den prälaryngealen, paratrachealen und zervikalen, über diese auch zu den supraklavikulären Lymphknoten. Mikroskopisch besteht die Drüse aus zu Läppchen zusammengeschlossenen Follikeln mit einem Durchmesser von 0,2—0,4 mm, die von einem einschichtigen flachen Epithel ausgekleidet und mit thyreoglobulininhaltigem eosinophilem Kolloid ausgefüllt sind. Beide bilden eine für die Hormonproduktion verantwortliche Einheit, während die soliden Gruppen der sog. parafollikulären Zellen das 1962 erstmals entdeckte Thyreokalzitonin produzieren. Normalerweise sind nicht alle Follikelkonglomerate gleichzeitig in Betrieb, ihre Aktivität wechselt kurzfristig im Rahmen der physiologischen Regulation und des Tag-Nacht-Rhythmus. Man spricht von einer Morphokinese. Die Ultrastruktur der Follikelzellen zeigt zum Lumen hin Mikrozotten, an der Außenseite eine Basalmembran, im Zytoplasma lamellierte Mitochondrien, verschiedene Granula und ein Retikulum, dessen Gestalt vom Einfluß des thyreotropen Hormons (TSH) abhängt. Dieses stammt aus den basophilen Zellen des Hypophysenvorderlappens, deren Aktivität wiederum vom Hypothalamushormon TRH abhängt (s. S. 11).

In unmittelbarer Nachbarschaft der Schilddrüse, und bei kropfiger Vergrößerung derselben zuweilen kaum von ihr abgrenzbar, liegen lateral und hinter den Lappen die vier Nebenschilddrüsen sowie hinter dem Organ in den Gruben zwischen Trachea und Ösophagus nach oben zum Larynx hinziehend die Nn. laryngei recurrentes.

1.2 Hormonsynthese und Hormoninkretion

Als einziges Organ des Körpers benötigt die Schilddrüse für ihre Tätigkeit das Spurenelement Jod, welches den spezifischen Bestandteil ihrer Hormone ausmacht. Sie kann zu diesem Zweck nur auf dem Blutwege angebotenes ionales Jod (Jodid) verwenden, muß es in eine besondere organische Bindung überführen, das Produkt speichern und bei Bedarf in Aminosäureform sezernieren. Dieser komplexe Vorgang, der sich mit Hilfe von chemischen und isotopentechnischen Analysen verfolgen läßt, stellt als thyreoidaler Jodumsatz die spezielle Leistung der Schilddrüsenzelle dar. Er besteht aus fünf Phasen, von denen die ersten drei der Hormonsynthese und die fünfte der Hormoninkreation dienen, während die vierte als Speicherungsphase in Form von Jodthyreoglobulin diese sehr unterschiedlichen Vorgänge miteinander verbindet. Grundsätzlich bestehen ohnehin Wechselwirkungen, Rückkoppelungen und andere Abhängigkeiten unter diesen hier getrennt voneinander dargestellten Reaktionen, die als spezifische Leistungen an bestimmte Zellstrukturen wie auch Fermentsysteme gebunden und durch Beeinflussung derselben alterierbar sind (Abb. 1).

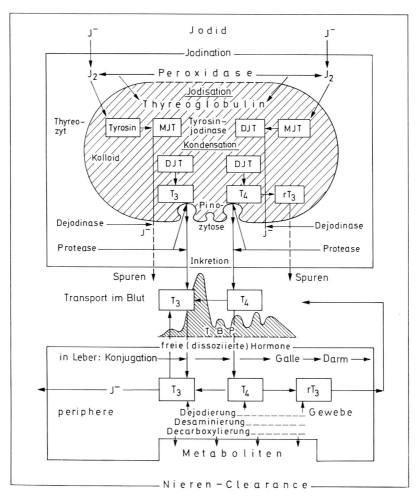

Abb. 1. Der thyreoidale Jod- und periphere Hormonumsatz

1.2.1 Jodination

Als Jodination bezeichnet man die Jodanreicherung des Organs bzw. den Jodidtransport aus dem Blut entgegen einem Konzentrationsgefälle von normalerweise 25:1 bis 100:1 in die Schilddrüsenzelle bei einer Jodid-Clearance des Organs von 20 bis 35 ml Plasma/min. Diese Fähigkeit bleibt auch nach Hemmung der Oxidation erhalten, obgleich das Jodid normalerweise nicht gespeichert, sondern sofort zu J_2 oxidiert wird und in dieser Form die zweite Phase der Jodisation einleitet. Die Jodaufnahme ist strukturgebunden an die basale Follikelzellmembran und mit Hilfe von ATP energieverbrauchend. Sie erstreckt sich auf alle Anionen der gleichen Teilchengröße wie Jodid (4×10^{-23} ml), z. B. Brom, Mangan, Tellur, Rhenium, manche Fluorsalze, Perchlorate und auch Technetium (letzteres deshalb in radioaktiver Form zur Szintigraphie brauchbar). Nur Jodid indessen wird weiter verarbeitet, die übrigen Anionen verlassen die Drüse in unveränderter Form. Andererseits gibt es einige weitere Organe, z. B. Speichel-, Magen- und Milchdrüsen, die wie die Schilddrüse in allerdings wesentlich geringerem Umfang Jodid konzentrieren, es jedoch nicht stoffwechselmäßig verarbeiten können.

1.2.2 Jodisation

Jodisation heißt der Prozeß der Jodierung des nach Synthese in der Follikelzelle wie auch im Kolloid bereitstehenden Tyrosins zu 3-Monojodtyrosin (MJT) sowie von 3-Mono- zu 3,5-Dijodtyrosin (DTJ). Beide sog. Hormonvorläufer verlassen die Schilddrüse normalerweise nur in Spuren und sind hormonell völlig inaktiv. Die physiologische Relation dieser beiden Hormonvorläufer MJT/DJT liegt bei etwa 0,4—0,7. An den Reaktionen sind initial ein spezielles Peroxidasesystem zur Oxidation des Jodids in eine aktive Wirkform und später eine Tyrosinjodinase beteiligt. Beide können durch Kupfer stimuliert und durch schwefelhaltige antithyreoidale Mittel gehemmt werden.

1.2.3 Koppelung

Die Koppelung von Jodtyrosinen zu Jodthyroninen ist der letzte Schritt der Hormonsynthese und geschieht durch Kondensation zweier Jodtyrosinmoleküle unter Abspaltung eines Alaninrestes: Aus zwei Molekülen 3,5-DJT entsteht 3,5,3',5'-Tetrajodthyronin (Thyroxin) und aus je einem Molekül 3-MJT und 3,5-DJT das 3,5,3'-Trijodthyronin. Beide werden über die apikalen Mikrozotten des Thyreozyten im Thyreoglobulinverband zur Speicherung in das Kolloid des Follikellumens abgegeben und bei Bedarf von dort in Tropfenform wieder entnommen (Pinozytose). Bei den zwei Hormonen handelt es sich stets um die L-Stereoisomere der Verbindungen, während die D-Formen biologisch nicht vorkommen und auch hormonell inaktiv sind. Unter den an diesen Prozessen beteiligten Enzymen dürfte eine Peroxidase die Hauptrolle spielen. Während die menschliche Schilddrüse keine jodfreien Thyronine enthält, synthetisiert sie nach neueren Feststellungen auch Spuren von stoffwechselinaktivem 3,3',5'-Trijodthyronin (sog. Reserve-T_3 oder rT_3), das vorzugsweise in der Körperperipherie durch Dejodierung von L-Thyroxin entsteht und wahrscheinlich für die Regulation der Hormonversorgung des Organismus eine wesentliche, im einzelnen noch unklare Rolle spielt. Darüber hinaus muß auch mit der Bildung von 3,3'-Dijodthyronin gerechnet werden.

1.2.4 Jodthyreoglobulin

Das Jodthyreoglobulin des Kolloids repräsentiert das thyreoidale Jodreservoir und enthält als von der Parenchymzelle synthetisiertes Glykoproteid mit einem Molekulargewicht von ca. 650 000 sämtliche organischen Jodverbindungen der Schilddrüse in individuell sehr unterschiedlicher Verteilung: durchschnittlich etwa ²/₃—³/₄ als Mono- und

Dijodtyrosin und $^1/_4$—$^1/_3$ als vorwiegend Thyroxin mit wesentlich geringeren Mengen von Trijodthyronin. Weniger als 10% der Jodverbindungen sind nicht näher bekannt. Das ist darauf zurückzuführen, daß das Proteid einerseits als Depot für die fertigen Hormone dient, sich andererseits im Thyreoglobulinverband auch Umwandlungsprozesse abspielen. Das Jodthyreoglobulin ist heterogen, besteht aus mindestens drei Subfraktionen und hat Antigencharakter — d. h. der Organismus bildet dagegen Autoantikörper, wenn es pathologischerweise die Schilddrüse verläßt. Sein Jodgehalt hängt von Umwelt und Jahreszeit ab und beträgt 0,2—1,0%, das gesamte thyreoidale Jodreservoir außerhalb eines Kropfgebietes macht hierzulande etwa 5—10 mg aus. Der diesem Gehalt entsprechende Hormonvorrat würde ausreichen, um den Organismus 2—3 Monate im Stoffwechselgleichgewicht zu halten.

1.2.5 Hormoninkretion

Die Hormoninkretion erfolgt wiederum durch Pinozytose über die Schilddrüsenzelle nach Proteolyse des Thyreoglobulins durch eine Protease der Lysosomen, so daß Thyroxin und Trijodthyronin das Organ in Aminosäureform verlassen. Die bei der proteolytischen Spaltung ebenfalls aus dieser Eiweißbindung befreiten Hormonvorläufer MJT DJT hingegen werden, anders als die beiden Hormone, noch in der Drüse sofort dejodiert, und die beiden Bausteine Jod und Tyrosin stehen einer erneuten Hormonsynthese zur Verfügung. Die Menge der täglich in Blut und Lymphe sezernierten Hormone beträgt 100—200 µg und entspricht etwa 60—120 µg Jod mit einer Relation L-Thyroxin:L-Trijodthyronin:rTrijodthyronin von etwa 90:9:1. Unter der Stimulierung durch thyreotropes Hormon (TSH) sowie bei Schilddrüsenkrankheiten mit und ohne Funktionsstörung kann sich diese Relation zugunsten von Trijodthyronin ändern.

Die Schilddrüse bewältigt diesen thyreoidalen Jodumsatz dank ihrer Ausstattung mit Enzymen des Energiestoffwechsels in funktionell gegeneinander abgegrenzten „Compartments", die sozusagen den adäquaten Weg der einzelnen Synthese- und Inkretionsprodukte bahnen und von denen mindestens 8—12, eventuell über 20 durchlaufen werden. Die Energiebildung erfolgt vorwiegend durch Glukoseabbau über den Pentose-Shunt mit Bereitstellung einer relativ großen Menge von hydriertem Triphosphopyridinnukleotid (TPNH) für Eiweißsynthese und Jodierungsprozesse. Alle diese Vorgänge werden durch TSH mit dem Effekt einer beschleunigten Hormonsynthese beeinflußt, wobei die Aktivierung einer Adenosinphosphocyclase der initiale Schritt sein dürfte. Im übrigen entspricht das Stoffwechselpotential der Schilddrüsenzelle dem der übrigen Körperzellen mit Elektronentransport und oxidativer Phosphorylierung unter Beteiligung nahezu aller Zellbestandteile.

1.3 Hormontransport im Blut, Hormonumsatz und Hormonstoffwechsel

Thyroxin und Trijodthyronin gelangen aus der Schilddrüse in Aminosäureform teils direkt und teils über die Lymphe in das Blut und gehen dort eine für jeden Hormonpartner verschieden feste, aber stets reversible Bindung an einige Serumeiweißkörper ein. Das Thyroxin bindende Globulin (sog. TBG) wandert im elektrophoretischen Feld als sog. Inter-α-Fraktion zwischen den $α_1$- und den $α_2$-Globulinen und kann etwa 60% des im Blut vorhandenen Thyroxins, darüber hinaus auch Trijodthyronin, das allerdings schnell durch Thyroxin zu verdrängen ist, transportieren. Ungefähr 30% des Thyroxins werden von Thyroxin bindendem Präalbumin (TBPA) und ca. 10% von Albumin gebunden, welch letzteres aus Quantitäts- und auch aus Affinitätsgründen den größten Teil des Trijodthyronins transportiert. Man schreibt diesem Umstand eine Bedeutung für die Hormonversorgung des Organismus zu, indem Trijodthyronin stets leichter wieder von seinem Vehikel dissoziiert und mit schnellerem „Turnover" für den Übertritt in die Gewebszelle verfügbar ist. Denn nur in dieser Form können die Hormone Blutbahn und extrazellulären Flüssigkeitsraum wieder verlassen und die Zellmembranen in den Erfolgsorganen passieren. Die oben genannten speziellen Eiweißkörper für den Hormontransport stellen zusammen das Thyroxin bindende Protein (sog. TBP) dar. Seine gesamte Bindungskapazität für Schilddrüsenhormone beträgt etwa 20 µg% Hormonjod (d. h. 30 µg% Thyroxin) und ist normalerweise nur zu einem Drittel und auch bei Schilddrüsenkrankheiten überraschenderweise nie voll ausgenutzt. Bei einer ganzen Reihe von extrathyreoidalen Krankheiten sowie hereditär und bedingt durch Medikamente kann das TBP erhöht (Gravidität, Leberkrankheiten, Akromegalie, Cushing-Syndrom, Analbuminämie, Östrogene, Kontrazeptiva, Clofibrat, Steroidhormone) oder erniedrigt (konsumierende Erkrankungen, Nephrose, Acidose, Androgene, Salizylate, Hydantoin, Dinitrophenol, Traumata) sein, ohne daß dadurch nennenswerte Stoffwechselstörungen unterhalten werden. Nur ca. 0,025% von Trijodthyronin und 0,045% von Thyroxin sind in freier, dissoziierter Form im Blut vorhanden.

Der Blutspiegel an Schilddrüsenhormonen kann anhand ihres Jodgehaltes als mit Butanol extrahierbares Hormonjod (Butanol Extractable Iodine = BEI) bestimmt werden und beträgt physiologischerweise 3,5—6,5 µg%. Er entspricht dem heute mit der kompetitiven Proteinbindungsanalyse oder radioimmunologisch auch routinemäßig feststellbaren Spiegel von 6,0—13,0 (durchschnittlich 9,0) µg% Thyroxin und 0,06—0,25 (durchschnittlich 0,1) µg% Trijodthyronin. Der Anteil von Trijodthyronin kann unter thyreotroper Stimulierung, z. B. nach einer Strumaresektion, relativ und bei Hyperthyreosen absolut zunehmen. Dabei ist ein Teil des Trijodthyronins nicht direkt thyreogen, sondern peripher durch Dejodierung von Thyroxin entstanden. Dieser Anteil entspricht etwa einem Drittel des gesamten Thyroxins und ist somit deutlich größer als die unmittelbar von der Schilddrüse produzierte und sezernierte Trijodthyroninmenge. Allerdings entsteht bei dieser peripheren Thyroxindejodierung neben dem stoffwechselaktiven 3,5,3'-Trijodthyronin auch ein Anteil an stoffwechselinaktivem r-Trijodthyronin (3,3',5'-Trijodthyronin) — eine erst kürzlich entdeckte und bedeutsame Reaktion, die bei der Hormonversorgung der einzelnen Organe und Gewebe eine extrathyreoidale, rein periphere regulative Rolle spielt. Neben den beiden Hormonen und nicht enthalten in der Hormonjodfraktion zirkulieren im Blut mit einer physiologischen Größenordnung von etwa 0,01—0,1 µg% Jodid sowie möglicherweise Spuren von Jodtyrosinen und sogar Thyreoglobulin, welche die Bindungsverhältnisse der Schilddrüsenhormone nicht beeinflussen.

Bei euthyreoter Stoffwechselsituation werden in Abhängigkeit von der Körperoberfläche, d. h. bei Kindern weniger als bei Erwachsenen, etwa 80—160 µg Hormonjod in der Körperperipherie umgesetzt. Dabei beträgt die Halbwertzeit der Abwanderung der Hormone aus dem extrazellulären Flüssigkeitsraum für Thyroxin 4,0 bis 8,0 und für Trijodthyronin ca. 1,0 Tage. Sie spiegelt in erster Linie die Geschwindigkeit des peripheren Hormonumsatzes in den Körperzellen wider, die das Hormonmolekül mit Hilfe eines speziellen Proteins aus dem extrazellulären Flüssigkeitsraum über die Zellmembran akzeptieren und sofort verstoffwechseln. Ein kleiner Teil (ca. 10%) der Hormone wird jedoch von der Leber nicht abgebaut, sondern mit Glucuron- oder Schwefelsäure gepaart und gelangt als nun hormonell inaktives *Konjugat* über die Galle in den Darm. Nach hydrolytischer Spaltung kann es hier rückresorbiert und wieder wirksam werden, so daß der Organismus mit diesem kleinen enterohepatischen Kreislauf die Möglichkeit einer Inaktivierung oder peripheren Reserve von Schilddrüsenhormonen hat. In geringem Umfang und ohne die Möglichkeit einer Rückgewinnung können auch die Nieren Hormone konjugieren und in dieser Form mit dem Harn eliminieren.

Der *Stoffwechsel* der Schilddrüsenhormone vollzieht sich in jeder Zelle der Erfolgsorgane und hängt unmittelbar mit der Wirkungsweise und Wirksamkeit der Hormone zusammen. Durch Dejodierung, Desaminierung, Dekarboxilierung, Oxidation und Spaltung der Diphenylätherbindung entstehen als *Metaboliten* geringer jodierte Thyronine, Jodtyrosine, Jodid, Thyroxamin, Trijodthyronamin, Brenztrauben-, Essig- und Propionsäurederivate. Einige von ihnen haben hormonelle Partialeffekte, kein Abkömmling ist jedoch gleich oder stärker stoffwechselwirksam als die Muttersubstanz. Eine Ausnahme von dieser Regel stellt nur der Einfluß auf die Kaulquappenmetamorphose dar, die durch Propion- und Essigsäurederivate vielfach stärker beschleunigt wird als durch die beiden regulären Hormone selber: ein unter dem Aspekt von Wachstum und Entwicklung bedeutsames Phänomen. Wesentlich für die spezifische Hormonwirkung beim Menschen sind die Anwesenheit von Jodatomen an den Positionen 3, 5 und 3′, die Alaninkette bzw. eine Seitenkette von drei C-Atomen (Abb. 2) sowie die Stereometrie der L-Form. Die synthetisch herstellbaren D-Formen der beiden Hormone sind dadurch therapeutisch interessant und wertvoll, daß sie ohne wesentliche Stoffwechselsteigerung den Blutfett-(Cholesterin-)spiegel senken und — abweichend von den L-Verbindungen — bei der endokrinen Ophthalmo-

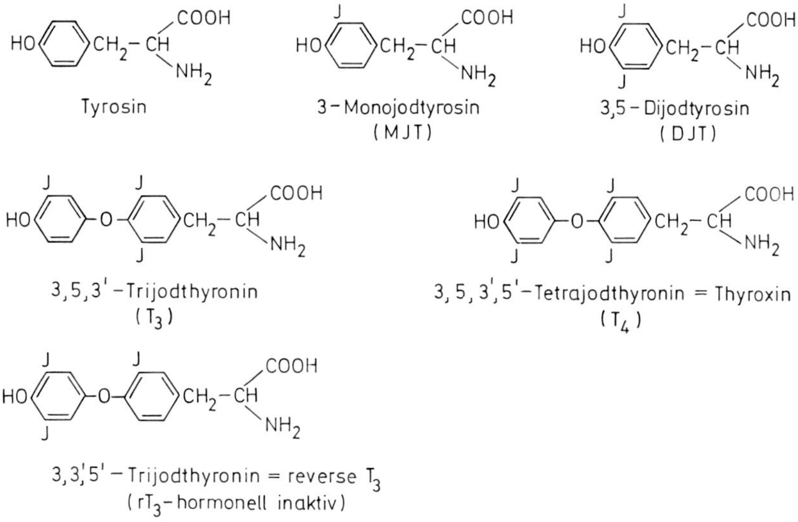

Abb. 2. Die Schilddrüsenhormone, ihre Vorläufer und das sog. rT_3

pathie die pathogenetischen Faktoren oder ihre Wirksamkeit zu hemmen vermögen. Von *Hormonanalogen* spricht man, wenn Jodatome durch andere Halogene ersetzt oder/und die Seitenkette des Hormonmoleküls verändert sind. Ihnen kommt zur Zeit ebensowenig Bedeutung zu wie den sogenannten *Hormonantagonisten,* d. h. Substanzen, die in für die Humanmedizin bisher leider unbefriedigendem Ausmaß die peripheren Hormonwirkungen paralysieren können (Dijodhydroxybenzoesäure, Jodphenoxyessigsäure, einige Dijodthyronine und deren Essig- und Propionsäurederivate).

1.4 Wirkungsmechanismus und physiologische Wirkungen der Schilddrüsenhormone

Der Wirkungsmechanismus der Schilddrüsenhormone ist noch nicht geklärt und in erster Linie an den Zellkern gebunden: er hat hormonspezifische Bindungsorte, die schneller von Trijodthyronin als von Thyroxin besetzt werden. Nach diesem Vorgang bestehen dann keine Unterschiede in der Wirkung beider Hormone mehr, so daß die biologische Aktivität derselben einerseits vom Mischungsverhältnis ihres Angebotes, andererseits davon abhängt, in welchem Umfang T_3 gegenüber T_4 bevorzugt wird. Das ist möglicherweise von Organ zu Organ verschieden und auch veränderbar, so daß nicht nur das Hormonangebot, sondern auch die Körperperipherie ihr eigenes Stoffwechselpotential mit bestimmt. Neben dem Zellkern sind aber Mitochondrien und Mikrosomen an den hormoninduzierten Energieprozessen beteiligt. Auch diese Strukturen ändern ihr Verhalten in Abhängigkeit vom Hormonangebot und überdies von Organ zu Organ. Damit einher gehen biochemische Reaktionen, die eine Labilisierung der intrazellulären Multienzymsysteme verursachen und dem Anfall von niedermolekularen Stoffwechselmetaboliten und -substraten dienen. Man kann zwischen Sofort- und Spätwirkungen der Schilddrüsenhormone im Zellmechanismus sprechen, die sich beide vornehmlich auf die oxidative Phosphorylierung beziehen und die Reservestellung von energiereichen Phosphaten steuern. Normalerweise werden in Abhängigkeit von der Art des oxidierten Substrates zwei bis drei Phosphatmoleküle pro Molekül in energiereiche Bindung übertragen, der sog. P/O-Quotient beträgt 2,0—3,0. Er ist in dieser Größe optimal, unter zu starker Einwirkung von Schilddrüsenhormonen kommt es zu einer Entkopplung mit Abnahme des Nutzeffektes der Atmung und Hemmung der ATP-Synthese. Andere Energievorgänge sind ebenso wichtig, aber weniger gut bekannt.

Physiologische Wirkungen der Schilddrüsenhormone kann man nur jene nennen, die bei einem Angebot von Thyroxin und Trijodthyronin in einer Größenordnung von 50—200 µg Hormonjod täglich, und zwar überwiegend als Thyroxin, zu registrieren sind. Sie erstrecken sich auf alle biologischen Körperfunktionen und sorgen für eine hinsichtlich Sauerstoffverbrauch und Hitzeproduktion „euthyreote" Stoffwechselsituation. Das registrierbare Maß dafür ist die Energieproduktion des Körpers pro Zeiteinheit unter Basalstoffwechselbedingungen, der sog. Grundumsatz. Ohne Schilddrüsenhormone liegt er bei -40% der Norm, wobei nicht alle Organe gleichmäßig an dieser Depression teilnehmen. Beide Schilddrüsenhormone führen zu einer gleichstarken Zunahme des Sauerstoffverbrauchs, die bei Trijodthyronin bereits nach 6 Std einsetzt und ihr Maximum nach 2 Tagen erreicht, während sie bei Thyroxin erst nach 2 Tagen beginnt, kein so hohes Maximum erreicht, dafür aber 2—3 Wochen anhält. Für die Unterschiede ist der für beide Hormone verschiedenartige Transportmechanismus im Blut verantwortlich.

Im einzelnen betreffen die Wirkungen der Schilddrüsenhormone alle Stoffwechselsysteme, die überdies auch von anderen Hormonen, deren Produktion unter Umständen wiederum von der Versorgung mit Schilddrüsenhormonen abhängt, gesteuert werden. Dieses pluriglanduläre Zusammenspiel ist, weil Experimenten schwer zugänglich, noch weitgehend unerforscht. Physiologische Hormondosen wirken im *Eiweißhaushalt* anabol, sie regulieren Proteinsynthese und -abbau sowie die Kreatinineliminination im Harn. Erst unphysiologisch große Mengen haben einen katabolen Effekt und können dadurch einen Phosphatverlust und eine negative N-Bilanz herbeiführen. Der *Fettstoffwechsel* wird durch Anregung der Synthese und des Umsatzes von Cholesterin und Phospholipiden bei Drosselung der Fettsäuresynthese beeinflußt. Im *Kohlenhydrathaushalt* stehen zwar viele ihn steuernde Fermente unter Kontrolle der Schilddrüsenhormone, doch ist über spezifische Wirkungen derselben im physiologischen Bereich nichts Näheres bekannt. Während die Hormonmangelsituation durch Wasser- und Elektrolytretention in Geweben bei Dehydratation von Blut, Muskulatur und Gehirn gekennzeichnet ist, scheinen am — in seinem Mechanismus unklaren — diuretischen Effekt der Schilddrüsenhormone die Nebennierenrinde und die Hypophyse beteiligt zu sein.

Auf dem Weg über diese Stoffwechselwirkungen steuern die Schilddrüsenhormone nahezu alle Organe und Organsysteme des Körpers, so daß bei ihrem Ausfall oder Überangebot jene Störungen auftreten, welche die Symptomatik der Hypo- und Hyperthyreose ausmachen. Während der Wachstumszeit wirken sie jedoch zugleich quasi als Reifungshormone — eine Bedeutung, die erstmals 1912 von Gudernatsch bei Versuchen mit Kaulquappen, deren Metamorphose durch Schilddrüsenhormone beschleunigt wird und ohne sie ausbleibt, systematisch erarbeitet wurde. Beim Säugetier entspricht die spontane Wachstumsrate dem Grad der Versorgung mit Schilddrüsenhormonen unter der Voraussetzung, daß genügend Wachstumshormon zur Verfügung steht. Bei Hormonmangel sind die enchondrale Ossifikation und Differenzierung von Skelett und Nervensystem so gehemmt, daß ein dysproportionierter Minderwuchs entsteht. Er ist durch rechtzeitige Zufuhr physiologischer Hormondosen zu beheben. Wenn allerdings die ungenügende Hormonversorgung schon im Fetalleben eingesetzt hat, kommt es infolge definitiver Entwicklungsstörungen zum Bild des Kretinismus, das auch durch rechtzeitige Hormonzufuhr nicht voll korrigiert werden kann. Die regelrechte Hormonversorgung hat also während des Entwicklungsalters ihre besondere Bedeutung und ein Mangel wirkt sich schwerwiegender aus als beim Erwachsenen.

Besonders eng sind die Beziehungen der Schilddrüse und ihrer Hormone zu *Nebennieren und Gonaden*. Viele Effekte der Katecholamine insbesondere auf Kohlenhydrathaushalt, Nerven- und kardiovaskuläres System sind denen der Schilddrüsenhormone außerordentlich ähnlich, noch zumal sich letztere durch Adrenolytika beeinflussen lassen. Diese wirken aber nicht direkt auf die Schilddrüse und ihre Hormonsekretion selber, so daß es sich um periphere Mechanismen der hormonellen Interaktion an Zellmembranen handelt. Nebennierenrindensteroide indessen hemmen, z. T. über eine Paralysierung des TSH-Effektes, verschiedene Funktionsparameter der Schilddrüse und direkt den peripheren Umsatz ihrer Hormone bei gleichzeitiger Steigerung der Jodausscheidung durch die Nieren. Östrogene erhöhen den Spiegel an Thyroxin bindenden Proteinen (TBP), so daß mehr T_4 und T_3 gebunden werden, die Konzentration an freien Hormonen und ihr Umsatz indessen unverändert bleiben. Androgene vermindern ohne weitere Effekte die Bindungsfähigkeit der Plasmaproteine für Schilddrüsenhormone.

1.5 Regulation der Schilddrüsenfunktion

Die gesunde Schilddrüse arbeitet nicht autonom. Sie bedarf vielmehr der Steuerung durch das thyreotrope Hormon (Thyroid Stimulating Hormone = TSH) des Hypophysenvorderlappens (HVL), um mit ihrer Tätigkeit dem im Rahmen der täglichen Belastungen wechselnden Hormonbedarf des Organismus gerecht zu werden. Ohne diese stetige Stimulierung hat sie nur eine für die Erhaltung des Lebens soeben ausreichende Basalfunktion von etwa einem Zehntel der normalen. Mit der ihr übergeordneten Hypophyse ist sie durch einen sog. negativen Rückkoppelungsmechanismus ver-

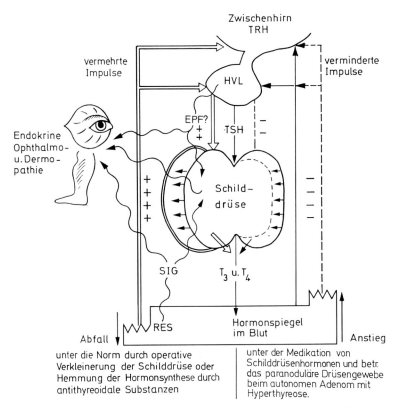

Abb. 3. Die homöostatische Regulation der Schilddrüse einschließlich der pathologischen stimulierenden Faktoren, die in die Regulation eingreifen. TRH Thyrotropin Releasing Hormone; TSH Thyreotropin; HVL Hypophysenvorderlappen; RES Retikuloendotheliales System; SIG (Schilddrüsen) Stimulierende Immunglobuline; EPF fragl. Exophthalmus produzierender Faktor; T_3 L-Trijodthyronin; T_4 L-Thyroxin

bunden, der die Hormonproduktion der Drüse dem Bedarf anpaßt. An diesem Reglersystem ist auch der Hypothalamus beteiligt, wobei die Zusammenhänge zwischen den einzelnen Faktoren einigermaßen geklärt sind (Abb. 3). Regulierte Größe ist der Blutspiegel an freien Schilddrüsenhormonen, insbesondere L-Trijodthyronin. Da dieses nur zum geringeren Teil direkt aus der Schilddrüse, zu 60—70% aus der peripheren Dejodierung von Thyroxin stammt und bei diesem Prozeß in wechselhaftem Umfang zu Lasten von L-Trijodthyronin auch das stoffwechselinaktive reverse-Trijodthyronin (rT_3 — s. Abb. 2) entsteht, hat die Körperperipherie über die Rückkopplung einen direkten Einfluß auf die Regulation. Veränderungen des Bluthormonspiegels werden von Hypothalamus und HVL wahrgenommen mit der Folge, daß sein Absinken zur vermehrten (Abb. 3, links), sein Ansteigen zur verminderten (Abb. 3, rechts) Abgabe von Thyrotropin Releasing Hormone (TRH), und damit TSH, führt.

Das TRH stammt vornehmlich aus der Gegend der hypothalamischen Eminentia mediana und Nuclei paraventriculares; Strukturaufklärung und Synthese gelangen 1969. Es ist ein recht stabiles Tripeptid in Form eines Pyrrolidonringes aus Glutamat, Histidin und Prolin mit einem Molekulargewicht von nur 362. Die Granula der spezialisierten Neurone entleeren ihr Hormon an den neurovaskulären Synapsen durch sog. Emeiozytose in das portale Gefäßsystem, welches von der Eminentia mediana über den Hypophysenstiel mit Endverzweigungen zu den einzelnen trophen Zellen des HVL zieht. Das TRH ist plazentagängig und übt nach derzeitigen Kenntnissen außer der spezifischen Wirkung auf die TSH-Synthese und den wahrscheinlich unspezifischen geringen Wirkungen auf die Produktion weiterer HVL-Hormone keine extrahypophysären Effekte aus. Die klinisch wirksamen Dosen von TRH liegen bei 50 bis 200 µg i.v., höhere Dosen führen allenfalls zu pharmakodynamischen Effekten und Unverträglichkeiten.

Das TSH stammt aus den basophilen Zellen des Hypophysenvorderlappens und besteht bei einem Molekulargewicht von ca. 25 000 aus drei Unterfraktionen von unterschiedlicher immunologischer, aber gleicher biologischer Aktivität. Diese betrifft ausschließlich die Schilddrüse und wird seit 1960 in internationalen Einheiten angegeben (1 IE = 13,5 mg des U.S.P. „Thyrotropic Reference Standard"). Beim gesunden Menschen enthalten die Hypophyse nur etwa 0,2—0,3 IE und das Serum weniger als 1,0 µE/ml. Zu seiner Bestimmung sind nahezu 100 in vivo- und in vitro-Methoden entwickelt worden, unter denen die radioimmunologischen Verfahren zwar aufwendig, infolge der Verfügbarkeit von kommerziellen Testbestecken mit Kontrolldosen aber auch klinisch anwendbar und diagnostisch ergiebig sind. Ihre Genauigkeit und damit die Vergleichbarkeit verschiedener Methoden lassen zunächst noch Wünsche offen, so daß eine Automatisierung angestrebt wird. Die TSH-Inkretion wird teils direkt durch den Spiegel an freien Schilddrüsenhormonen im hypophysären Pfortadersystem, in erster Linie aber durch das TRH aus dem Hypothalamus gesteuert. Die Wirkung des TSH auf die Schilddrüse erfolgt über deren Fermentarsenal unter initialer Aktivierung der Adenylatcyclase und besteht sekundär in einer Steigerung der Proteolyse von Jodthyreoglobulinen mit konsekutiver Anregung sämtlicher Stufen der Hormonsynthese.

Auf anhaltende thyreotrope Stimulierung reagiert die Schilddrüse mit einer selektiven Mehrinkretion von Trijodthyronin auf Kosten von Thyroxin und schließlich mit einer Gewebshyperplasie, auf einen länger dauernden TSH-Ausfall mit einer Atrophie. Bei vielen Schilddrüsenkrankheiten sind diese homöostatischen Beziehungen zwischen Hypothalamus, Hypophyse und Schilddrüse in besonderer Weise belastet oder gestört und bei der Therapie zu berücksichtigen.

Nur bei pathologischen Prozessen oder infolge schilddrüsenhemmender Maßnahmen kann es mit oder ohne vermehrte TSH-Ausschüttung zur Abgabe eines sog. Exophthalmus produzierenden Faktors (EPF) aus dem Hypophysenvorderlappen oder zur Bildung eines „Long Acting Thyroid Stimulator" (LATS) kommen. Der EPF ist umstritten, wahrscheinlich eine normalerweise den HVL isoliert nicht verlassende Vorstufe oder ein Nebenprodukt bei der TSH-Synthese und wirkt nur in Zusammenhang mit noch vorhandenem, aber autoimmunologisch verändertem Schilddrüsengewebe. Er hat eine spezifische Affinität zum retrobulbären und prätibialen Gewebe und führt dementsprechend zum Krankheitsbild der endokrinen Ophthalmopathie und des prätibialen Myxödems. Seine stets krankhafte Anwesenheit im Blut ist nur im durchaus problematischen Tierversuch an Fischen festzustellen und hat keine diagnostische Bedeutung mehr. Der LATS wirkt qualitativ wie TSH, jedoch länger anhaltend, und seine Aktivität ist nur mit biologischen, nicht mit immunologischen Methoden zu erfassen. Er stammt nicht aus dem HVL, sondern aus peripheren Gewebsverbänden, wahrscheinlich dem Retikuloendothel, und findet sich im Serum bei den γ-Globulinen. Mit Antikörpercharakter gehört er zur heterogenen Gruppe der die Schilddrüse stimulierenden Immunglobuline (TSI), die bei Hyperthyreosen und zusammen mit dem EPF bei der endokrinen Ophthalmopathie und Dermopathie eine pathogenetische Rolle spielen.

1.6 Schilddrüse und Lebensalter

Die Plazenta ist durchgängig für Jodid und auch für schilddrüsenstimulierende Immunglobuline wie LATS, nur wenig aber für Trijodthyronin und Thyroxin, nicht für TSH. Die fetale Schilddrüse entwickelt sich deshalb von Anbeginn völlig autonom. Etwa Ende des 3. Monats sind in der Schilddrüse Thyreoglobulin und eine Jodavidität, in der Hypophyse TSH nachzuweisen. Von dann ab steigen die TSH-Spiegel im fetalen Blut auf Werte wie bei Erwachsenen an, verhalten sich dementsprechend auch die Schilddrüsenhormone im Blut mit Bindung an die Serumeiweißkörper. Das freie Thyroxin ist eher höher, die Trijodthyroninkonzentration eher niedriger als im mütterlichen Blut.

Unmittelbar neonatal ist der TSH-Spiegel enorm hoch, womit eine vorübergehende Hyperaktivität der Säuglingsschilddrüse erklärt wird. Beides normalisiert sich innerhalb von Tagen bis 3 Wochen. Während der ersten Lebensjahre bleibt jedoch wegen des kleinen Jodreservoirs der kindlichen Schilddrüse der thyreoidale Jodumsatz gering beschleunigt, später unterscheiden sich die Funktionsverhältnisse nicht mehr von denen bei Erwachsenen. Bezogen auf das Körpergewicht werden jedoch im Entwicklungsalter wegen des höheren Bedarfs insbesondere bei Wachstumsschüben physiologischerweise mehr Hormone als später umgesetzt und ist vorübergehend für 1 bis 3 Jahre präpuberal und vorzugsweise bei Mädchen auch der TSH-Spiegel im Blut mit durchschnittl. ca. 7 μE/ml höher als später. Die Schilddrüse erreicht dann um das 30. Lebensjahr herum ihr höchstes Gewicht. Anschließend wird sie wieder etwas kleiner, nimmt ihr Jodgehalt ab und besteht auch in kropffreien Gegenden eine Neigung zu kleinknotigen Veränderungen. Der thyreoidale Jodumsatz kann dann beschleunigt sein, die hormonelle Leistung bleibt jedoch bis ins hohe Alter gleich und nimmt physiologischerweise nicht ab. Trotzdem ist der Serumspiegel an T_3 mit zunehmendem Alter rückläufig, weil in der Körperperipherie, wahrscheinlich aufgrund von Alterungsprozessen der Organe, das Thyroxin stärker als vorher und zu Lasten von T_3 zu stoffwechselinaktivem reserve-T_3 dejodiert wird — ein Vorgang, der auch bei extrathyreoidalen Organkrankheiten auftreten kann. Thyroxinspiegel im Blut und Grundumsatz bleiben etwa gleich.

1.7 Schilddrüse und Schwangerschaft

Während einer Gravidität sind physiologischerweise zusammen mit dem Grundumsatz auch der T_3- und T_4-Gehalt des Blutes mäßig erhöht, ohne daß zwischen beiden Befunden eine ursächliche Beziehung oder gar eine Hyperthyreose besteht. Der erhöhte Hormonspiegel ist vielmehr auf eine Zunahme von Thyroxin bindendem Protein (TBP) im Blut zurückzuführen, die wiederum Folge der vermehrten mütterlichen Östrogenproduktion und z. B. auch durch eine Östrogenmedikation herbeizuführen ist. Mit dem Proteinzuwachs werden entsprechende Mengen von Schilddrüsenhormonen in der Blutbahn festgehalten, ohne metabolisch wirksam zu sein. Der Spiegel an freien Hormonen und insbesondere an freiem T_3 sowie demzufolge auch der periphere Hormonumsatz sind normal. Für dieses, die euthyreote Stoffwechsellage stabilisierende Gleichgewicht sorgen die graviditätsbedingte Eigenart des HVL, auf eine adäquate TRH-Stimulierung verstärkt mit einer TSH-Inkretion zu reagieren sowie zusätzliche TSH-Aktivitäten placentarer Herkunft. Ein Ausbleiben dieser Veränderungen, die sich innerhalb von 4 Wochen post partum zurückbilden, spricht erfahrungsgemäß für eine Abortneigung der betreffenden Frau und kann sogar in dieser Richtung diagnostisch-prognostisch interpretiert werden. Bei allem bleibt die Hormonproduktion der mütterlichen Schilddrüse normal, auch wenn zuweilen eine leichte Hyperplasie des Organs zu konstatieren ist: Sie beruht darauf, daß das gleichbleibende Jodidangebot während der Schwangerschaft nicht nur für die Mutter, sondern auch für den Feten ausreichen muß. Entsteht eine regelrechte Struma, so ist diese stets euthyreot und mit Schilddrüsenhormonen zu behandeln. So gut wie nie entwickelt sich während einer Gravidität erstmals eine Hyperthyreose, und eine schon vorhandene wird meistens günstig beeinflußt.

1.8 Schilddrüse und Jodstoffwechsel bei extrathyreoidalen Krankheiten

Eine Reihe von Krankheiten kann mit typischen Veränderungen des thyreoidalen Jodstoffwechsels einhergehen, ohne daß diese einer besonderen Therapie bedürfen. Sie geben aber gelegentlich zu Fehldiagnosen Anlaß.

Beim *Verschlußikterus* können die in der Leber entstandenen stoffwechselinaktiven Säurekonjugate der Schilddrüsenhormone nicht mehr über die Galle in den Darm gelangen, so daß sie rückgestaut in das Blut übertreten und dort den Hormonspiegel erhöhen. Die Schilddrüsentätigkeit ist dabei ebensowenig gestört wie bei der *akuten*

Hepatitis, die ebenfalls mit erhöhten PBI- und Serumthyroxinspiegeln einhergehen kann. Diese sind dann allerdings nicht Hormonkonjugaten, sondern einer durch die hepatogene Dysproteinämie bedingten festeren Haftung von Thyroxin und Trijodthyronin am Transporteiweiß des Blutes (TBP) zu verdanken. Bei *Leberzirrhose* hingegen sind PBI und Serumthyroxin erniedrigt, wenn zugleich eine Hypalbuminämie vorliegt. Reaktiv ist der thyreoidale Jodumsatz unter Umständen gering bis deutlich beschleunigt, woraus natürlich ebensowenig wie aus einem erhöhten Hormonspiegel bei Leberkrankheiten auf eine Hyperthyreose geschlossen werden darf. Beim Leberausfallcoma indessen fehlt die periphere Konversion von Thyroxin zu Trijodthyronin und kann sich eine leichte Hypothyreose manifestieren.

Nephrosen und chronische Nephritiden können mit dem Harneiweiß soviel daran gebundene Schilddrüsenhormone verlieren, daß ein niedriger Bluthormonspiegel mit einer echten Hypothyreose resultiert (s. S. 58, 61). Das ist aber nur bei lang anhaltenden Eiweißverlusten mit Esbach-Werten über 10‰ der Fall. Die an sich gesunde Schilddrüse solcher Patienten ist dann reaktiv vermehrt jodavide und setzt akkumuliertes Jod kompensatorisch beschleunigt um. Jede schwere Nephropathie geht mit einer Eliminationsschwäche für Jodid einher, so daß dessen Spiegel im Blut bis auf das 10fache der Norm ansteigen kann, und dadurch trotz normaler quantitativer Jodaufnahme bei kinetischen Jodstoffwechseluntersuchungen eine erheblich verminderte Radiojodakkumulation resultiert.

Bei *schwerer Mangelernährung und chronisch konsumierenden Krankheiten* kommt es unter Umständen zu katabolbedingten atrophischen Drüsenprozessen mit Reduktion der Hormonsynthese bei zuweilen erhöhtem Sauerstoffverbrauch. Die Blutspiegel von TBG und TBPA und mit ihnen die von verfügbaren Schilddrüsenhormonen können reduziert sein, unter Umständen in Verbindung auch mit einer verminderten Eiweiß- und damit TRH- und TSH-Synthese. Stets reduziert ist die periphere Konversion von Thyroxin zu stoffwechselaktivem Trijodthyronin. Bei *chronisch febrilen Erkrankungen* kann trotz Abnahme der Hormonbindungskapazität von Serumeiweißkörpern der Spiegel an freien Schilddrüsenhormonen eher ansteigen, so daß eine euthyreotische Versorgung der Körperperipherie mit Schilddrüsenhormonen gewährleistet ist. An sich haben erhöhte Körpertemperaturen trotz einiger anderslautender Mitteilungen keinen nennenswerten Einfluß auf Schilddrüse oder Jodhaushalt.

Von *gynäkologischen Erkrankungen* ist bekannt, daß bei Hyperfollikulinie durch vermehrtes TBP der Hormongehalt des Blutes erhöht, bei Östrogenmangel der thyreoidale Jodumsatz infolge reaktiv vermehrter TSH-Einwirkung leicht aktiviert sein kann. Nicht wenige Kranke mit *Sterilität* oder *Abortneigung* leiden an einer subklinischen Hypothyreose, die nur durch Jodstoffwechseluntersuchungen erkannt und durch eine Behandlung mit Schilddrüsenhormonen behoben werden kann. Dabei handelt es sich jedoch stets um eine echte Schilddrüsenkrankheit.

Ebensowenig wie die *Magersucht* und eine *Anorexia mentalis* auf eine Schilddrüsenkrankheit zurückzuführen sind, gilt das auch für die *Fettsucht*. Nur außerordentlich selten bestehen einmal Anhaltspunkte für Transportanomalien der Schilddrüsenhormone im Blut und demzufolge ein vermindertes Ansprechen der Körperperipherie auf die an sich normale Hormonversorgung, so daß dann eine Hormonmedikation ebenso sinnvoll sein kann wie beim sog. *extrathyreoidalen Hypometabolismus*. Zumindest eine Teilursache des letzteren dürfte die ungenügende periphere Konversion von Thyroxin zu Trijodthyronin bei vermehrtem Anfall von reserve-Trijodthyronin sein.

Die *Akromegalie* geht infolge einer vermehrten Einwirkung von Wachstumshormon auf die Schilddrüse in etwa der Hälfte der Fälle mit einer Struma einher, die trotz Grundumsatzerhöhung blande und nicht hyperthyreot ist. Beim *Cushing-Syndrom* ist der thyreoidale Jodumsatz durch den suppressiven Effekt der vermehrt gebildeten Steroidhormone häufig reduziert und die periphere Konversion von Thyroxin zu Trijodthyronin behindert, so daß reaktiv eine Schilddrüsenhyperplasie oder Struma entstehen kann. Der *Morbus Addison* geht auch ohne gleichzeitige HVL-Insuffizienz in bis zu 20% der Fälle mit einer Hyperthyreose einher (sog. Schmidt-Syndrom), die ggf. immunologisch bedingt und zusätzlich zu substituieren ist. Auch die *perniziöse Anämie* ist öfter, als es einem zufälligen Zusammentreffen entspricht, mit erhöhten Titern von Schilddrüsenautoantikörpern im Blut und einer späteren Hyperthyreose kombiniert, zweifellos Ausdruck einer gemeinsamen Immunpathogenese.

Bei vielen weiteren Krankheiten sind gewisse Zusammenhänge mit der Schilddrüse vermutet und mehr oder weniger überzeugend geltend gemacht worden, ohne daß sich daraus besondere pathogenetische, diagnostische oder therapeutische Konsequenzen ergeben würden. Das gilt vornehmlich für den Mongolismus, den Diabetes mellitus und die Myasthenia gravis.

Literatur zu Kap. 1: 2, 23, 25, 26, 30, 42, 48, 50, 59, 63, 82, 92, 103, 109, 113, 114, 116, 118, 121, 122, 133, 136, 138, 141, 148, 156, 157, 168, 169, 172, 184, 185, 198, 216, 227, 230, 231, 233, 234, 238.

2. Jod und Radiojod

Da Jod den spezifischen und essentiellen Bestandteil der Schilddrüsenhormone ausmacht, ist der Organismus auf die Zufuhr von Spuren dieses in der Umwelt seltenen Elementes angewiesen. Es kommt als *stabiles* ^{127}J (53 Protonen, 74 Neutronen, keine Strahlung) in sehr geringen und unterschiedlichen Konzentrationen in Luft (ca. 1 bis 5 µg/m³), Wasser (ca. 0—50 µg/l, am wenigsten in Gebirgswässern, am meisten im Meerwasser und hochkonzentriert in warmen, jodhaltigen Quellen) und oberflächlichen Erdschichten (ca. 500—5000 µg/kg, am wenigsten in Gesteinen, am meisten in Erden) vor. In diesem Rahmen absolviert das Jod einen sog. exogenen Kreislauf: Verdunstung aus dem Meerwasser, Niederfall mit Regen und Anreicherung in Bodenschichten je nach deren Bewegung, Lage und Beschaffenheit. Mit Luft, Wasser und vorwiegend auf dem Weg über pflanzliche und tierische Nahrung wird es vom Menschen inkorporiert, um hier einem endogenen Kreislauf zu unterliegen.

Der tägliche Jodbedarf beträgt 100—200 µg und wird praktisch ausschließlich mit der Nahrung über den Magen-Darm-Kanal gedeckt. Soweit in organischer Bindung einverleibt, wird das Jod durch Dejodasen von Darmwand und Leber überwiegend in eine anorganische Form übergeführt. Das dann im Plasma und extrazellulären Flüssigkeitsraum in einer Konzentration von normalerweise weniger als 0,1 µg% kreisende Jodid wird zu etwa gleichen Teilen von Schilddrüse und Nieren entnommen. In kropffreien Gegenden gehen deshalb mit dem Harn etwa 50% der inkorporierten Jodmenge täglich endgültig verloren. Je mehr allerdings die tägliche Jodaufnahme unter 100 µg absinkt (in Deutschland von durchschnittlich 70 µg im eher flachen Norden auf durchschnittlich 30 µg und weniger im gebirgsreicheren Süden), desto stärker ist der Jodsog der Schilddrüse und desto geringer ist der prozentuale Jodverlust durch die Nieren. Das auch von Speichel-, Magen- und Brustdrüsen in allerdings nur geringem Umfang angereicherte Jodid verläßt diese Organe unverändert und fließt erneut dem Jodidraum (sog. Jodid-Pool) zu. Das gleiche gilt für jenes Jodid, welches aus dem Stoffwechsel der Schilddrüsenhormone in den Körpergeweben stammt.

Radioaktives Jod unterscheidet sich vom nichtstrahlenden, stabilen ^{127}J durch einen von diesem abweichenden Gehalt an Neutronen bei gleicher Protonenzahl des Atomkerns. Letztere bedingt die Stellung des Jods im periodischen System der Elemente und mit der Zahl der den Kern umkreisenden Elektronen seine chemischen Eigenschaften, die also bei stabilem und instabilem Jod völlig gleich sind. Es ist dies die Voraussetzung für die Anwendung von Radiojod in Forschung, Diagnostik und Therapie der Schilddrüse bzw. ihrer Krankheiten, weil es sich in jeder Hinsicht im Organismus wie stabiles Jod verhält und sich dessen Kreislauf anschließt, anhand seiner Strahlung jedoch auf diesem Wege im Detail verfolgt werden und bei Therapiedosen seine erwünschten Wirkungen ausüben kann. Eine Zahl von mehr oder weniger als 74 Neutronen nämlich ändert die Kernmasse und stört das elektrostatische Gleichgewicht des Atoms. Der stetige Versuch, die Kernstabilität wieder zu erreichen, geht mit der Emission von Strahlen verschiedener Art einher, die derartige Atome zu radioaktiven Isotopen machen. Vom Jod sind 27 solcher Isotope mit Massenzahlen von 117—139 bekannt, von denen für die Medizin bisher nur drei, vorwiegend durch Neutronenbeschuß aus Tellur künstlich hergestellte Radioisotope praktische Bedeutung haben:

^{131}J mit einer Halbwertzeit des radioaktiven Zerfalls von 8,0 Tagen (53 Protonen, 78 Neutronen). Für diagnostische Zwecke werden die γ-Strahlen — elektromagnetische Schwingungen — mit einer Reichweite von mehreren Metern ausgenutzt, für therapeutische Zwecke die β-Strahlen — Elektronen — mit einer Reichweite von nur 1—2 mm. Mit der Strahlung nimmt die Radioaktivität exponentiell ab, es entsteht das wieder inaktive stabile ^{131}Xe.

^{132}J mit einer Halbwertzeit von 2,3 Std (53 Protonen, 79 Neutronen). Wegen seiner sehr kurzen Halbwertzeit ist es nur eingeschränkt und für in vivo-Untersuchungen diagnostisch brauchbar.

^{125}J mit einer Halbwertzeit von 60 Tagen (53 Protonen, 72 Neutronen). Wegen seiner relativ langen Halbwertzeit bietet es gegenüber ^{131}J erhebliche Vorteile für in vitro-Untersuchungen, die heute ausnahmslos mit diesem Isotop durchgeführt werden (s. unter Diagnostik). Auch für die Hyperthyreosetherapie ist es geeignet, aber wenig gebräuchlich.

^{123}J mit einer Halbwertzeit von 13,5 Std wäre auch seines günstigen Energiespektrums wegen optimal für diagnostische Belange, steht aber noch nicht in genügend reiner Form für die Praxis zur Verfügung.

Dosiert werden die radioaktiven Jodisotope nach Curie: 1 Ci (früher: C) ist die 1 g Radium entsprechende Menge von Radiojod, in welcher $3,7 \cdot 10^{10}$ Atome je Sekunde zerfallen. Ein Millicurie (mCi) ist der tausendste Teil davon, ein Microcurie (μCi) wiederum der tausendste Teil hiervon. Die Dosisleistung nimmt mit dem Quadrat der Entfernung ab und wird in mR/Std, das für die Strahlenwirkung verantwortliche, vom Gewebe absorbierte Strahlenquantum wird in rad oder rep oder rem angegeben *.

Der biologische Strahleneffekt ist der gleiche wie bei jeder anderen Röntgen- oder Hochvoltbestrahlung und abhängig vom absorbierten Strahlenquantum. Die diagnostisch in vivo verwendeten Radiojoddosen werden so gering gehalten, daß in der Schilddrüse keine nennenswerten Zell- oder Gewebsschädigungen resultieren, wie sie bei Therapiedosen beabsichtigt sind. Sie beruhen letzten Endes auf der Ionisierung intrazellulärer Flüssigkeiten. Unabhängig von solchen zell-letalen Wirkungen ist das Risiko von Zellmutationen einschließlich einer eventuellen Karzinogenese zu erwägen. Stets ist dabei ausschließlich die Schilddrüse selber und insbesondere die noch unter Wachstumsimpulsen stehende Schilddrüse des Jugendlichen das sog. kritische Organ, weil nur sie selektiv Jod anreichert und speichert. Ihre Strahlenbelastung durch die heute praktizierte in vivo-Isotopendiagnostik wird deshalb grundsätzlich so niedrig wie möglich gehalten oder, insbesondere während des Wachstumsalters, umgangen bzw. durch das wesentlich geringer strahlenintensive Technetium noch weiter reduziert. Bei

---

* mR = Milliröntgen, rad = Röntgen absorbed dose, rep = Röntgen equivalent physical, rem = Röntgen equivalent man

Verwendung einer Spürdosis von 10 µCi ^{131}J und mittlerer Jodaufnahme einer 20 bis 30 g schweren normalen Schilddrüse beträgt die Strahlenbelastung ca. 10 rad. Sie wird um so geringer, je stärker das Organ kropfig verändert ist. Trotz mehr als 30jähriger weltweiter Erfahrung mit ^{131}J sind selbst nach Therapiedosen bei Hyperthyreosen nicht häufiger Schilddrüsenmalignome registriert worden, als es einem zufälligen Zusammentreffen entspricht. Das gleiche gilt für einen in der Literatur diskutierten und zweifelsfrei abgewiesenen Zusammenhang zwischen der Anwendung von radioaktivem Jod und dem Auftreten von Leukämie (mit Ausnahme einer Malignombestrahlung). Wie gering man dieses kanzerogene Risiko einzuschätzen hat, geht schon daraus hervor, daß die Strahlenbelastung des Gesamtkörpers und einzelner Organe — abgesehen von der Schilddrüse selber — selbst bei der Radiojodtherapie der Hyperthyreose weit unter der einer einzigen Röntgenuntersuchung des Magen-Darm-Kanals oder der ableitenden Harnwege liegt. Der gleiche Gesichtspunkt gilt für einen etwaigen genetischen Effekt, der ohnehin nur in Populationen und grundsätzlich nicht individuell abgeschätzt werden könnte. In Anbetracht der Strahlenbelastung durch die natürliche Umwelt spielt die medizinische Verwendung insbesondere von Radiojod eine zweifellos vernachlässigenswerte Rolle. Im einzelnen beträgt z. B. die Gonadenbelastung nach Gabe von 50 µCi ^{131}J etwa 0,1 rad und damit weniger als ein Hundertstel derjenigen einer Röntgenuntersuchung am Rumpf

Beim medizinischen Umgang mit Radiojod sind die einschlägigen und stetig intensivierten Strahlenschutzvorschriften zu berücksichtigen und ein nicht unerheblicher, räumlicher und apparativer Aufwand erforderlich. Die Messungen dürfen nicht durch weitere Strahlenquellen beeinflußt werden. Sie setzen eine heute weitgehend standardisierte Technik und exaktes Arbeiten voraus. Die Apparaturen sind durchwegs Registriergeräte für γ-Strahlen unter Verwendung eines sog. Szintillationskristalls aus NaJ als Strahlenempfänger (Geiger-Müller-Zählrohre sind ihrer mangelhaften Empfindlichkeit wegen nicht mehr gebräuchlich). Bei in vivo-Messungen treffen die vom Patienten nach Inkorporation von Radiojod ausgehenden γ-Strahlen den in bestimmter Weise auf ihn eingestellten Kristall, bei in vitro-Messungen kann die Strahlenquelle (z. B. Serum, Harn, auf Papier oder präparativ isolierte Serumfraktionen nach endogener Markierung mit Radiojod oder Ansätze von reinen in vitro-Techniken) der besseren Aktivitätsausbeute wegen sehr dicht vor oder sogar in den Kristall hinein (Bohrloch-Kristall) verlegt werden. In Abhängigkeit von dem ihn treffenden Strahlenquantum entstehen Lichtblitze, die über Photomultiplier in Elektronen umgewandelt und als Impulse (Counts) pro Zeiteinheit zahlenmäßig registriert und mit angeschlossenen Computereinheiten sogar automatisch umgerechnet und gedruckt werden. Die sog. Impulsrate entspricht der Menge von Radioaktivität. Für Lokalisationszwecke bewährt sich in zunehmendem Maße die Gamma-Camera mit fotoelektrischer Registriertechnik.

Literatur zu Kapitel 2: 3, 13, 16, 32, 49, 88, 89, 172, 231.

3. Untersuchungsmethoden der Schilddrüse

Schilddrüsenkrankheiten bestehen in einer Veränderung der Gestalt des Organs, in einer Störung seiner Funktion oder in einer Kombination beider Vorgänge. Jede Untersuchung umfaßt deshalb eine Lokalisations- und eine Funktionsdiagnostik, die jeweils anamnestische Angaben sowie körperliche und laboratoriumstechnische Befunde zu berücksichtigen haben (Abb. 4). Im allgemeinen lassen Beschwerdekomplex und körperliche Symptome den ersten Verdacht auf eine Schilddrüsenkrankheit aufkommen. Diese Situation bedarf *immer* der Ergänzung durch Laboratoriumsmethoden, sei es zur endgültigen Klärung, sei es zur Bestätigung der schon klinisch weitgehend sicheren Diagnose und zugleich als Grundlage für die Wahl des optimalen Therapieverfahrens mit Verlaufskontrollen. Keinesfalls ist eine bestimmte Methode einer anderen grundsätzlich überlegen und schon gar nicht kann selbst bei Einsatz noch so vieler Laboratoriumsverfahren allein aufgrund von deren Ergebnissen eine Diagnose gestellt werden. Notwendigkeit und Auswahl geeigneter Methoden bzw. die optimale Kombination derselben hängen vielmehr von der Fragestellung und von den besonderen anamnestisch-klinischen Gegebenheiten des Einzelfalles ab. Bei der Beurteilung sowohl der körperlichen wie der Laboratoriumsbefunde spielen Kenntnisse und einschlägige Erfahrungen des untersuchenden Arztes eine für den Patienten entscheidende Rolle. Dies um so mehr, als es heute dank der Vielzahl spezieller Untersuchungsverfahren selbst in kompliziert gelegenen Fällen stets gelingt, eine verbindliche Diagnose zu stellen.

3.1 Lokalisationsdiagnostik

Beim Vorliegen eines Kropfes ist wichtig, seit wann er besteht oder sich verändert hat und ob dies etwa unter der Einwirkung von Medikamenten geschehen ist (iatrogene Strumen durch antithyreoidale Substanzen oder nebenher strumigen wirksame Medikamente, wie gelegentlich Antirheumatika, Antidepressiva — insbesondere Lithium — oder Kontrazeptiva und andere). Seine Form und Konsistenz haben grundsätzlich nichts mit seiner Funktion zu tun, schnell wachsende, harte und insbesondere solitäre Knoten oder begleitende, auch isolierte Lymphknotenschwellungen in Nähe einer sogar unauffälligen Schilddrüse sollten an ein Malignom denken lassen.

Man unterscheidet vorteilhafterweise drei Größengrade einer Struma — I, II und III — und an Beschaffenheiten diffus, ein- und mehrknotig (Abb. 5). Eine diffuse Struma kann durchaus asymmetrisch sein und den Isthmus knollig hervortreten lassen (z. B. eine Kolloidstruma). Auffällig druckschmerzhafte oder gar gerötete Schilddrüsen- bzw. Kropfpartien sind verdächtig auf eine Thyreoiditis. Zu achten ist auf örtlich-mechanische Komplikationen, wie sonore Heiserkeit (Rekurrensparese), venöse

Schilddrüsendiagnostik

Lokalisation	betrifft	Funktion
Halsumfang ↑↓? Atemnot? Mißempfindungen im Halsbereich	1. Anamnese (Schilddrüsenwirksame Medikamente, Jod, Operation?)	Körpergewicht ↓↑? Aktivität? Temperaturtoleranz? Schwitzen? Stuhlgang? Augenveränderungen — seit wann?
Struma? Größe und Beschaffenheit? Lymphknotenschwellungen? Stridor? Dyspnoe? Heiserkeit? Einflußstauung? Kollaterale Weichteilschwellungen?	2. Körperliche Untersuchung	Hautbeschaffenheit? Nervensystem — Tremor? Herz — Kreislauf? Endokrine Augensymptome?
Szintigraphie Röntgen obere Thoraxapertur, gegebenenfalls Breischluck gegebenenfalls Röntgen Sella	3. Laboratoriumsmethoden	(1) Thyreoidale Parameter: PBI Serumthyroxin Serumtrijodthyronin Freies Thyroxin T_3-in vitro-Test (TBP) ETR — NTR Radiojod-Zweiphasenstudium Depletionstest gegebenenfalls spez. Analysen (Jodproteine?) (2) Regulationsparameter: TSH im Blut TRH-Belastung TSH-Test TSH-Stimulierung (Szintigramm), Suppressionstest (3) Periphere (indirekte) Parameter: Serumfette Grundumsatz Achillessehnenreflexzeit (ASR) Kreatinin Hydroxyprolin Glutathion
Feinnadelpunktion — gegebenenfalls Nadelbiopsie Lymphknotenexzision		Zytodiagnostik Immundiagnostik: Aggressive Autoantikörper (Immunthyreoiditis, Hypothyreose) Stimulierende Immunglobuline — u. a. LATS (Hyperthyreose, endokrine Ophthalmopathie) (keine Routine)

Abb. 4. Richtschema zur Schilddrüsendiagnostik

Lokalisationsdiagnostik 21

oder Lymphabflußstauungen (Hinweis auf ausschließlich oder teilweise substernal und dystopisch gelegene Drüsenanteile), Verlagerungen oder Einengungen von Kehlkopf und Trachea (Stridor, Dyspnoe). In solchen Fällen sind Röntgenaufnahmen der oberen Thoraxapertur, unter Umständen mit Breischluck zur Ösophagusdarstellung oder auch Schichtaufnahmen, sowie ein Röntgenbild der Thoraxorgane (mediastinale Struma? Lungenmetastasen?), zuweilen eine Kehlkopfspiegelung unerläßlich. Nach substernal sich hinziehende Begleitschatten dürfen dabei nicht als dort gelegene Struma verkannt werden. Die sog. Pneumoradiographie der Schilddrüse hat keine praktische Bedeutung erlangt, von einer Angiographie der Schilddrüse muß wegen der damit verbundenen Jodzufuhr unter allen Umständen abgeraten werden.

Als wichtigste und demzufolge auch stets indizierte Laboratoriumsmethode zur Schilddrüsenlokalisation steht die Szintigraphie zur Verfügung. Eine Spürdosis von 20—40 µCi ^{131}J oder 500 µCi ^{99m}Tc (Pertechnetat, welches sich hinsichtlich der Aufnahme, nicht aber des Umsatzes in der Schilddrüse wie Jod verhält, diese aber trotz höherer Dosis wegen des Fehlens einer β-Strahlung ungleich weniger als Radiojod belastet) sammelt sich ausschließlich in funktionell aktivem Schilddrüsengewebe an. Ausdehnung und Gestalt desselben können dann aufgrund der γ-Emission des Isotops mit einem automatisch die in Betracht kommende Körperregion zeilenweise abtastenden, punktförmig eingeblendeten Strahlenrezeptor oder mit einer Anger-Kamera als sog. Szintigramm registriert werden. Je dicker bzw. stärker jodraffend

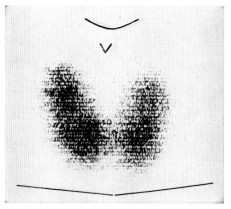 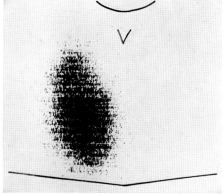

a Gesunde Schilddrüse (Die Drüsenlappen können symmetrisch oder asymmetrisch und durch einen breiten oder schmalen Isthmus miteinander verbunden sein)

b Lappenaplasie (Hier: Links). Auch nach TSH-Gabe nur ein, meist etwas vergrößerter Lappen dargestellt

Abb. 5. Einteilung von Strumen nach Größe und Beschaffenheit (c—l s. S. 22—27)

Größe: I Soeben sicht- oder tastbar bis etwa Hühnereigröße
II Bis etwa Zitronengröße
III Über Zitronengröße und alle echte substernalen Strumen mit und ohne obere Weichteil- oder Gefäßstauung

Beschaffenheit: Diffus
Einknotig (Knoten in diffus vergrößerter Drüse oder Solitärknoten)
Mehrknotig

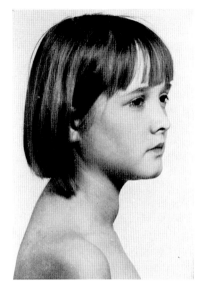
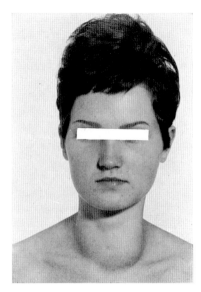
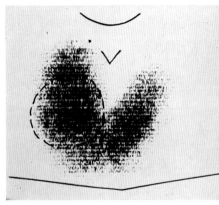
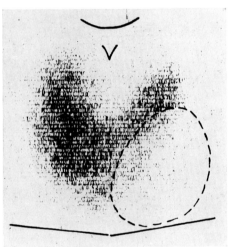

c Einknotige Struma, szintigraphisch „warm"
(15jähr. Mädchen)

d Einknotige Struma, szintigraphisch „kalt"
(22jähr. Frau)

Abb. 5 c und d. Strumen der Größe I

eine Gewebspartie, desto dichter stehen die dem Impulseingang entsprechenden Strich- oder Punktmarken im Schwarz-Weiß-Szintigramm (Abb. 5). Im Color-Szintigramm sind die Stellen unterschiedlicher Aktivitäten farblich gegeneinander abgesetzt. Bei Verdacht auf dystopisch gelegenes Drüsengewebe (substernal, mediastinal, am Zungengrund, Struma ovarii) oder auf funktionell aktive Metastasen eines Schilddrüsenkarzinoms in Skelett, Lungen oder Leber können auch diese schilddrüsenfernen Regionen oder der gesamte Körper der dann sog. Ganzkörper-Szintigraphie unterzogen werden. Grundsätzlich läßt sich ein Szintigramm sowohl auf entsprechend

Lokalisationsdiagnostik

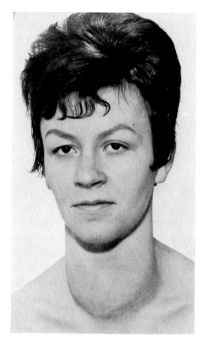
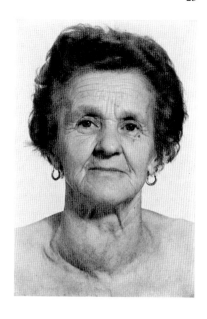
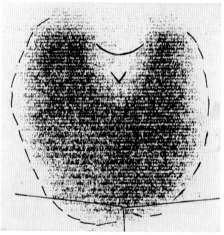
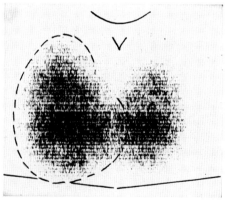

e Diffuse Struma, euthyreot
(29jähr. Frau)

f Hyperthyreote Knotenstruma
(69jähr. Frau)

Abb. 5 e und f. Strumen der Größe II

präpariertes Papier wie auch auf einen die betreffende Körperregion bereits darstellenden Röntgenfilm schreiben.

Entscheidend für die Beurteilung eines Szintigramms ist sein unmittelbarer Vergleich mit dem körperlichen oder röntgenologischen Befund, um Radioaktivitätsdefekte oder -aussparungen (sog. kalte Bezirke) und Aktivitätskonzentrationen über

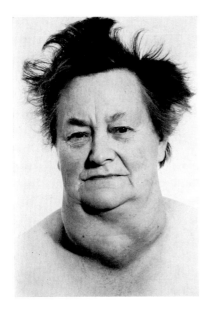
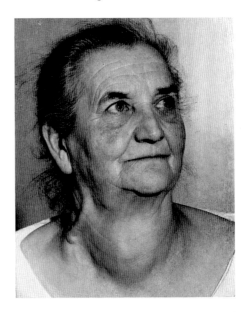
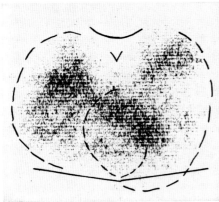
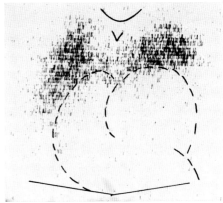

g Diffuse Halsstruma ohne Stauungszeichen, szintigraphisch unterschiedliche Aktivitätsverteilung (Kolloidstruma) (61jähr. Frau)

h Nach substernal eintauchende Knotenstruma mit Gefäßstauung — szintigraphisch „kalte" Knoten (73jähr. Frau)

Abb. 5 g und h. Strumen der Größe III

das Niveau einer ebenfalls jodspeichernden Umgebung hinaus (sog. warme Bezirke) bzw. in ein einziges Maximum (sog. heißer Bezirk) etwaigen tastbaren Knoten oder Verschattungen im Röntgenbild genau zuordnen zu können. Man spricht dann von szintigraphisch „kalten", „warmen" oder „heißen" Knoten, *womit jedoch nichts über die hormonelle Aktivität des gesamten Organs ausgesagt ist.* Einerseits belegt eine Radioaktivitätsansammlung mit Sicherheit die Anwesenheit von Schilddrüsengewebe, welches andererseits durch eine fehlende szintigraphische Darstellung, z. B. infolge regressiver oder maligner Veränderungen, nicht ausgeschlossen werden kann. Je nach der Fragestellung werden knotige Gewebspartien entsprechend ihrer szintigraphischen Charakteristik, insbesondere bei szintigraphisch „kalter" Darstellung, durch die Feinnadelpunktion weiter abgeklärt.

Eine die Scintigrafie ergänzende, aber weit weniger leistungsfähige Methode stellt die S o n o g r a f i e des Organs dar. Diese Ultraschalluntersuchung hängt nicht von der Jodaufnahme oder der hormonellen Leistung der Schilddrüse ab, gibt also keine Anhaltspunkte über die gewebliche Drüsenbeschaffenheit. Sie kann jedoch zur Beurteilung des Gewebsvolumens beitragen, ist gefahrlos und jederzeit wiederholbar, auch während einer Gravidität und nach Applikation hoher Joddosen, wenn eine Scintigrafie mißlingt.

3.2 Zytologische, histologische und immunologische Diagnostik

Sie stellt bei bestimmten Schilddrüsenkrankheiten eine unerläßliche Ergänzung insbesondere der szintigraphischen Lokalisationsdiagnostik dar und ist durch Feinnadelpunktion mit Ausstrichfärbungen, Probeexzision und den Nachweis von Schilddrüsenautoantikörpern möglich. Zweck der bioptischen Untersuchungen ist die Abklärung eines Malignomverdachtes, einer Struma lymphomatosa (Immunthyreoiditis), einer anderweitigen Schilddrüsenentzündung oder einer Zyste. Hauptindikation stellt deshalb der szintigraphisch „kalte" Solitärknoten dar. Punktiert wird mit einer normalen Injektionskanüle der Größe 12, 2 oder auch 1 mittels Y- oder Fächerstich, aspiriert mit

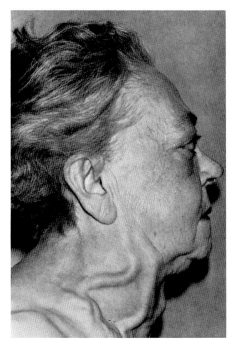 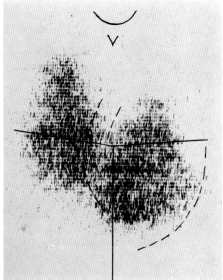

Abb. 5 i. Struma der Größe III. Substernale Knotenstruma mit Gefäß- und Weichteilstauung — durchwegs Jod aufnehmendes Kropfgewebe (61jähr. Frau)

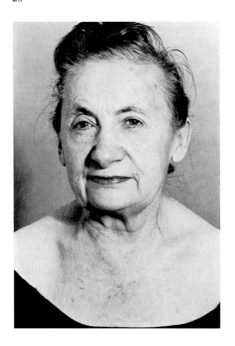
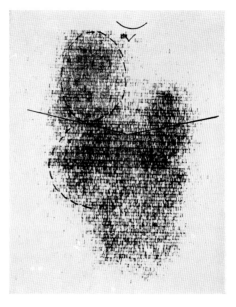
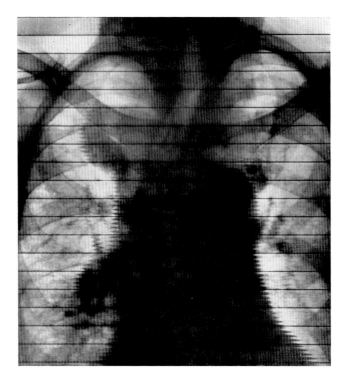

Abb. 5 k. Struma der Größe III (dystopisch gelegen). Mediastinale Struma mit kleinem Halsanteil — durchwegs Jod aufnehmendes Kropfgewebe (69jähr. Frau)

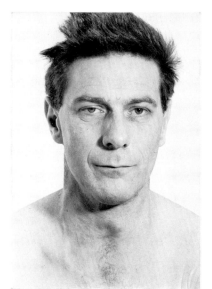
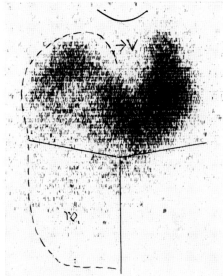
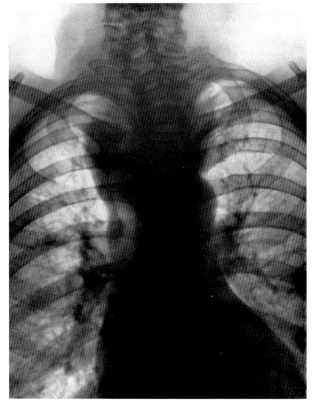

Abb. 51. Struma der Größe III (dystopisch gelegen). Substernale Struma mit Halsanteil, Horner-Syndrom und Einflußstauung — szintigraphisch „kalte" Bezirke besonders im retrosternalen Drüsenanteil. Histol.: regressiv veränderte Kolloidstruma (35jähr. Mann)

einer Rekord- oder Einmalspritze und ausgestrichen auf Objektträgern (Abb. 6). Das gilt auch bei Aspiration von Zysteninhalt, der aus kurativen Gründen möglichst vollständig entfernt werden sollte (anschließend 30—60 min langer Druck per Hand auf das Verbandspflaster fördert eine durchaus mögliche und therapeutisch erwünschte Ver-

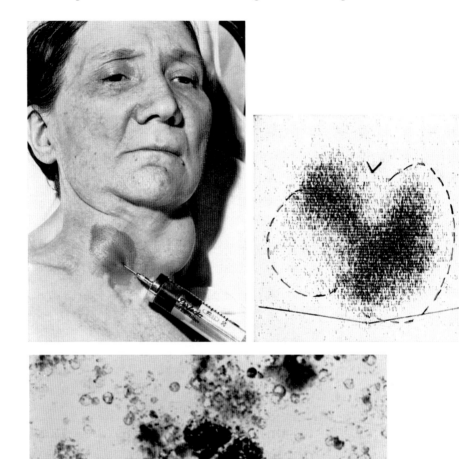

Abb. 6. Nadelaspiration von Schilddrüsengewebe (Elisabeth W., 58 J.). Blande Knotenstruma, Punktion des szintigraphisch „kalten" Gewebebezirks ergab schokoladenbraunen Zysteninhalt. Färbung nach Pappenheim: basophile Einschlüsse in phagozytierenden Gewebszellen (regressive Veränderungen)

klebung der kollabierten Zystenwandungen). Die Färbung der Ausstriche erfolgt nach Pappenheim oder May-Grünwald-Giemsa, gegebenenfalls durch Spezialfärbungen (zur Fett-, Zellbestandteil- oder Antikörperdarstellung, unter anderem fluorometrisch). Für Malignomkriterien üblich ist die Unterteilung des Zellbildes in fünf Gruppen, von denen die Gruppen III bis V einen Malignomverdacht erwecken bzw. belegen:

I. Unauffällige, normale Zellen: Thyreozyten.
II. Von der Norm abweichendes Zellbild:
    Entzündungszellen, Makrophagen, degenerative Veränderungen.
III. Zweifelhaft abnorme Zellen, Zellanomalien, Kerngrößenvariabilität.
IV. Stark verdächtige Zellatypien, Anisokaryose.
V. Massive Zellatypien, eindeutige Tumorzellen.

Ansonsten kommt es auf entzündliche und phagozytierende Zellelemente an. Gewebsentnahmen mit Spezialnadeln oder Bohrern sind überholt, im Zweifelsfall kann man mit einer 1er Kanüle sogar eine kleine Gewebsstanze zur histologischen Untersuchung entnehmen und fixieren. Die Feinnadelpunktion hat in erfahrener Hand eine diagnostische Treffsicherheit von über 95% und die direkte Entnahme von Gewebe aus der Drüse abgelöst. Zur Probe exzidiert werden lediglich noch parathyreoidale Lymphknoten oder Strumapartien bei schon klinisch sicherem Malignombefall zwecks Feststellung des Tumortyps.

Die diagnostische Bedeutung immunologischer Methoden ist insoweit klar zu umreißen, als jene Schilddrüsenkrankheiten, in deren Pathogenese autoimmunologische Prozesse eine Rolle spielen (Lymphomatöse Immunthyreoiditis, Hypo- und Hyperthyreosen), entweder auch ohne Antikörpernachweis oder ohnehin nur mittels zusätzlicher Feinnadelpunktion sicher zu erkennen sind. In zunehmendem Maße werden an Antikörpertiter jedoch therapeutische Konsequenzen geknüpft, etwa die Anwendung von Steroidderivaten oder Zurückhaltung mit einer Radiojodtherapie, ohne daß bereits verbindliche Vorstellungen darüber vorliegen. Man kennt Autoantikörper gegen das Thyreoglobulin im Kolloid des Schilddrüsenfollikels und solche gegen die Thyreozyten oder deren Mikrosomen. Sie gehören zu den γ-Globulinen des Serums und lassen sich durch Präzipitations- und Agglutinationstests sowie radioimmunologisch und im Tierversuch nachweisen. Die aggressiv-destruktiven Antikörper werden mit der hochempfindlichen und deshalb weniger spezifischen passiven Hämagglutination nach Boyden und den weniger empfindlichen Latex- und Komplementbindungsreaktionen erfaßt. Letztere eignen sich deshalb als Suchtests, bei deren positivem Ausfall dann nach Boyden titriert werden kann. Titer über 1:25 000 kommen praktisch nur bei Immunthyreoiditiden vor. Die Schilddrüse stimulierende Antikörper finden sich als LATS (Long Acting Thyroid Stimulator) und andere Immunglobuline (TSI) bei Hyperthyreosen, ohne daß ihre Bedeutung klar umrissen und deshalb ihre ohnehin komplizierte Bestimmung heute schon von diagnostischem Wert wäre.

3.3 Funktionsdiagnostik

Sie ist in jeder Hinsicht schwieriger als die Lokalisationsdiagnostik, noch zumal sich aufgrund besserer Kenntnisse ein Wandel in der Beurteilung mancher körperlicher Symptome gegenüber früheren Vorstellungen vollzogen hat. Trotzdem bleibt die zentrale Bedeutung anamnestischer Erhebungen und körperlicher Untersuchungen nach wie vor ungeschmälert, obgleich es, wie bei den Laboratoriumsmethoden, keinen für eine bestimmte Funktionsstörung pathognomonischen Befund gibt! Was die klinische Diagnostik im einzelnen zu berücksichtigen hat, wird in den Kapiteln über die betreffenden Schilddrüsenkrankheiten näher besprochen. Hier sollen nur einige diesbezügliche Richtlinien skizziert und eine Übersicht über die notwendigen und bewährten Laboratoriumsuntersuchungen gegeben werden.

3.3.1 Anamnese

Angaben über früher durchgemachte oder angeblich absolvierte Schilddrüsenkrankheiten sind zu registrieren, alte Diagnosen brauchen natürlich für den Status praesens nicht mehr zuzutreffen. Von größter Wichtigkeit ist die Medikation während des letzten Jahres, wobei besonders in Anwesenheit von Struma oder endokrinen Augensymptomen nach antithyreoidal oder nebenher strumigen wirkenden oder jodhaltigen Mitteln (einschließlich Röntgenkontrastmitteln) gefragt werden sollte. Anamnestisch am meisten aufschlußreich sind das Verhalten des Körpergewichtes unter Berücksichtigung des Appetites (eine Gewichtsreduktion bei Inappetenz hat keinen Bezug zur Schilddrüsenfunktion) sowie Veränderungen der Affektivität, der Stimme, der Haut und des Aussehens der Augen. Hinsichtlich des letzteren kommt es nur auf schlaffe Lidödeme (fragliche Hypothyreose) und den Zeitpunkt des Entstehens bzw. die Entwicklung echter endokriner Augensymptome (endokrine Ophthalmopathie, s. Kap. 8) an. Sie stellt eine stets schwerwiegende Weichteilkomplikation teils hypophysärer, teils immunologischer Genese dar, die ohne und mit einer Schilddrüsenüberfunktion einhergehen und deshalb letztere grundsätzlich nicht belegen kann. Konstitutionell weite Lidspalten mit Glanzaugen, lebhaftem Pupillenspiel und Graefe-Phänomen sind hinsichtlich der Schilddrüsenfunktion ohne Belang. Wegen der großen Bedeutung für die Therapiewahl sollte man stets in Erfahrung bringen, ob endokrine Augenphänomene (Lidödeme und/oder Protrusio bulborum und/oder Augenmuskelparesen) als erste Anzeichen einer nachfolgenden Schilddrüsenstörung oder erst im Verlauf der letzteren, spontan, während einer medikamentösen oder nach einer operativen oder radiologischen Therapie auftraten, sich verschlechterten oder verbesserten. Nicht unbekannt bleiben sollte eine Neigung zu Diarrhöe oder Obstipation, zu Wärme- oder Kälteintoleranz und insbesondere eine anhaltende Tachykardie mit gegebenenfalls Schlafstörungen durch Herzpalpitationen. Angaben über leichte Erregbarkeit, Schwitzen und Händezittern sind bei Kombination miteinander und kurzer Anamnese von erheblichem Belang, jedoch um so bedeutungsloser, je länger sie trotz gleichbleibenden, auch zu niedrigen Gewichtes schon bestehen. Psychischen Faktoren und situationsbedingten Belastungen kommt entgegen mancherlei Erörterungen kaum je eine verwertbare Bedeutung zu. Bei Jugendlichen sind in Anbetracht der hohen Frequenz von euthyreotischen Juvenilen-Strumen Hyperthyreosen ebenso selten wie hypothyreotische Entwicklungsstörungen, die sich zuweilen nur durch Schwerhörigkeit, leichte Debilität und mangelhaftes, nicht unbedingt dysplastisches Wachstum offenbaren.

3.3.2 Körperliche Untersuchung

Sie soll Anhaltspunkte für eine Hyper-, Hypothyreose oder einen sporadischen Kretinismus auffinden oder ausschließen und stützt sich dabei auf indirekte Zeichen eines endo- oder exogenen Überangebotes oder Mangels von Schilddrüsenhormonen an verschiedenen Organen und Regulationssystemen. Alle diese Zeichen sind im einzelnen unspezifisch, kommen öfter bei extrathyreoidalen als bei Schilddrüsenkrankheiten vor und bedürfen deshalb einer kritischen Beurteilung sowie der Ergänzung durch anamnestische Angaben und weitere Symptome. Besonders aufschlußreich sind die Beschaffenheit der Haut, zu prüfen an Händen und Unterarmen (heiß, feucht und zart oder kühl, trocken und rauh), neurogene Störungen, wie Fingertremor und Reflexsteigerungen oder -depressionen, sowie die Motorik der Körperbewegungen (unruhig oder träge). Psychische Auffälligkeiten helfen entgegen anderslautenden Mitteilungen nicht weiter. Endokrine Augenveränderungen können ebenso häufig wie bei Hyper- auch bei Euthyreosen oder als Restsymptome nach abgeklungener Hyperthyreose vorkommen und stellen eine absolute Indikation zur Durchführung kompletter Jodstoffwechseluntersuchungen dar, deren Ergebnisse häufig sogar ungewöhnlich schwer zu interpretieren sind (s. 3.3.3 Laboratoriumsmethoden). Seitens des Herzens und Kreislaufs schließen eine hypoton-orthostatische Kreislaufregulationsstörung und eine respiratorische Arrhythmie eine Hyperthyreose weitgehend aus, während im übrigen besonders bei älteren Menschen jede Kombination von Herz- mit Schilddrüsenbefunden möglich ist. *Extrasystolen, Tachykardien und Tachyarrhythmien sind auch bei Anwesenheit einer Struma ungleich häufiger extrathyreoidal als durch eine Hyperthyreose bedingt!* Im Elektrokardiogramm gibt es bis auf die nur bei schweren Myxödemen nicht fehlende Niedervoltage keine in Richtung Schilddrüsenkrankheiten verdächtigen oder gar speziellen Veränderungen. Anomalien des Habitus in Form von Wuchs- und Reifungshemmungen sind besonders bei Jugendlichen zu beachten, weil sie Ausdruck einer hypothyreotischen oder kretinistischen Entwicklungsstörung sein können und stets zu Röntgenuntersuchungen (Epiphysendysgenesie? Knochenalter?) sowie zu einer gründlichen Laboratoriumsdiagnostik Anlaß geben sollten.

3.3.3 Laboratoriumsdiagnostik

Sie hat einen Grad von Zuverlässigkeit, wie er für keine andere Krankheitsgruppe bekannt ist. Das gilt jedoch nur bei ihrer sinnvollen Anwendung unter Berücksichtigung der jeder einzelnen Methode anhaftenden Leistungsgrenze und Fehlermöglichkeiten. *Grundsätzlich kann keine allein eine Schilddrüsenkrankheit belegen oder ausschließen!*

3.3.3.1 Methoden, die die Menge oder das Verhalten der Schilddrüsenhormone sowie gegebenenfalls blutfremder thyreogener oder exogener Jodverbindungen im Blut als Resultante von Inkretion und Umsatz in der Körperperipherie erfassen

Chemische Jod- und Hormonjodanalysen im Blut (PBI, BEI). Sie stellten bis etwa 1970 die zuverlässigste Methode dar, um den Hormonspiegel im Blut zu messen, sind inzwischen aber durch direkte Analysen von Thyroxin und Trijodthyronin weitgehend überholt. Um das *Hormonjod* zu erfassen, muß die es enthaltende Fraktion des gesamten Blutjodes vor der chemischen Analyse auf präparativem Wege isoliert werden. Das geschieht gleich wirksam durch Fällung oder Absorption als PBI (Protein Bound Iodine). Während diese Fraktion auch pathologischerweise im Blut vorkommende Hormonvorläufer, Jodproteine (bei Jodfehlverwertungen) und auch exogene Jodverbindungen mit enthält, finden sich im BEI (Butanol Extractable Iodine) nach Elution mit Alkalireagenz nur Thyroxin und Trijodthyronin sowie deren Metaboliten, allerdings auch Reste von jodhaltigen Röntgenkontrastmitteln. Nicht an Eiweiß gebundene organische Jodverbindungen und Jodid sind als Differenz zwischen dem gesamten Blutjod und gem PBI zu erfassen, jodhaltige Proteine in Form des NBEI (Non Butanol Extractable Iodine) als Differenz zwischen PBI und BEI. Die eigentliche Jodanalyse erfolgt durch alkalische oder saure Veraschung zur Aufspaltung organischer in inorganische Jodverbindungen und Isolierung ger letzteren in einem für die abschließende Cer-Arsen-Reaktion geeigneten Reaktionsmilieu. Die verschiedenen, sich durchwegs ähnlichen Methoden sind von unterschiedlichem Schwierigkeitsgrad, einander gleichwertig und mit einem Autoanalyzer zu bewältigen.

Normalwerte:
PBI (Hormonjod im weiteren Sinne): 3,5—7,5 µg⁰/₀
BEI (Hormonjod im engeren Sinne): 3,0—6,0 µg⁰/₀
Differenz zwischen PBI und BEI: weniger als 1,5 µg⁰/₀
Gesamtblutjod: 5,0—10,0 µg⁰/₀
Anorganisches Blutjod weniger als 0,1 µg⁰/₀.

Bestimmung von Thyroxin (T_4) im Serum. Spezifischer als Methoden, die das Serumthyroxin anhand seines Jodgehaltes bestimmen, sind die heute sehr zuverlässigen Verfahren zum Nachweis der Konzentration des gesamten Hormonmoleküls.

Bestimmung von T_4 im Serum durch kompetitive Proteinbindung. Die Methode beruht auf dem Prinzip der konkurrierenden (kompetitiven) Proteinbindung von Schilddrüsenhormonen im Serum mit kommerziellen Testbestecken. Die unbekannte T_4-Menge einer extrahierten Serumprobe wird mit einer bekannten Menge radioaktiv markiertem T_4, das an ein Trägerprotein gebunden ist, vermischt. Je höher in diesem Ansatz die Konzentration an inaktivem, nicht an Eiweiß gebundenem T_4 ist, um so mehr dieser Moleküle verdrängen markiertes T_4 aus seiner Eiweißbindung. Dieser Anteil wird als Radioaktivität registriert und in Bezug zur Gesamtaktivität des Ansatzes gebracht. Er ist proportional zur gesuchten Konzentration an Serum-T_4. Modifizierte Verfahren fassen mehrere Arbeitsgänge in einer einzigen Sephadex-Säule zusammen.

Normalwerte: 5,0—12,0 µg⁰/₀ (reduziert auf den Jodgehalt des Thyroxinmoleküls entsprechen die Werte dem PBI).

Radioimmunologische Bestimmung von T_4 im Serum. Sie beruht auf dem Prinzip der Konkurrenz einer unbekannten Menge T_4 im Serum und zugesetztem, radioaktiv markiertem ^{125}J-T_4 um Bindungsorte an einem Thyroxinantiserum, welches durch Immunisierung von Kaninchen mit menschlichem Thyreoglobulin bzw. einem Thyroxin-Albumin-Komplex gewonnen worden ist. Die Reaktionen laufen in einem einzigen Glasröhrchen ab, in dem schließlich die gebundene von der freien Radioaktivität getrennt und zur ursprünglichen Aktivität in Beziehung gesetzt wird.

Normalwerte: 4,5—13,5 µg⁰/₀.

Bestimmung von freiem T_4 im Serum (FT_4). Für die Wirkung der Schilddrüsenhormone in den peripheren Körpergeweben ist abhängig vom quantitativen Hormonangebot insbesondere der normalerweise nur 0,1% davon ausmachende Anteil von freiem Thyroxin verantwortlich, während 99,9% reversibel an die Transportproteine des Serums gebunden sind. Seit einigen Jahren ist es möglich, diesen sehr geringen Anteil von freiem Thyroxin mit allerdings erheblichem Arbeitsaufwand direkt zu erfassen. Methodisch handelt es sich um Filtrationsverfahren mit Hilfe von radioaktiv markiertem ^{125}J-T_4 und Messung der Radioaktivität nach Dialyse durch eine semipermeable Membran.

Normalwerte: 0,002—0,005 µg% (2,0—5,0 ng%).

Da diese direkte analytische Bestimmung des FT_4 routinemäßig kaum praktikabel ist, sind als Quotienten einige indirekte Parameter gebräuchlich, die etwa die gleiche Aussagekraft haben. Sie beruhen darauf, daß das FT_4 einerseits dem gesamten T_4, andererseits den unbesetzten Bindungsstellen des Transportglobulins (TBG) proportional ist. Vom letzteren hängt das Ergebnis des sog. T_3-in vitro-Testes (s. weiter unten) ab, welches zur Konzentration von T_4, auch PBI oder BEI in Bezug gebracht werden kann. Der Quotient dieser Daten stellt den sog. FT_4-Index oder die sog. **ETR** (**E**ffective **T**hyroxine **R**atio) oder die **NTR** (**N**ormal **T**hyroxine **R**atio) dar. Diese indirekten Parameter für das freie Thyroxin sind mit kommerziellen Testbestecken in einem einzigen Arbeitsgang neben der Analyse des gesamten Thyroxins relativ einfach zu ermitteln.

Normalwerte für ETR: 0,9—1,1, bei Hyperthyreose höher, bei Hypothyreose niedriger.

Normalwerte für NTR: 0,9—1,1 (bei Hyperthyreose höher, bei Hypothyreose niedriger).

Genauer noch als die rechnerische Kombination des T_4-Wertes mit einem T_3-in vitro-Index ist gie mit dem Ergebnis einer nuerdings möglichen direkten *radioimmunologischen Bestimmung des Thyroxin bindenden Globulins (TBG)* in Form des **T_4/TBG-Quotienten**. Er berücksichtigt allerdings nicht die Trijodthyroninspiegel des Blutes, die Einwirkung von Medikamenten auf das TBG und ist bei starken Veränderungen der TBG-Konzentration selber (Physiologischerweise ca. 15 bis 25 mg/l) unbrauchbar. Normalwerte für T_4/TBG: ca. 2,0—4,0 (bei Hyperthyreose höher, bei Hypothyreose niedriger).

Bestimmung von Trijodthyronin (T_3) im Serum. Wie bei der T_4-Bestimmung ist sie durch kompetitive Proteinbindung wie auch radioimmunologisch möglich, wobei heute vorwiegend das letztgenannte Verfahren praktiziert wird. Obgleich die T_3-Konzentration normalerweise nur 2—5% derjenigen des T_4 im Plasma ausmacht, ist seiner erheblich größeren Stoffwechselaktivität wegen der T_3-Spiegel im Blut insbesondere für die Hyperthyreosediagnostik von Bedeutung.

Normalwerte: 0,06—0,25 µg% (60—250 ng%).

Sog. $^{131}T_3$-in vitro-Test. Er ist ein Parameter der latenten Hormonbindungskapazität des Blutes, die nicht nur von den Konzentrationen an Schilddrüsenhormonen, sondern auch von der des TBG (Thyroxin Binding Globuline: normalerweise 15,0—25,0 mg/l) abhängt. Das nicht mit endogenen Hormonen besetzte TBG des Serums wird in vitro von zugesetztem radioaktiv markiertem T_3 in Anspruch genommen, so daß desto mehr davon verbraucht wird, je niedriger der Spiegel an inaktiven Hormonen im Serum ist. Der im Versuchsansatz nicht verbrauchte Teil von radioaktivem T_3 kann durch ein Harz oder in einer Säule zurückgewonnen und nach Aktivitätsmessungen als Index berechnet werden. Je nach der Berechnungsart betragen die

Normalwerte: 90—110 oder 0,9—1,1 (bei Hyperthyreose erniedrigt, bei Hypothyreose erhöht) oder 15—25% (bei Hyperthyreose erhöht, bei Hypothyreose erniedrigt).

Mit der Methode werden also keine Konzentrationen von Hormonen, sondern deren Einfluß auf die Proteinbindungsfähigkeit registriert. Aus diesem Grund stellt die in mehrfachen Modifikationen mögliche Analyse *immer* ein Zusatzverfahren zu quantitativen Hormonjod- oder Hormonanalysen (PBI, BEI, T_4, T_3) dar. Sie ergänzt bzw. korrigiert deren Werte durch eine indirekte Aussage über den Anteil an freien Schilddrüsenhormonen, der der realen Stoffwechselsituation entspricht. Der Ausfall des Testes hängt, seiner Grundlage entsprechend, von der durch zahlreiche Krankheiten, z. B. über Blut-pH und $-CO_2$, veränderten physikalischen Bindungsfähigkeit der Proteine für Hormone sowie von der ebenfalls variablen Zusammensetzung der Bluteiweißkörper und ihrer Beanspruchung als Vehikel für zahlreiche Medikamente ab, bleibt bemerkenswerterweise aber unbeeinflußt durch die Anwesenheit jodhaltiger Substanzen. Insgesamt gesehen ist deshalb die Hormonbindungskapazität der Serumeiweißkörper kein quantitativ so konstanter Faktor für eine Untersuchungsmethode, als daß eine besonders hohe diagnostische Treffsicherheit resultieren könnte. Wie schon erwähnt kommt deshalb der Test als alleiniges Verfahren grundsätzlich nicht in Betracht.

Bestimmung nicht-hormoneller jodhaltiger Inkretionsprodukte der Schilddrüse im Blut. Neben T_3 und T_4 werden von der Schilddrüse sehr geringe Mengen der Hormonvorläufer Monojod- und Dijodtyrosin, darüber hinaus auch Spuren von Jodid sezerniert. Physiologischerweise und bei den üblichen Funktionsstörungen des Organs spielen diese Verbindungen keine Rolle. In großen Mengen jedoch können sie ebenso wie jodhaltige Proteine als Spaltprodukte des Thyreoglobulins bei seltenen Schilddrüsenkrankheiten mit sog. Jodfehlverwertungen im Blut nachgewiesen werden. Die dazu erforderlichen Verfahren der Papier-, Säulen- und Radiochromatographie mit komplizierten Arbeitsgängen sind zeitaufwendig und diagnostisch kaum jemals von Bedeutung. Mit ihnen lassen sich auffällige Differenzen zwischen den Konzentrationen an T_3, T_4 oder BEI einerseits sowie PBI und NBEI und Gesamtblutjod andererseits aufklären.

Die oben aufgeführten Methoden zur Bestimmung der Konzentration von Schilddrüsenhormonen im Blut, ihrer Bindungsverhältnisse an Serumeiweißkörper wie auch von nicht-hormonellen Jodverbindungen haben unterschiedliche Fehlerquellen und diagnostische Stellenwerte:

Bei Hyperthyreose ist bis auf Raritäten *stets* der T_3-Spiegel erhöht, während in ca. 10—15% der Fälle wie auch im hyperthyreotischen Koma T_4, PBI und BEI normal sein können (sog. T_3-Hyperthyreosen, die sich aber ansonsten in keiner Weise von den Hyperthyreosen mit auch erhöhtem Serumthyroxin unterscheiden). Andererseits kommen erhöhte Werte von T_3 und T_4 auch bei euthyreotischer Stoffwechselsituation dann vor, wenn das Inkretionsverhältnis von T_3 zu T_4, z. B. in Jodmangelgebieten oder bei einer Rezidivstruma, zugunsten des T_3 verschoben ist oder pathologische bzw. medikamentös bedingte Veränderungen der Hormone transportierenden Serumeiweißkörper vorliegen. Sie können durch den T_3-in vitro-Test wie auch durch die Erweiterung der quantitativen Hormonanalysen über die ETR oder NTR entlarvt werden. Aus diesem Grund muß eine alleinige T_3- oder T_4- oder PBI- oder BEI-Analyse für diagnostisch grundsätzlich unzureichend gehalten werden, selbst wenn ihr Ausfall etwaigen Erwartungen entspricht oder normal ist.

Bei Hypothyreosen indessen sind T_4 und T_3 *stets* erniedrigt, bei begleitenden Jodfehlverwertungen können PBI und BEI jedoch normal oder erhöht sein. Solche Befundkonstellationen lassen sich deshalb nur durch gleichzeitige PBI- und BEI-Analysen entlarven, im übrigen nur durch sehr komplizierte weitere und hier nicht näher zu erörternde Untersuchungsverfahren bis in Details hinein abklären. Zu diesen gehören unter anderem die Bestimmungen von Jodid im Blut, Jodid im Harn, Hormonvorläufern im Blut und Harn, Jodproteinen sowie in vivo-Untersuchungen mit ^{131}J. Die Beeinflussung der Jodstoffwechselsituation durch iatrogene Jodzufuhr (Medikamente, Röntgenkontrastmittel) spielt auch bei den kompetitiven Bestimmungsmethoden von T_3 und T_4 als Fehlerquelle eine Rolle und kann nur durch zusätzliche PBI-Analysen in Erfahrung gebracht und gegebenenfalls abgeklärt werden.

3.3.3.2 Methoden, die die Hormonbildung und -inkretion anhand des thyreoidalen Jodumsatzes erfassen

Radiojod-Stoffwechselstudium. Es beruht auf der Spürtechnik und soll über die beiden wichtigsten Abschnitte des thyreoidalen Jodumsatzes, die Jodanreicherung (Jodidphase) und die Jodabgabe in Hormonform (Hormonphase) informieren (Abb. 7). Mit geeigneten Meßgeräten registriert man zu bestimmten Zeiten nach Verabreichung einer Spürdosis von 5—20 µCi ^{131}J über der Schilddrüse als Prozent der applizierten Dosis deren Radioaktivität sowie in der Regel zum Zeitpunkt des maximalen Aktivitätsgehaltes szintigraphisch oder in der γ-Kamera die Aktivitätsverteilung, das sog. Szintigramm. Die inzwischen radioaktiv markierten und die Drüse verlassenden Hormone werden mit dem PB^{131}I im Blut in vitro als Maß für die Hormonphase erfaßt. Der zeitliche Ablauf des thyreoidalen Jodumsatzes, dem sich die Spürdosis Radiojod anschließt, bringt es mit sich, daß nur ein über wenigstens 6—24 Std sich hinziehendes sog. Zweiphasenstudium von diagnostischem Wert und eine Beschränkung auf die Jodidphase unbrauchbar, sogar irreführend ist. Die am häufigsten praktizierte und auch am besten bewährte Form des Zweiphasenstudiums besteht in Messungen über der Schilddrüse 2 ung 24 Std sowie des PB^{131}I 24 Std nach einer Spürdosis ^{131}J. Normalerweise steigt die Radioaktivität der Schilddrüse bis zur 24. Std hin in Abhängigkeit vom Blutjodidspiegel und damit von der alimentären Jodzufuhr regional unterschiedlich schnell und stark an, so daß dieser sog. Jodidphase in Form eines auch noch so hohen Maximums der Jodaufnahme oder der Aufnahmegeschwindigkeit (als Index) für sich allein keine diagnostische Bedeutung zukommt. Allenfalls können Speicherungsmaxima von weniger als etwa 15% der Dosis auf eine Hypothyreose oder auf medikamentöse Einflüsse verdächtig sein.

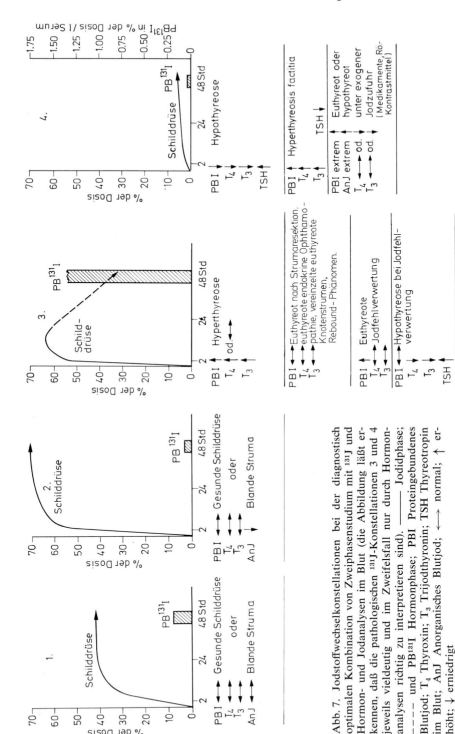

Abb. 7. Jodstoffwechselkonstellationen bei der diagnostisch optimalen Kombination von Zweiphasenstudium mit ^{131}J und Hormon- und Jodanalysen im Blut (die Abbildung läßt erkennen, daß die pathologischen ^{131}J-Konstellationen 3 und 4 jeweils vieldeutig und im Zweifelsfall nur durch Hormonanalysen richtig zu interpretieren sind). ——— Jodidphase; ----- und PB^{131}I Hormonphase; PBI Proteingebundenes Blutjod; T$_4$ Thyroxin; T$_3$ Trijodthyronin; TSH Thyreotropin im Blut; AnJ Anorganisches Blutjod; $\longrightarrow$ normal; $\uparrow$ erhöht; $\downarrow$ erniedrigt

Die Normalwerte für das PB^{131}I nach 24 Std liegen zwischen 0 und 0,25% der Dosis/l Serum. Es gibt keine untere Grenze, Werte über 0,3% der Dosis/l Serum sind Ausdruck einer Beschleunigung, nicht aber ohne weiteres einer Vermehrung des thyreoidalen Jodumsatzes. Erfolgt die Messung der Serumaktivitäten schon 6, 8 oder 12 Std nach ^{131}J-Zufuhr, so sind die Normalwerte kleiner als hier angegeben. Je höher das PB^{131}I, desto früher war der Gipfel der Jodaufnahme als Endpunkt der Jodidphase erreicht worden.

Es gibt zahlreiche Modifikationen des Radiojod-Stoffwechselstudiums mit Abkürzung bis auf eine Dauer von 2 Std, von denen jedoch nur diejenigen diagnostisch brauchbar sind, welche auch die Hormonphase des thyreoidalen Jodumsatzes berücksichtigen und zuverlässig ermitteln können (u. a. als sog. Konversionsrate, Utilisationsrate, Jod-Clearance, absolute Jodaufnahme, Harnjodelimination u. a.). Voraussetzung dafür ist die Verwendung eines nicht allzu kurzlebigen Jodisotopes, so daß zur Zeit das ^{131}J nicht zu ersetzen ist. Seine Spürdosis kann durch Verwendung empfindlicher Registriergeräte auf 2—5 μCi gesenkt und damit die Strahlenbelastung der Schilddrüse gering gehalten werden. Die Strahlenbelastung anderer Organe spielt ohnehin keine Rolle, sie liegt um mehrere Potenzen unter der von üblichen Röntgenuntersuchungen.

Jedes Radiojod-Stoffwechselstudium gibt nur über die Geschwindigkeit des thyreoidalen Jodumsatzes und auch mit seiner sog. Hormonphase nicht über die quantitativ-hormonelle Leistung der Schilddrüse Auskunft. Diese Umsatzgeschwindigkeit ist verlangsamt bei Hypothyreosen und großen jodreichen blanden Strumen, beschleunigt bei Hyperthyreosen und endokriner Ophthalmopathie sowie ohne diese Erkrankungen infolge eines verkleinerten thyreoidalen Jodraums auch nach Strumaresektion, Radiojodtherapie und Absetzen antithyreoidal wirksamer Medikamente (sog. Rebound- oder Rückstoßphänomen), bei euthyreotischen autonomen Adenomen und bei zum Teil sogar hypothyreoten Jodfehlverwertungen. Ohne Kenntnis von Anamnese, körperlichem Befund und Hormonspiegel im Blut ist deshalb eine Interpretation der Ergebnisse nicht möglich. Berücksichtigt man sie, so bewirkt das zusätzliche Zweiphasenstudium allerdings eine heute optimale diagnostische Treffsicherheit. Sie wird grundsätzlich eingeschränkt durch eine Vormedikation von antithyreoidal wirkenden oder jodhaltigen Substanzen, z. B. auch Röntgenkontrastmitteln. Zur Verlaufskontrolle ist ein Radiojod-Stoffwechselstudium angebracht bei Schilddrüsenentzündungen, Hyperthyreosen und Schilddrüsenmalignomen sowie unter der Hormontherapie blander Strumen zwecks Information über den Behandlungseffekt und weiterer differentialtherapeutischer Erwägungen.

Depletionstest. Er stellt eine Ergänzung des mit normaler Hormonphase ausgefallenen Zweiphasenstudiums bei Verdacht auf einen sog. Jodisationsdefekt (Jodfehlverwertung) bei einer Immunthyreoiditis und beim sporadischen Kretinismus dar und besteht in einer Wiederholung der Jodidphase frühestens 1 Woche nach dem ersten Test in z. B. folgender Form: 2 Std nach der erneuten Spürdosis werden der Wert für die Jodaufnahme registriert und anschließend 1 g Kaliumthiozyanat oder 600—1000 mg Natrium- oder Kaliumperchlorat per os appliziert. Über 4—6 Std hin mißt man dann stündlich die Radioaktivität über der Schilddrüse. Normalerweise bleibt diese mit einer Schwankungsbreite von etwa ±10% des Meßwertes zu allen Meßzeiten gleich, d. h. die Schilddrüse nimmt weder weiterhin Jod auf noch verliert sie welches. Bei einem sog. Jodisationsdefekt verliert sie Jod als Zeichen dafür, daß dieses noch nicht in eine organische Bindung übergeführt wurde. Durch Modifikationen mit intravenöser Zufuhr von ^{132}J oder auch der Perchloratdosis läßt sich dieser Test abkürzen.

3.3.3.3 Methoden, mit denen das Zusammenspiel zwischen Hypophysenvorderlappen und Schilddrüse durch Hemmung oder Stimulierung der TSH- oder Thyroxininkretion geprüft wird (Regulationsdiagnostik)

Suppressionstest. Er besteht in einer Wiederholung der Jodidphase eines Zweiphasenstudiums am 7. Tag unter der Medikation von täglich 0,08—0,1 mg L-Trijodthyronin oder nach einmalig 3 mg L-Thyroxin per os. Normalerweise bremst die Hormonmedikation innerhalb der genannten Zeit die TSH-Abgabe aus dem Hypophysenvorderlappen und demzufolge sinkt das Maximum der Jodaufnahme der Schilddrüse auf 50% oder weniger des ursprünglichen Wertes ab (positiver Testausfall). Wahrscheinlich ist schon ein Absinken auf 66 oder sogar 75% des Ausgangswertes als positiv zu akzeptieren, es schließt eine Hyperthyreose so gut wie mit Sicherheit aus. Darin liegt der große Wert der Methode als Routineverfahren bei trotz Zweiphasenstudium und anderer Methoden fraglicher Diagnose. Als negatives Ergebnis bleibt die Suppression bei allen Hyperthyreosen, auch euthyreoten endokrinen Ophthalmopathien und bei aktuell blanden Knotenstrumen, die aber zu hyperthyreoten Entgleisungen neigen, aus. Es ist also nicht pathognomonisch und läßt unter Einschluß der Szintigraphie auch szintigraphisch kompensierte aktive Adenome als zur Autonomie neigend erkennen (^{131}J-Aufnahme nicht supprimiert, tastbarer Knoten als isoliertes Aktivitätsmaximum persistierend bei Suppression der restlichen Drüsenanteile).

TSH-Test. Er dient zur Abgrenzung der primären gegen die sekundäre Hypothyreose und ist heute durch die TSH-Bestimmung im Blut und TRH-Belastung weitestgehend überholt. Ist die Diagnose einer Hypothyreose mit mangelhafter oder fehlender thyreoidaler Jodaufnahme gesichert, so gibt man unmittelbar nach der Injektion von je 5 IE Thyreotropin an zwei aufeinanderfolgenden Tagen eine erneute Spürdosis ^{131}J oder ^{132}J und wiederholt die Messung der Jodidphase. Bleibt auch dabei ein Anstieg der Jodaufnahme aus, so handelt es sich um eine auf TSH nicht mehr reagierende primäre Hypothyreose infolge drüseneigener Schädigung. Kommt es zu einer geringen Zunahme der Radiojodspeicherung von weniger als 10% der Dosis, so schließt auch das eine primäre Krankheitsform noch nicht aus, während ein entschiedener Anstieg um mehr als 10% der Dosis auf eine deutliche Funktionsreserve der Schilddrüse und somit auf eine sekundäre Hypothyreose hinweist. Der Test kann auch ohne Radiojod durch Kontrollen des Hormonspiegels im Blut (PBI, Thyroxin) vor sowie 2 und 3 Tage nach der TSH-Injektion ausgeführt werden. Der Anstieg eines vorher erniedrigten Wertes um mehr als 1,5—2,0 µg% belegt eine sekundäre Hypothyreose.

Eine spezielle Variante des TSH-Testes stellt die Wiederholung einer Szintigraphie nach Verabreichung von TSH dar, wenn das erste Szintigramm nur eine isolierte Aktivitätsansammlung im Bereich eines tastbaren solitären Kropfknotens ergeben hatte. Stellt sich jetzt eine weitere Aktivitätsansammlung von etwa Lappengestalt neben dem Knoten dar, so handelt es sich bei letzterem um ein autonomes Adenom. Ob es toxisch ist, also eine Hyperthyreose unterhält, oder euthyreot funktioniert, muß anhand einer Hormonanalyse im Blut bzw. entsprechender funktioneller Kriterien entschieden werden. Bleibt das Szintigramm nach TSH unverändert, so liegt entweder eine kontralaterale Lappenaplasie oder eine knotig-kugelig umgebaute Schilddrüse vor, die wie ein autonomes Adenom normal oder überfunktionieren kann.

Bestimmung von TSH im Blut. Sie erfolgt heute mit guter Zuverlässigkeit radioimmunologisch. Kommerzielle Testbestecke sind unterschiedlich aufwendig und beruhen darauf, daß Patientenserum mit radioaktiv markiertem humanen TSH und einem dagegen gerichteten Antiserum von Kaninchen inkubiert wird, später nach Fraktionierung die gebundenen Antikörperkomplexe anhand ihrer Radioaktivität zu Standarddosen in Beziehung gebracht werden und so der TSH-Wert ermittelt wird. Er beträgt normalerweise 0 bis 10,0 µE/ml Serum. Zu niedrige Werte gibt es nicht, Werte unter 0,5 µE/ml kommen bei Hyperthyreosen und sekundären Hyperthyreosen, erhöhte Werte bei der primären Hyperthyreose vor.

TRH-Belastungstest. Er hat sich in den letzten Jahren als sehr zuverlässiges Funktionsverfahren erwiesen und beruht auf der Stimulierung der hypophysären TSH-Inkretion durch deren physiologischen Stimulator TRH. Vor und 30 min nach schneller intravenöser Injektion von 0,2 mg synthetischem TRH, die bei jedem 3. oder 4. Patienten geringe, schnell flüchtige Nebenwirkungen verursacht, wird Blut zur radioimmunologischen TSH-Analyse entnommen. Bei intaktem Reglerkreis steigt das TSH im Blut auf meist über 20 µE/ml an, besonders stark bei subklinischen Hypothyreosen (verminderte hypophysäre TSH-Reserve). Bei der HVL-Insuffizienz mit sekundärer Hypothyreose bleibt das TSH im Blut nach TRH ebenso unverändert wie bei Hyperthyreosen und unter einer genügend hoch dosierten Hormonbehandlung blander Strumen. In den letzteren Fällen wird eine Stimulierung der TSH-Inkretion mit zusätzlich zum endogenen auch exogenem TRH durch hohe bzw. relativ hohe Spiegel an Schilddrüsenhormonen im Blut homöostatisch gehemmt.

Bestimmungen von LATS und EPF. Sie sind nur im Tierversuch möglich und haben sich für diagnostische Zwecke nicht durchgesetzt.

3.3.3.4 Methoden, die Wirkungen der Schilddrüsenhormone in der Körperperipherie registrieren

Grundumsatzbestimmung. Die modernen Methoden zur Erfassung des Gesamt-Energiestoffwechsels mit geschlossenen oder offenen Systemen sind gleich brauchbar, ein verbindliches Ergebnis ist aber nur bei stationärer Untersuchung unter optimalen Bedingungen nach am Vorabend eiweißfreier Kost zu erwarten. Auch dabei sind häufig Wiederholungen nötig, eine 3 Tage lange Eiweißkarenz ist überflüssig. Die sog. Grundumsatzbestimmung im Schlaf (nach Narkotika) ist zwar der einfachen Grundumsatzbestimmung überlegen, aber mit Risiken behaftet. Die Bestimmung des sog. „Grundumsatz im engeren Sinne" bedarf eines größeren apparativen Aufwandes. Auch wenn dabei der echte metabolische Sauerstoffverbrauch erfaßt wird, ist die Methode nicht schilddrüsenspezifisch, weil extrathyreoidale Grundumsatzerniedrigungen bei der Anorexia mentalis und beim Morbus Addison, extrathyreoidale Grundumsatzsteigerungen bei zahlreichen Krankheiten, wie Hypertonie, Lungenleiden, Leukämie, chronischen Entzündungen, Diabetes mellitus und anderen, insgesamt wesentlich häufiger vorkommen als bei Schilddrüsenerkrankungen. Die Normalwerte liegen zwischen -10 und $+30^0/_0$. Erniedrigte Werte können bei entsprechendem klinischem Verdacht eine Hypothyreose belegen, erhöhte Werte niemals eine Hyperthyreose. Letztere sind kontrollbedürftig und bei Bestätigung immer Anlaß zu weiteren diagnostischen Maßnahmen. Normale Ergebnisse schließen in der Regel eine Hyperthyreose, nicht aber eine Hypothyreose aus.

Der Wert der Methode liegt darin, daß der Grundumsatz bei Schilddrüsenkranken ein gewisses Maß für die Schwere der Erkrankung darstellt und seine Bestimmung für Verlaufskontrollen nützlich, bei Störungen der Jodstoffwechseldiagnostik durch exogene Jodverbindungen zuweilen unentbehrlich ist.

Bestimmung des Serumcholesterins. Ein in Abhängigkeit vom Lebensalter auf über 250—300 mg$^0/_0$ erhöhtes Gesamtcholesterin im Nüchternserum sollte als Parameter des Fettstoffwechsels stets an eine Hypothyreose denken lassen, kann sie sogar in Zusammenhang mit klinischen Symptomen und einem entsprechend erniedrigten Grundumsatz sichern. Ein erniedrigtes Serumcholesterin hat hinsichtlich der Schilddrüse im Einzelfall keine diagnostische Bedeutung, wenngleich im Kontingent Hyperthyreosen niedrigere Durchschnittswerte als Schilddrüsengesunde haben. Der Abfall eines erhöhten Serumcholesterins unter der Substitution von Hypothyreosen und der Anstieg unter einer antithyreoidalen oder Radiojodbehandlung von Hyperthyreosen sind jedoch sehr zuverlässige und auch heute noch gut praktikable Kriterien für den Therapieverlauf, wenn Hormonanalysen nicht zur Verfügung stehen oder wegen der Einwirkung jodhaltiger Medikamente oder Röntgenkontrastmittel schwer beurteilbar oder nicht möglich sind. Empfehlenswert sind Serumcholesterinbestimmungen ferner als Routinekontrollen auch noch Jahre nach einer Radiojodtherapie von Hyperthyreosen, weil sie eine sich entwickelnde Hypothyreose besonders frühzeitig zu erkennen erlauben. Wie das Cholesterin verhalten sich auch die Triglyzeride.

Achillessehnen-Reflexzeit. Sie stellt ein Kriterium für die Reaktion des Nervensystems auf die Versorgung mit Schilddrüsenhormonen dar und ist auf elektromagnetischem oder photoelektrischem Wege relativ genau zu registrieren. Während eine Verkürzung der normalen Reflexzeit (0,25—0,35 sec vom Beginn der Kontraktion bis zum Ende der Relaxation) nicht diagnostisch verwertet und auf die Schilddrüse bezogen werden kann, stützt eine Verlängerung den Verdacht auf eine Hypothyreose. Die klinische Brauchbarkeit des Verfahrens entspricht etwa der von Cholesterinbestimmungen, es darf nie den Ausschlag für eine Diagnose geben, kann aber als Zusatzmethode und zur Verlaufskontrolle einer Substitutionsbehandlung ausgenutzt werden.

Es gibt eine Reihe von Modifikationen dieser und weiterer Untersuchungsmethoden, die indessen weniger leistungsfähig oder so speziell sind, daß sie für eine Routinediagnostik nicht in Betracht kommen (Bestimmungen von Gluthation und Hydroxyprolin im Harn, Kreatintoleranz, Tyrosin, Kreatinphosphokinase und alkalische Phosphatase im Serum). Unter den hier beschriebenen einzelnen Verfahren ergänzen sich das Zweiphasenstudium mit Radiojod und Hormonanalysen so sinnvoll, daß sie eine zweifellos optimale Kombination ergeben und, wenn möglich, stets zusammen durchgeführt sowie hinsichtlich der Lokalisation durch ein Szintigramm vervollständigt werden sollten. Unter dem Aspekt der Strahlenbelastung der Schilddrüse als kritischem Organ zeichnet sich die Tendenz ab, nach Möglichkeit und insbesondere bei Jugendlichen auf die in vivo-Anwendung von ^{131}J zu verzichten und mit einer Kombination von in vitro-Verfahren und zusätzlichem Technetium-Szintigramm auszukommen. Bei adäquater Kombination der besprochenen Verfahren lassen sich praktisch alle Schilddrüsenkrankheiten diagnostizieren und auch der Einfluß iatrogener einschließlich medikamentöser Maßnahmen beurteilen (Abb. 7). Die Beschränkung auf einen einzelnen Parameter, wie PBI, Serumthyroxin, Serumtrijodthyronin, Trijodthyronin-in vitro-Test, die Jodidphase eines Radiojod-Stoffwechselstudiums oder gar eine Grundumsatzbestimmung, ist nicht nur völlig unzureichend, sondern irreführend. Spezielle Situationen sind unter Umständen durch weitere, hier nicht erörterte Verfahren klinisch-stationär abzuklären, z. B. bei Verdacht auf Gewebsunempfindlichkeit gegen Schilddrüsenhormone durch Umsatzuntersuchungen mit radioaktiv markierten Schilddrüsenhormonen. Für Verlaufskontrollen unter einer Therapie eignen sich zweifellos am besten Hormonanalysen im Blut, die TRH-Belastung und die Bestimmung des Serumcholesterins. Die Auswahl der Kombination unterschiedlicher Untersuchungsmethoden ist in besonderem Maße an die individuelle Erfahrung eines engagierten Arztes gebunden, so daß verschiedenartige Kombinationen durchaus gleichwertig sein und nicht durch Vorschläge oder gar Vorschriften geregelt werden können.

Literatur zu Kap. 3: 3, 4, 10, 12, 13, 14, 15, 16, 20, 30, 36, 37, 40, 46, 47, 54, 61, 70, 71, 81, 85, 89, 93, 110, 116, 126, 137, 143, 146, 147, 152, 156, 157, 161, 162, 164, 165, 167, 172, 177, 178, 179, 182, 183, 202, 209, 212, 213, 214, 215, 219, 220, 222, 228, 229, 231, 232, 234, 235.

4. Medikamentöse Einflüsse auf die Schilddrüse

Während die Schilddrüse nur auf physiologischem Wege, nämlich durch thyreotropes Hormon und unter gewissen Umständen auch durch kleine Dosen von Jodid (bis etwa 500 µg täglich) funktionell angeregt werden kann, gibt es eine relativ große Zahl von Stoffen, die ihre Tätigkeit für kurze oder längere Dauer hemmen. Unter ihnen sind die antithyreoidalen Substanzen eigens zu diesem Zweck für die Hyperthyreosetherapie entwickelt worden, während andere Medikamente diesen Effekt als unerwünschte Nebenwirkung aufweisen. Hinzu kommen stark jodhaltige Mittel, die Schilddrüsenhormone selber sowie einige weitere Hormone, welche auf jeweils spezifische Weise die thyreoidale Produktion oder die periphere Wirkung von Thyroxin und Trijodthyronin beeinträchtigen. Soweit die Hemmung der Schilddrüsentätigkeit nicht als Therapie geplant, sondern unbeabsichtigt oder ohne Indikation eingetreten ist, kann sie regelrechte *iatrogene Schilddrüsenkrankheiten* (Struma, Hypothyreose, endokrine Ophthalmopathie) unterhalten oder subklinisch ohne Krankheitswert bleiben. Selbst dann stört sie jedoch eine in dieser Zeit durchgeführte Schilddrüsendiagnostik so erheblich, daß ohne Kenntnis der Medikation eine hohe Frequenz von Fehldiagnosen resultiert. Das gilt auch für Wochen und unter Umständen Monate bis Jahre nach Absetzen solcher Mittel, während welcher Zeit sich die Schilddrüse in Form eines sog. *Rebound (Rückstoß)-Phänomens* von der Depression ihrer Tätigkeit erholt oder der Hormonspiegel des Blutes infolge exogener Jodzufuhr „falsch" erhöht registriert wird. Ein erniedrigter Wert hingegen entspricht immer der aktuellen Stoffwechselsituation.

4.1 Jodhaltige Verbindungen

Sie beeinflussen die Schilddrüse in Form von anorganischen oder organisch gebundenem Jod oder speziell als Schilddrüsenhormone bzw. deren Analoge (bis auf D-Thyroxin sind keine Derivate der Schilddrüsenhormone als Medikamente im Handel). Dabei ist die Wirkungsweise von *Jod in anorganischer oder nicht-hormoneller organischer Bindung* gleich, weil aus letzteren durch ubiquitäre Dejodasen Jodid abgespalten und nur dieses von der Schilddrüse akzeptiert wird. Sie akkumuliert aus einem zunehmenden Blutjodid zunächst mehr, oberhalb eines Spiegels von etwa 25—30 µg^0/o jedoch weniger Jod als normalerweise und besitzt ein drüseneigenes Regulationsvermögen, welches im ersteren Fall eine hyperthyreote Entgleisung, im letzteren eine hypothyreote Depression der Hormonsynthese verhindert. Bei diagnostischen Untersuchungen erweist sich dann der thyreoidale Radiojodumsatz aufgrund der niedrigen spezifischen Aktivität des Blutjodids in beiden Fällen als reduziert bis aufgehoben, während das Blutjodid stark erhöhte und das Hormonjod „falsch" erhöhte Werte zeigen. Auch einige Methoden der direkten Thyroxin- und Trijodthyroninbestimmung werden dadurch beeinflußt, nicht hingegen die radioimmunologischen Analysenverfahren. Nur selten und in Zusammenhang mit dispositionellen oder anderen Faktoren entstehen durch Jodzufuhr eine Hyper- oder eine Hypothyreose. Letzteres ist am ehesten bei monate- bis jahrelanger Einnahme hoher Dosen, wie z. B. bei der internistischerseits weitestgehend überholten Jodtherapie von Arteriosklerose, Asthma, Bronchitis, Pilzerkrankungen, Enteritiden und luischen Affektionen, der Fall. Mit nur seltenen Ausnahmen subklinisch bleiben die Störungen des thyreoidalen Jodumsatzes nach Verabfolgung von jodhaltigen *Röntgenkontrastmitteln,* die etwa 2—3 Wochen nach einem intravenösen Pyelogramm oder Arteriogramm, 8 Wochen nach einer parenteralen Cholecystographie oder anderweitigen Hohlraumdarstellungen und meistens erst noch später nach einer Lymphographie, Bronchographie oder nach peroraler Kontrastmittelgabe zur Gallenblasendarstellung wieder abgeklungen sind. Bezeichnenderweise kommt es ohne Zwischenschaltung eines sog. Rückstoßphänomens zu einer kontinuierlichen Wiederherstellung normaler Verhältnisse. Risikoreich sind derartige Jod- und insbesondere auch Kontrastmittelapplikationen nur bei solchen Strumen, die, wie das auch euthyreote oder szintigraphische kompensierte autonome Adenom, zur hyperthyreoten Entgleisung neigen. Dieser, nur mittels Radiojod-Zweiphasenstudium oder TRH-Belastung erkennbaren Tendenz kann durch Jodzufuhr Vorschub geleistet und ein aktueller Hyperthyreoseschub mit allen klinischen Folgen bis hin zu einer Krise provoziert werden.

Anders als diese nicht-hormonellen jodhaltigen Mittel wirken *Schilddrüsenhormone,* die mehr oder weniger gerechtfertigterweise auch bei gesunder Schilddrüse gelegentlich zur Behandlung von Altersbeschwerden, Arteriosklerose, Entwässerung, Gewichtsreduktion und Senkung des Serumfett- und Serumcholesterinspiegels herangezogen werden. In Form von Thyreoidea sicca, L-Thyroxin, L-Trijodthyronin oder als Mischpräparat beider Hormone verabreicht, hemmen sie in Abhängigkeit von der Dosierung die TSH-Abgabe aus dem Hypophysenvorderlappen und damit die physiologische Stimulierung der Schilddrüse. Diese stellt ihre Tätigkeit in gleichem Ausmaß ein, wie die Zufuhr von Hormonen die körpereigene Produktion ersetzt. Die Stoffwechsellage bleibt dabei unverändert euthyreot (normale Hormonspiegel im Blut), der thyreoidale Jodumsatz ist weitgehend bis komplett supprimiert (entsprechende Befunde im Zweiphasenstudium mit Radiojod). Ist die Hormonzufuhr unphysiologisch hoch (etwa über 100 μg Trijodthyronin, über 300 μg Thyroxin oder über 0,2 g Thyreoidea sicca täglich), so kann eine damit exogen bedingte *Hyperthyreosis factitia* entstehen, bei der die Schilddrüse selber völlig inaktiv und ausnahmsweise sogar atrophisch ist. Meistens aber erholt sie sich über ein sog. Rückstoßphänomen im Laufe von 2—4 Monaten selbst nach jahrelanger Medikation von Schilddrüsenhormonen, wenn diese wieder abgesetzt sind. Extrem selten und in der Weltliteratur nur wenige Male belegt ist die Entwicklung einer echten Hyperthyreose durch die Medikation von Thyreoidea sicca. Da diese Droge neben Thyroxin und Trijodthyronin auch Hormonvorläufer enthält, kann nach deren Dejodierung das freigewordene Jodid eine vorher unauffällige Schilddrüse aktivieren, wobei jedoch eine Disposition derselben zur Entgleisung mit ungenügender Suppression durch den Hormongehalt der Droge vorausgesetzt werden muß. Echte Hyperthyreoseschübe unter der Medikation von synthetischem Thyroxin oder Trijodthyronin sind zweifellos auf eine vorher nicht erkannte oder erkennbare „Entgleisungs"-Tendenz des zunächst noch euthyreot funktionierenden Organs zurückzuführen und entwickeln sich nicht wegen, sondern trotz der Hormonzufuhr.

Die D-Analoge der beiden Hormone, D-Thyroxin und D-Trijodthyronin, haben so gut wie keine Stoffwechselwirkung mehr, jedoch einen das Plasmacholesterin und die Triglyceride senkenden Effekt. Die TSH-Inkretion der Hypophyse und damit auch die Tätigkeit der Schilddrüse können durchaus hemmend beeinflußt werden, soweit es nicht durch Jodabspaltung aus den völlig anders als die physiologischen L-Verbindungen verwerteten D-Analogen dosisabhängig zu einer Aktivierung oder direkt homöostatischen Hemmung des thyreoidalen Jodumsatzes kommt. Das ist besonders bei dazu disponierten Schilddrüsen oder Strumen der Fall.

4.2 Jodfreie Verbindungen

Die meisten von ihnen beeinflussen die Schilddrüse direkt durch Hemmung bestimmter Schritte der Hormonsynthese. Prototyp dieser Verbindungen sind die regelrechten antithyreoidalen Substanzen, von denen die organischen (schwefelhaltige Derivate von Thiouracil und Mercaptoimidazol) durch Eingriffe in das Fermentspektrum die intrathyreoidalen Jodierungs- und Koppelungsprozesse bei zum Teil sogar kompensatorisch vermehrtem Jodsog des Organs blockieren, die anorganischen Perchlorate dagegen infolge ihrer mit Jodid übereinstimmenden Teilchengröße auf kompetitivem Wege bereits seine Jodakkumulation hemmen. Stets resultiert eine Einschränkung der Hormonsynthese, die bei Hyperthyreosen beabsichtigt ist, bei fehlerhafter Indikation und längerer Dauer zur iatrogenen Struma, Hypothyreose und endokrinen Ophthalmopathie führen kann. Nach Abbruch der Medikation stellt sich unterschiedlich schnell ein Rückstoßphänomen ein. Im gleichen Sinne, aber nicht so intensiv und selten mit den soeben genannten Folgen wirken die Lycopusextrakte, Thiozyanate (Rhodanid), PAS, Kobalt, Phenylbutazon, Sulfonamide, Sulfonylharnstoffe, BAL und Resorcin. Mit der größten Frequenz einer solchen strumigenen Nebenwirkung belastet sind die in der Psychiatrie in zunehmendem Maße verwendeten Lithiumverbindungen, die abweichend von allen anderen strumigenen Medikamenten die Proteolyse des hormonhaltigen Thyreoglobulins hemmen und deshalb auch Eingang in die Therapie der hyperthyreoten Krise gefunden haben. Von weiteren Medikamenten, z. B. Barbituraten, Reserpin, Antibiotika und anderen, sind tierexperimentell ähnliche, aber durchaus widerspruchsvolle Befunde erhoben worden, die beim Menschen jedoch keine nennenswerte und insbesondere keinerlei pathogene Rolle spielen.

Das gilt auch für einige Verbindungen, die den Umsatz von Schilddrüsenhormonen und deren Transportverhältnisse im Blut beeinflussen. So beschleunigen p-Dinitrophenol, Salizylate und Hydantoine den peripheren Umsatz von Schilddrüsenhormonen bei gleichzeitiger Zunahme des freien Anteils derselben, so daß die Schilddrüse nicht auf den Mehrverbrauch reagiert und bei Jodstoffwechselanalysen normale Parameter bietet. Östrogene erhöhen die Bindungskapazität der Serumproteine für Schilddrüsenhormone, deren Blutspiegel dann ohne Beteiligung der Schilddrüse unterschiedlich hohe bis sehr hohe Werte erreichen können, während Androgene gelegentlich das Gegenteil bewirken und Glukokortikoide sowohl den peripheren Umsatz wie die Inkretion von Schilddrüsenhormonen auf verschiedene Weise in geringem Umfang hemmen. Nie indessen ergeben sich daraus iatrogene Schäden, eher zusätzliche Therapiemöglichkeiten.

Literatur zu Kap. 4: 18, 113, 115, 171, 172.

5. Hypothyreosen

Hypothyreosen sind Krankheitsbilder, bei denen ein Mangel an wirksamen Schilddrüsenhormonen in der Peripherie vorliegt, so daß der Hormonbedarf des Organismus nicht gedeckt werden kann. Die Krankheit ist dementsprechend gekennzeichnet durch erniedrigte Spiegel der beiden Schilddrüsenhormone im Blut und die Folgen ges darauf beruhenden Hypometabolismus mit Organschäden vornehmlich an Haut, Nervensystem, Muskelapparat, Herz, Magen-Darm-Trakt sowie Fettstoffwechselstörungen. Während sich dadurch obligatorisch diagnostisch auswertbare Veränderungen ergeben, sind abhängig von der speziellen Pathogenese einer Hypothyreose sehr unterschiedliche Befundkonstellationen im einzelnen festzustellen. Die entsprechenden Verhältnisse gehen aus Abb. 8 hervor und werden bei den einzelnen Krankheitsformen näher erörtert. Unter den letzteren sind zunächst die beiden großen Gruppen der angeborenen (5.1) und der erworbenen Hypothyreosen (5.2) zu unterscheiden.

5.1 Angeborene Hypothyreosen (sporadischer und endemischer Kretinismus)

Da die Schilddrüsenhormone auf alle Stoffwechselvorgänge und über diese während des Wachstums- und Entwicklungsalters als eine Art „Reifungsfaktoren" wirken, sind die Folgen ihrer Minderproduktion oder ihres Ausfalls in dieser Zeit andere und schwerwiegender als im Erwachsenenalter. Das gilt insbesondere für eine bereits im intrauterinen Leben beginnende ungenügende Hormonversorgung des fetalen Organismus. Einer solchen können endo- oder exogene Ursachen zugrunde liegen, die je nach ihrer Art, dem Zeitpunkt ihres Beginns und ihrer Dauer zu reversiblen oder irreversiblen Körperschäden führen können. Letztere repräsentieren den Symptomenkomplex des *Kretinismus*. Er kann mit oder ohne Kropf und komplett (Abb. 9) oder abortiv ausgebildet auftreten (Abb. 10—12). Bei seinem endemischen Vorkommen spielen vorwiegend exogene Faktoren eine Rolle, deren Beseitigung durch Jodprophylaxe, Wasserhygiene und universelle Ernährung auch zu einem starken Rückgang der Krankheits- und Kropffrequenz in den vorwiegend betroffenen Gebirgsgegenden (z. B. in der Schweiz und in Österreich) geführt hat. Dem sporadischen Kretinismus liegen eher genetische Defekte der Hormonsynthese (angeborene hypothyreotische Strumen mit Jodfehlverwertung) oder Entwicklungsstörungen zugrunde (Aplasie, Dysplasie, Hypoplasie der Schilddrüse). Es besteht keine einheitliche Auffassung darüber, ob man alle angeborenen Hypothyreosen mit irreversiblen Störungen als Kretinismus bezeichnen oder dazu einen bestimmten Phänotypus — das kretinistische Aussehen — verlangen soll. Nach der derzeit überwiegenden und am besten belegbaren Ansicht bedeutet *Kretinismus das gemeinsame Vorkommen oder die irreparable Folge*

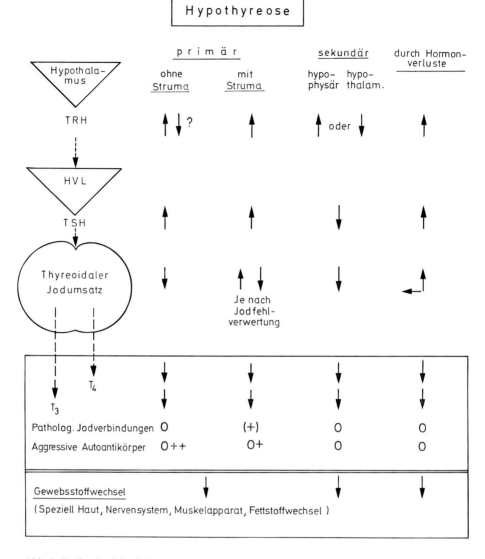

Abb. 8. Pathophysiologische Konstellationen bei verschiedenen Formen der Hypothyreose.
↓ erniedrigt; ↑ erhöht bzw. beschleunigt; ← normal; + vorhanden; ○ fehlen

einer schon im Fetalleben ungenügenden Schilddrüsenfunktion bzw. insuffizienten Hormonversorgung des Organismus mit bestimmt gearteten irreversiblen Entwicklungsstörungen von Skelett und Nervensystem in mehr oder weniger starkem Ausmaß. Es müssen also stets bestimmte extrathyreoidale Symptome, brauchen aber bei Vorhandensein oder Fehlen eines Kropfes keine thyreoidalen Störungen mehr nachweisbar zu sein. Heute gilt die folgende

Einteilung der angeborenen Hypothyreosen:
1. Schilddrüsenaplasie (Athyreose, kongenitales Myxödem)
2. Schilddrüsendysplasie
   2.1. ektopisch (z. B. Zungengrundschilddrüse)
   2.2. an normaler Stelle des Halses
3. Struma mit Jodfehlverwertung (Dyshormogenese; zur Zeit sechs Typen bekannt; Angabe des biochemischen Defektes)
4. Bei endemischer Struma.

Nicht zu den angeborenen Hypothyreosen und zum sporadischen Kretinismus gehören die in frühester Kindheit durch Bestrahlung oder Operation der Schilddrüse oder als Folge einer Thyreoiditis einschließlich der autoimmunologischen Struma lymphomatosa erworbenen Hypothyreosen, die ebenfalls zu Entwicklungsstörungen Anlaß geben können. Diese sind jedoch, abweichend vom Kretinismus, bei rechtzeitiger Behandlung stets voll korrigierbar bzw. reversibel (Abb. 14; Seite 58).

5.1.1 Klinik

Der endemische Kretinismus kommt am häufigsten in Asien und im Kongobecken, dank prophylaktischer und zivilisatorischer Maßnahmen in Europa jedoch nur mehr sehr selten vor. Er ist ungleich häufiger vollsymptomatisch als der sporadisch auftretende Kretinismus, unterscheidet sich jedoch in seiner Erscheinungsform nicht grundsätzlich von diesem (die Kranke der Abb. 9 mit einem sporadischen Kretinismus könnte ebenso gut aus einem Endemiegebiet stammen). Das klinische Bild der kretinistischen angeborenen Hypothyreose hängt im wesentlichen davon ab, wann, wie lange und in welchem Ausmaß während des fetalen Lebens die hormonelle Insuffizienz eingesetzt bzw. bestanden hatte. Es ist deshalb bei der Athyreose stets eindrucksvoller als bei hypothyreotischen Kindern mit Strumen oder Schilddrüsendysplasien (Abb. 10 und 11). Die Fontanellen sind auffallend groß, gelegentlich tritt ein Ikterus auf. Meistens machen sich einige Wochen oder Monate nach der Geburt eine zunehmend mangelhafte Eßlust, Trägheit, Somnolenz, Verstopfung und trockene, blasse Haut bemerkbar. Nur in schweren Fällen und dann kombiniert mit einer kretinistisch-runzligen Facies ist die Haut regelrecht myxödematös, oft und gerade bei Kindern mit Zungengrundschilddrüsen oder Drüsenhypoplasien ungewöhnlich zart, warm und durchscheinend! Nur Athyreosen haben eine auffallend plumpe Zunge, in über der Hälfte der Fälle bestehen Schwerhörigkeit oder Taubheit. Die Dentition ist verzögert und mit zunehmender Entwicklung beeindrucken ein dysproportionierter Minderwuchs mit zu kurzer Unterlänge und unförmigem Kopf (s. Abb. 12) sowie eine Retardation der geistigen Funktionen. Beides beruht darauf, daß die kongenital-hypothyreote (kretinistische) Entwicklungsstörung in erster Linie das Skelett und das Zentralnervensystem betrifft. Das Ausmaß derselben ist jedoch individuell sehr unterschiedlich und nicht selten fällt sie erst im 3. bis 6. Lebensjahr auf, weil eine dysplastische Schilddrüse postpartal durchaus eine Zeitlang den Hormonbedarf des kindlichen Organismus zu decken vermag.

Unter den Skelettanomalien imponiert insbesondere die *Epiphysendysgenesie*, d. h. das multi- statt unizentrische Enstehen von Knochenkernen (Abb. 13), sowie der *verzögerte Schluß von Epiphysenfugen*. Am ehesten erkennbar sind diese Veränderungen auf Röntgenbildern von Becken, Hüft- und Schultergelenken. Hinzu kommen

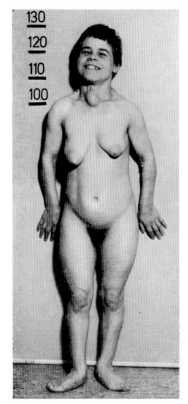

Abb. 9.

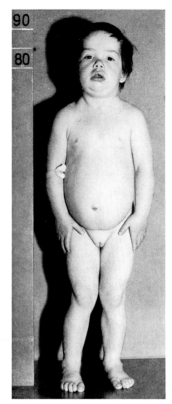

Abb. 11.

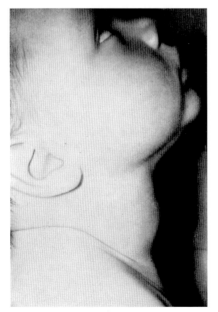

Abb. 10.

Abb. 9. Typischer kretinistischer Habitus. (Hier: sporadischer kropfiger Kretinismus bei einer 37 J. alten Frau, 129 cm groß, von Geburt an substituiert)

Abb. 10. Kongenitale hypothyreote Struma (Frank W., 1 J. alt, PBI 1,6 μg%, typ. kretinistische Entwicklungsstörungen und Stigmata)

Abb. 11. Kongenitale hypothyreote Struma mit Jodfehlverwertung (Iodinationsdefekt) — kropfiger sporadischer Kretinismus (8 Jahre altes Mädchen, 90 cm groß, Knochenalter 2 J., plumpes Skelett, unbehandelt)

Angeborene Hypothyreosen (sporadischer und endemischer Kretinismus) 49

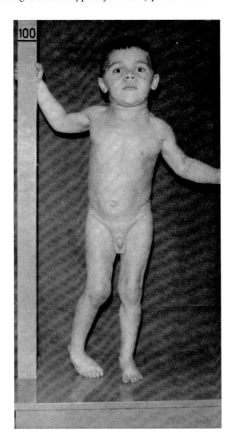
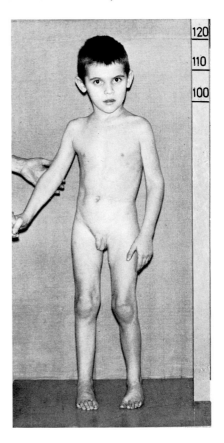

a Unbehandelt (Größe 102 cm, Knochenalter 3 Jahre)

b Nach 1jähriger Behandlung mit tägl. 0,1 g Thyreoidea siccata (Größe 122 cm, Knochenalter 6 Jahre)

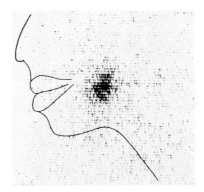

Abb. 12. Kongenitale Hypothyreose bei Zungengrundschilddrüse — nichtkropfiger sporadischer Kretinismus. (8 Jahre alter Junge, unbehandelt, graziles Skelettsystem, spastische Paresen)

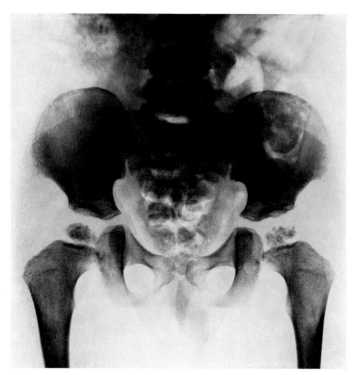

Abb. 13. Epiphysendysgenesie mit offenen Epiphysenfugen bei sporadischem Kretinismus (8 Jahre alter Junge mit Zungengrundschilddrüse, Knochenalter 3 Jahre, unbehandelt)

eine Hypoplasie von Wirbelkörpern mit dem Resultat persistierender *Plattwirbel* und Nebenhöhlenaplasie. Das *verzögerte Auftreten von Knochenkernen* läßt sich am besten am Handgelenk konstatieren, weil hier normalerweise mehrere Rundknochen in zeitlich bekannter Reihenfolge nacheinander erscheinen. Neben dem Minderwuchs sind es häufig ein Watschelgang und eine Brachyzephalie, die auf eine kongenitale Hypothyreose hinweisen.

Die *Reifestörungen des Zentralnervensystems* äußern sich als geistige Defekte (Schwachsinn bis Idiotie) und insbesondere bei den sporadischen Fällen ungewöhnlich häufig als spastische Gehstörungen (Abb. 12) und Strabismus.

5.1.2 Diagnostik

Die Diagnose der kongenitalen Hypothyreose stützt sich auf die soeben geschilderten, mehr oder weniger typischen Symptome, entsprechende Röntgenbefunde, ein in Anbetracht des jugendlichen Alters mit Werten über 180 mg% schon eindeutig erhöhtes Serumcholesterin und insbesondere Jodstoffwechselstudien, während Grundumsatzbestimmungen wegen ihrer Unzuverlässigkeit bzw. Undurchführbarkeit bei Kindern nicht in Betracht kommen. Die unerläßlichen Jodstoffwechseluntersuchungen können in Abhängigkeit vom Typ der Hypothyreose (s. Einteilung) außerordentlich mannigfaltige Ergebnisse haben.

Beim *Kretinismus ohne Struma* ist mit Radiojod auch nach der Verabreichung von TSH oder TRH kein thyreoidaler Jodumsatz (Athyreose) oder ein nur geringer Jodumsatz mit relativ niedrigen Werten für die Jodidphase und unter Umständen wegen eines kleinen Jodraumes erhöhten Werten für die Hormonphase (PB^{131}I) nachweisbar, während das Serum-TSH meistens erhöht ist (Zungengrundschilddrüse, hypoplastische Schilddrüse an normaler Stelle des Halses). Die Szintigraphie mit dem Nachweis dieses Gewebes (Abb. 12) und die stets erniedrigten Werte für die Schilddrüsenhormone T_3 und insbesondere T_4 im Blut bei normal oder vermehrt Thyroxin bindendem Globulin (TBG) mit entsprechendem $^{131}T_3$-in vitro-Test klären die Diagnose.

Beim *kropfigen Kretinismus* ist bis auf die seltene Konstellation beim sog. Jodinationsdefekt stets ein thyreoidaler Jodumsatz vorhanden und mit Radiojod nachweisbar, Hormonsynthese und -sekretion sind jedoch ungenügend. In Endemiegebieten ist die kretinistische Struma durch fibröse Veränderungen und Parenchymmangel charakterisiert, so daß bei normalem oder meist aufgrund des verringerten Jodraumes beschleunigtem thyreoidalen Jodumsatz zu geringe Hormonmengen synthetisiert werden. Pathologische Jodverbindungen resultieren dabei jedoch nicht, die Werte für T_4, T_3 oder PBI und BEI im Blut sind zu niedrig bis normal. Beim sporadischen kropfigen Kretinismus ist demgegenüber die Jodstoffwechselsituation durch eine qualitative Fehlleistung der Struma, eine sog. *Jodfehlverwertung,* gekennzeichnet.

Bisher sind sechs *Typen* derselben näher bekannt, zu denen sich noch Anomalien in Transport und Stoffwechsel der Schilddrüsenhormone gesellen können. Im einzelnen lassen sich die verschiedenen Jodfehlverwertungen oft nur durch komplizierte, für einen Routinebetrieb zu aufwendige Untersuchungen gegeneinander abgrenzen, ohne daß allerdings einer solchen Abgrenzung für Therapie und Prognose wesentliche Bedeutung beizumessen ist. Der Nachweis des Vorliegens einer Jodfehlverwertung überhaupt sollte jedoch erbracht werden, so daß Analysen von T_4, T_3 und PBI, gegebenenfalls auch BEI, ein Zweiphasenstudium mit Radiojod (unter Umständen wiederholt nach TRH bzw. TSH oder ergänzt durch den Depletionstest) sowie eine Bestimmung des TBG oder ein $^{131}T_3$-in vitro-Test unumgänglich sind. Man unterscheidet nach der Konstellation der Befunde die folgenden Arten von Jodfehlverwertung, deren jede auf einem isolierten, hereditär bedingten und an ein einziges rezessives Gen gebundenen Enzymdefekt in der Schilddrüse beruht, die aber auch miteinander kombiniert vorkommen können.

(1) *Jodinationsdefekt* (Unfähigkeit der Schilddrüse, Jodid zu speichern). Dieser Defekt betrifft die erste Stufe der Hormonsynthese, selbst nach Anregung durch zugeführtes TSH kann die kropfige Schilddrüse kein Jod speichern. Der Defekt erstreckt sich auf die selektive Jodidanreicherung der Schilddrüse, darüber hinaus auch auf die der Speicheldrüsen und umfaßt alle Anionen der gleichen Teilchengröße wie Jodid, z. B. auch Thiozyanat und Perchlorat. Die Diagnose ergibt sich bei Ausschluß schilddrüsenhemmender Einflüsse aus der auch nach TSH-Gabe fehlenden Ansammlung von Radiojod in der Struma sowie der zu jeder Zeit nach einer Spürdosis gleichen Radiojodkonzentration von Serum und Speichel. T_3 und T_4 sowie PBI sind erniedrigt oder nicht-meßbar klein.

(2) *Jodisationsdefekt* (Unfähigkeit der Schilddrüse, gespeichertes Jodid in organische Bindung zu überführen). Das Jodid wird aus dem Blut meistens beschleunigt in der Schilddrüse angereichert, kann jedoch nur in ungenügendem Umfang oder gar nicht

Tyrosin jodieren. Es bleibt unverändert in der Schilddrüse liegen und läßt sich durch Perchlorat oder Thiozyanat wieder ausschwemmen, was normalerweise nicht möglich ist. Der Defekt läßt sich bei stark beschleunigter Jodidphase im Zweiphasenstudium mit Radiojod bei nicht meßbaren Werten für das PB^{131}I und einen positiven Depletionstest mit Perchlorat belegen. Er ist der häufigste unter den Jodfehlverwertungen und kommt auch bei anderen Schilddrüsenstörungen als beim kropfigen Kretinismus vor. Unter diesen sei hier das sog. *Pendred-Syndrom* erwähnt, welches vorteilhafterweise unter den sporadischen Kretinismus subsummiert wird. Es ist gekennzeichnet durch die Kombination einer kongenitalen, hypothyreotischen Struma mit Schwerhörigkeit bzw. Taubheit und beruht darauf, daß in einer für die Gehörentwicklung entscheidenden Phase des intrauterinen Lebens infolge Hormonmangels eine definitive Innenohrschädigung stattgefunden hat.

(3) *Koppelungsdefekt* (Unfähigkeit der Schilddrüse, Jodtyrosine zu Jodthyroninen zu koppeln). Die Schilddrüse speichert lebhaft Jod, kann auch Tyrosine jodieren, diese jedoch nicht zu Thyroninen kondensieren. Der Defekt ist nur durch komplizierte Untersuchungen von dem unter (2) genannten abzugrenzen, bietet die gleichen Parameter bei Jodstoffwechseluntersuchungen und ist in gleicher Weise zu behandeln.

(4) *Dejodasedefekt* (Unfähigkeit der Schilddrüse, Jodtyrosine ordnungsgemäß zu dejodieren). Die Schilddrüse ist nicht, wie normalerweise, in der Lage, die bei der Proteolyse freigesetzten Hormonvorläufer Mono- und Dijodtyrosin zu dejodieren. Beide Verbindungen gelangen deshalb in mehr oder weniger großem Ausmaß mit einer zu geringen Menge fertiger Hormone in den Kreislauf und über die Nieren in den Harn, so daß dem Organismus große Mengen von Jod verloren gehen. Der Dejodasedefekt betrifft nicht nur die Zellen der Schilddrüse, sondern alle Körperzellen, die ansonsten zu Dejodierungsvorgängen in der Lage sind (z. B. in Darmwand und Leber). Die Diagnose ist gesichert, wenn Jodtyrosine in Blut und Harn papierchromatographisch nachgewiesen oder radioaktiv markierte Jodtyrosine nach Zufuhr ungenügend dejodiert und demzufolge unverändert im Harn wiedergefunden werden können. Der thyreoidale Radiojodumsatz ist im Zweiphasenstudium enorm beschleunigt. Das PB^{131}I besteht dabei jedoch nicht aus den beiden Hormonen, sondern vorzugsweise aus den genannten Hormonvorläufern. Das PBI des Serums kann normal sein, T_3 und T_4 sind stets erniedrigt.

(5) *Proteasemangel* der Schilddrüse. Bei diesem sehr seltenen Defekt verläuft die Biosynthese der Hormone normal. Die Proteolyse des Jodthyreoglobulins ist jedoch gestört, und es gelangen nur ungenügende Mengen von aus ihrer Eiweißbindung befreiten Hormonen sowie zusätzlich Hormonvorläufer in das Blut. Im Radiojod-Zweiphasenstudium ist der thyreoidale Jodumsatz normal oder beschleunigt, T_4, T_3 und PBI im Blut sind erniedrigt.

(6) Das *NBEI (Non Butanol Extractable Iodine)-Syndrom*. Diese Gruppe von Strumen ist durch den Verlust von jodhaltigen Proteinen charakterisiert, die neben unzureichenden Mengen von Schilddrüsenhormonen im Blut kreisen. Sie lassen sich jedoch nicht, wie letztere, mit Butanol aus dem Serum extrahieren und haben auch keine Wirkung auf den Stoffwechsel. Ihr Jod enthalten sie als Hormonvorläufer oder nur in Spuren als fertige Hormone. Im Radiojod-Zweiphasenstudium ist der thyreoidale

Jodumsatz meistens beschleunigt, die Differenz zwischen T_3 und T_4 einerseits und PBI im Serum andererseits beträgt mehr als 2,0 μg%, und bei genaueren Untersuchungen erweist sich diese Fraktion als nicht mit Butanol extrahierbar (deshalb NBEI).

Zuweilen wird die diagnostische Aussagefähigkeit von Jodstoffwechselbefunden dadurch erschwert, daß deren Ergebnisse durch zusätzliche *Anomalien des peripheren Hormontransportes und -umsatzes* verändert und nicht richtig zu interpretieren sind. Sie sind meistens familiär-hereditär bedingt und kommen deshalb auch asymptomatisch vor. Zu ihnen gehören eine Vermehrung, Verminderung oder ein völliger Mangel an Thyroxin bindendem Globulin (TBG) sowie bei der peripheren Dejodierung von Thyroxin ein zu hoher Anfall von stoffwechselinaktivem rT_3 (reverse T_3) anstelle von aktivem T_3. Dadurch können trotz euthyreotischer Stoffwechsellage vermeintlich ungenügend wie auch bei hypothyreotischer Stoffwechselsituation vermeintlich genügende Hormonmengen umgesetzt werden. Wahrscheinlich beruhen diese seltenen Eigenarten auf einer ungewöhnlichen Enzymausstattung der peripheren Gewebe, so daß diese die beiden Schilddrüsenhormone nicht regulär verwerten können. Solche Anomalien sind nur mit aufwendigen Methoden zu diagnostizieren. Sie sind zu vermuten, wenn zum Ausgleich einer hypothyreotischen Stoffwechselsituation ungewöhnlich große Mengen von Schilddrüsenhormonen erforderlich sind, oder eine Substitution nur mit Trijodthyronin oder etwa deren Essigsäurederivaten, nicht jedoch mit Thyroxin gelingt.

In leichteren Fällen von hereditär bedingten kongenitalen Jodfehlverwertungen kann sowohl während des fetalen wie auch während des späteren Lebens vorübergehend die Hormonsynthese für die Aufrechterhaltung einer euthyreotischen Stoffwechsellage soeben ausreichen. Erst unter Belastungssituationen mit vermehrtem Hormonbedarf, z. B. bei Wachstumsschüben, Menarche oder Pubertät, macht sich dann eine Insuffizienz der Hormonversorgung durch hypothyreote Symptome bei Größenzunahme der vorher unauffälligen Schilddrüse oder schon vorhandenen Struma bemerkbar. Zu diesem Zeitpunkt erstmals entdeckt, läßt sich unter Umständen kaum entscheiden, ob die Störung angeboren oder erworben ist. Im letzteren Sinne kommen antithyreoidale Mittel und lymphomatöse oder karzinomatöse Drüsenveränderungen als Ursache in Betracht, wobei auch die Neigung kongenitaler Strumen zu schnellem Rezidivieren nach etwaiger Strumaresektion und zu metaplastischen Gewebsveränderungen zu berücksichtigen ist. Meistens verlaufen aber Entwicklung und Reifung von Kindern mit hereditären kretinistischen Jodfehlverwertungen der Schilddrüse auch in jener Lebensphase nicht ganz normal, in der noch keine Struma besteht. *Jede Kombination von Wachstumsstörung und Schwachsinn sollte deshalb an das Vorliegen einer kongenitalen Hypothyreose denken lassen!*

Da die kongenitale Hypothyreose mit einer Inzidenz von 1:7000 Geburten häufiger als eine Phenylketonurie und nur eine sehr zeitig einsetzende Therapie erfolgreich ist, bemüht man sich in zunehmendem Maße um Möglichkeiten einer Frühdiagnose. Zu diesem Zweck eignen sich radioimmunologische Bestimmungen von TSH, am besten kombiniert mit solchen von Thyroxin (nicht Trijodthyronin) im Nabelschnur- oder Venenblut während der ersten 5 Lebenstage. Im positiven Fall ist das Thyroxin erniedrigt und das TSH auf mehr als 50 μE/ml erhöht. Da die Routineverfahren der Kosten und des Aufwandes wegen als Suchteste nicht praktikabel sind, wurden Screening-Methoden entwickelt, die mit genügender Zuverlässigkeit orientierende Thyroxin- und TSH-Bestimmungen im getrockneten Blutstropfen erlauben.

An Krankheitsbildern, die am ehesten differentialdiagnostisch von den angeborenen Hypothyreosen abzugrenzen sind, kommen gelegentlich der Mongolismus, die Chondrodystrophie, der hypophysäre Minderwuchs, die präpuberale Adipositas bzw. die sog. Dystrophia adiposogenitalis sowie kindliche Nephrosen und das Megakolon in Betracht. Alle diese Erkrankungen bieten jedoch nicht den typisch dysplastischen Minderwuchs der Hypothyreose, keine Epiphysendysgenesien und lassen auch bei Laboratoriumsuntersuchungen eine unauffällige Schilddrüsenfunktion erkennen. Dementsprechend bleibt auch ein probatorischer Therapieversuch mit Schilddrüsenhormonen stets erfolglos, während er bei Hypothyreosen immer zu einer wenigstens anfänglichen Besserung führt. Bei Nephrosen kann allerdings durch Hormonverluste mit dem Trägereiweiß im Harn eine trotz normal funktionierender oder kompensatorisch sogar beschleunigt Jod umsetzender Schilddrüse eine hypothyreotische Stoffwechsellage vorliegen, so daß unter einer Hormonsubstitution etwaige Wachstumsstörungen voll reversibel sind.

5.1.3 Neugeborenenstruma

Grundsätzlich unklar bleibt die Situation in Abwesenheit von auffälligen kretinistischen Symptomen für die ersten Wochen bis Monate bei einer Neugeborenenstruma. Sie kann bedingt sein

(1) hereditär im Sinne der soeben besprochenen kropfigen, kongenitalen Hypothyreose;

(2) durch die vermehrte Thyreotropininkretion einer nicht mit Schilddrüsenhormonen behandelten, kropfbehafteten oder wegen einer Struma operierten Mutter. Das TSH durchdringt die Plazentaschranke und führt zur Hyperplasie auch der Schilddrüse des Feten. Allein aus diesem Grunde schon sollte eine Frau mit einer Struma oder nach früherer Strumaresektion während einer Schwangerschaft erst recht mit Schilddrüsenhormonen behandelt werden, wie das ohnehin erforderlich ist;

(3) durch unsachgemäße Behandlung der Mutter mit antithyreoidalen Substanzen oder nebenher antithyreoidal wirkenden Medikamenten (z. B. manche Antirheumatika und Sulfonamide). Diese führen zu einer reaktiv vermehrten TSH-Abgabe seitens des Hypophysenvorderlappens sowohl bei der Mutter wie auch beim Feten. Sie gehen überdies in die Muttermilch über, so daß diese Kropfnoxe auch während der Stillzeit weiter wirksam bleibt. Ist die Medikation solcher Substanzen bei der Mutter indiziert, so darf sie nur unter der gleichzeitigen Verabreichung von Schilddrüsenhormonen wie bei der antithyreoidalen Langzeittherapie einer Hyperthyreose erfolgen.
Die Serumspiegel an T_3 und T_4 bzw. PBI sind in allen drei Fällen niedrig bis normal, das TSH und das Serumcholesterin sind erhöht. Da die Therapie einförmig in der Verabreichung von Schilddrüsenhormonen besteht, lohnen sich zunächst keine besonderen Voruntersuchungen. Alle Neugeborenenstrumen bilden sich innerhalb von wenigen Wochen bis maximal 6 Monaten unter einer Medikation von Schilddrüsenhormonen zurück. Man gibt anfangs 0,01—0,02 mg L-Thyroxin oder in adäquater

Dosierung ein Kombinationspräparat (Novothyral, Thyroxin-T$_3$) und erhöht bei unbefriedigendem Effekt alle 2 Wochen um ca. 0,01 mg täglich. Die Verwendung von Thyreoidea sicca in Anfangsdosen von 0,01—0,02 g ist zwar überholt, aber gleichwertig. Weniger gut begründet, erfahrungsgemäß jedoch ebenfalls erfolgreich ist die Verabreichung von Jod in Form von täglich 1—2 Tropfen Lugol-Lösung in wöchentlichem Turnus mit therapiefreiem Intervall. Nach Rückgang der Struma setzt man die Hormon- oder Jodbehandlung ab. Hält der erreichte Effekt an, so hatte es sich um eine wie oben unter (2) und (3) beschriebene Neugeborenenstruma gehandelt, während eine hereditär-kretinistische Struma mit Jodfehlverwertung auf Jod nicht anspricht oder nach Absetzen einer Hormonbehandlung rezidiviert. Ein solches Verhalten ist dann Anlaß für eine nachträglich noch genauere Diagnostik zur Abklärung der Art des Defektes und anschließend lebenslange Behandlung mit Schilddrüsenhormonen, wie sie in folgendem erörtert wird.

5.1.4 Therapie

Die Therapie der angeborenen Hypothyreosen kann nur in einer lebenslangen Substitution mit Schilddrüsenhormonen bestehen. Das gilt sowohl für die kropfigen als auch für die ohne Struma einhergehenden und ebenso für die kompletten wie für die inkompletten bzw. abortiven Krankheitsformen. Ebensowenig wie bei den im Erwachsenenalter erworbenen Hypothyreosen gibt es eine Möglichkeit, die reduzierte oder fehlende Schilddrüsenfunktion wieder herzustellen, und es ist auch in Zukunft grundsätzlich nicht mit einer solchen Möglichkeit zu rechnen. Die Tatsache, daß man bei der Jodfehlverwertung vom Typ einer defekten Jodination durch eine kontinuierliche hohe Jodzufuhr eine normale Hormonsynthese erzwingen kann, ist lediglich theoretisch interessant, praktisch wegen der Seltenheit gerade dieses hereditären Defektes und der Unsicherheit einer nicht-hormonellen Therapie auf lange Sicht hin ohne jede Bedeutung.

Da die Behandlung der angeborenen Hypothyreose in den ersten Lebensmonaten oder wenigstens -jahren einsetzen sollte, sind der Besonderheiten von Wachstum und Entwicklung wegen zusätzliche Gesichtspunkte gegenüber der Substitution einer im Erwachsenenalter erworbenen Hypothyreose zu berücksichtigen. Jenseits des etwa 20. Lebensjahres gelten dann für beide Krankheitsgruppen die gleichen *Regeln: Optimale Hormondosen — regelmäßige Kontrollen — Substitution nie unterbrechen!* Deren Erfolg ist desto eindrucksvoller, je frühzeitiger sie einsetzt. Das gilt natürlich für die schweren und leicht zu diagnostizierenden Krankheitsformen mehr als für die inkompletten Zustände mit Lebensphasen von interkurrent ausreichender Hormonsynthese. Trotzdem sollte man, wie die Erfahrung lehrt, hinsichtlich der therapeutischen Konsequenzen keine Unterschiede zwischen den Krankheitsformen machen und sich von vornherein darüber im klaren sein, daß eventuell vorhandene oder später entdeckte Hörstörungen grundsätzlich nicht, die intellektuelle Leistungsfähigkeit nur bei sehr frühzeitigem Therapiebeginn zu beeinflussen sind. Letztere ist durch das Ausmaß des intrauterinen Schadens mehr oder weniger weitgehend begrenzt, bei Athyreosen naturgemäß stärker als bei Anwesenheit einer Zungengrundschilddrüse oder Struma. Die Eltern des kranken Kindes sollten über die Prognose informiert werden.

Für die Substitution kommen heute in erster Linie L-Thyroxin oder eine Kombination von L-Thyroxin und L-Trijodthyronin in Betracht (Präparate s. S. 187). L-Trijodthyronin allein ist für diesen Zweck unvorteilhaft, noch zumal eine gesunde Schilddrüse durchschnittlich etwa 90—95% ihrer Hormone als Thyroxin und nur 5—10% als Trijodthyronin sezerniert. Ein etwa gleiches Mischungsverhältnis liegt auch in der Glandula thyreoidea sicca vor, wobei die Präparate aus vornehmlich Schweineschilddrüsen relativ mehr Trijodthyronin enthalten, als jene aus vorwiegend Rinderschilddrüsen. Darauf beruhen zum Teil auch die Unterschiede in der klinischen Wirksamkeit verschiedener Firmenpräparate oder sogar Chargen des gleichen Herstellers — unabhängig von Standardisierungsschwierigkeiten ein Grund mehr, die oben angeführten synthetischen Hormonpräparate zu verwenden. Bei einem Abschätzen des substitutiven Hormonbedarfs anhand des normalen endogenen Hormonumsatzes entsprechend Literaturangaben ist zu berücksichtigen, daß auch bei gesundem Magen-Darm-Trakt nach neueren Untersuchungen nur 50% bis maximal 75% einer Hormondosis resorbiert werden, nüchtern nicht wesentlich mehr als postprandial. Im hypothyreoten Magen-Darm-Trakt ist die Resorption jedoch zusätzlich erschwert. Da es sich stets um eine Vollsubstitution handelt, muß man mehr Hormone zuführen, als bei deren körpereigener Produktion zur Aufrechterhaltung einer euthyreoten Stoffwechsellage benötigt würden. Das sind, pro Kilogramm Körpergewicht berechnet, während des Wachstums- und Entwicklungsalters wiederum deutlich mehr als bei Erwachsenen. Dementsprechend liegt auch die tägliche Hormondosis zur Substitution einer kongenitalen und juvenilen Hypothyreose mit oder ohne Struma relativ hoch, sie soll bis zum Abschluß des Wachstumsalters einen gegenüber der Norm leicht erhöhten Serumspiegel von T_3, T_4 oder PBI bei normalem TSH-Spiegel unterhalten. Das ist allerdings aus Gründen der Verträglichkeit bei manchen spastischen oder übererregbaren Kindern nicht immer zu verifizieren.

Sofern die Behandlung schon während der ersten 2 Lebensjahre einsetzt, beginnt man mit täglich 0,012—0,024 mg eines Kombinationspräparates oder einer entsprechenden Menge von L-Thyroxin und steigert je nach dem Ausfall der regelmäßigen Kontrollen im Verlauf von Monaten bis Jahren auf etwa 0,12 mg einer Hormonkombination bzw. 0,15 mg L-Thyroxin täglich im 5.—8. Lebensjahr. Später und insbesondere vom 11.—17. Lebensjahr sind eher noch höhere Dosen erforderlich, die bis jenseits des 20. Lebensjahres meist wieder auf die genannte Größenordnung reduziert werden können. Dabei bestehen erhebliche individuelle Unterschiede des Hormonbedarfs, der 0,5—1,0 mg L-Thyroxin erreichen kann. In solchen Fällen sind Kombinationspräparate von L-Thyroxin und L-Trijodthyronin stets überlegen. In Ausnahmefällen mit zusätzlichen Anomalien des peripheren Hormonumsatzes muß man auf allein L-Trijodthyronin übergehen, wobei dann im weiteren Verlauf nicht mehr anhand der T_4- oder PBI-Spiegel im Blut kontrolliert werden kann.

Die Substitution bedarf der regelmäßigen Kontrollen in zunächst monatlichen, später größeren bis zu jährlichen Abständen. Besonders aufmerksam müssen die Zeit der Einschulung, des 9.—11. Lebensjahres und der Pubertät verfolgt werden. Bei Rückständen im Knochenalter überzeugt man sich durch jährliche Röntgenaufnahmen einer Handwurzel, daß die Skeletreifung das chronologische Lebensalter erreicht und in der Folgezeit diesem weiterhin entspricht. Auch bei relativ spätem Behandlungsbeginn im 5.—8. Lebensjahr lassen sich Rückstände des Knochenalters von 3—6 Jahren in der Regel innerhalb von 1—3 Jahren aufholen (Abb. 12). Eine Überdosierung von Hormonen läßt sich im allgemeinen so schnell an einer Übererregbarkeit infolge Flüssigkeitsverlustes und an einer Verschlimmerung etwaiger spastischer Begleitsymptome erkennen und korrigieren, daß praktisch nie ein vorzeitiger Schluß von Epiphysenfugen mit konsekutiver Wachstumshemmung riskiert wird. Neben körperlichen und Röntgenkontrollen sind Analysen von T_3, T_4 oder PBI sowie insbesondere auch TSH, darüber hinaus Cholesterin und der alkalischen Serumphosphatase im Blut als Anhaltspunkt für die Wachstumsintensität erforderlich, um die Therapie optimal steuern zu können. Eine Unterbrechung der Substitution steht völlig unabhängig von etwaigen interkurrenten Erkrankungen nie zur Debatte. Eine zuweilen begleitende hypophysär bedingte Insuffizienz der Gonadenentwicklung im Sinne von mangelhaftem oder ausbleibendem Deszensus der Hoden, Hypogonadismus mit und ohne präpuberale Adipositas oder eine Pubertas tarda sind Anlaß für ein bis drei Kuren mit Gonadotropinen oder, je nach Situation, eine zusätzliche Androgenbehandlung. Vor dem 7. Lebensjahr steht die Anwendung von Gonadotropinen, vor dem 17. diejenige von Testosteronderivaten jedoch kaum zur Debatte, und bei differentialtherapeutischen Überlegungen müssen in solchen Fällen Steroid- und FSH-Analysen im Harn mit herangezogen werden. Entwicklung und Wachstum lassen sich aber, wenn indiziert, nur durch diese zusätzlichen Maßnahmen fördern. Der intellektuellen Entwicklung kann bei gut gesteuerter Hormonbehandlung nur durch Beratung der Eltern bzw. Erzieher Rechnung getragen werden. Immerhin ist in der Hälfte der Fälle ein normaler Volksschulbesuch mit gelegentlich sogar guten Noten möglich, insbesondere natürlich bei den leichten, inkompletten Hypothyreoseformen.

Literatur zu Kap. 5.1: 1, 2, 12, 27, 29, 30, 37, 42, 66, 105, 118, 124, 125, 127, 128, 130, 140, 148, 154, 162, 172, 231.

5.2 Erworbene Hypothyreosen

Die postnatal erworbene Hypothyreose, deren schwerster Grad das Vollbild des durch typische Hautveränderungen gekennzeichneten Myxödems darstellt, ist seit 1836 bekannt und 1873 von Gull erstmals genau beschrieben worden. Im Wachstumsalter erworben, spricht man von einer Juvenilenhypothyreose, die bei längerer Dauer durch reversible Entwicklungsstörungen gekennzeichnet ist. Die Ursachen der Erkrankungen sind unterschiedlich und dementsprechend ergeben sich die folgenden Formen der postnatal erworbenen Hypothyreose:

1. Primäre Hypothyreose (mit oder ohne Struma)
    1.1. idiopathisch
    1.2. entzündlich (ohne Struma nach akuter, subakuter oder chronischer Thyreoiditis, ohne oder mit Struma lymphomatosa bei Immunthyreoiditis)
    1.3. neoplastisch
    1.4. postoperativ
    1.5. nach Strahlenbehandlung (extern oder Radiojod)
    1.6. medikamentös
        (a) Jod in hohen Dosen
        (b) strumigen wirkende Medikamente (z. B. antithyreoidale Substanzen, PAS, Antirheumatika, insbesondere Lithium)

1.7. extremer Jodmangel

1.8. starke Hormonverluste (renal oder intestinal)

2. Sekundäre Hypothyreose (TSH-Mangel bei totaler oder partieller HVL-Insuffizienz, z. B. durch postpartale oder septische Nekrose, Fibrose, Granulomatose, Lues, Lipoidose, Hämochromatose, traumatisch, chromophobe und andere Adenome und Zysten, nach Operation oder Bestrahlung der Hypophyse, bei Hypothalamuserkrankungen). Stets ohne Struma.

5.2.1 Juvenilenhypothyreose

Meist nach dem 2. Lebensjahr erworben, manifestiert sie sich je nach dem Zeitpunkt ihres Auftretens und ihrer Dauer zusammen mit mehr oder weniger auffälligen Entwicklungsstörungen, die denen der kongenitalen Hypothyreose ähneln. Im Gegensatz zu jenen sind sie jedoch unter einer Therapie voll reversibel und es bestehen auch weder eine Debilität noch Hörstörungen, weil die intrauterine Lebensphase normal

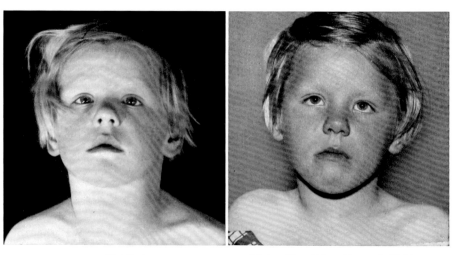

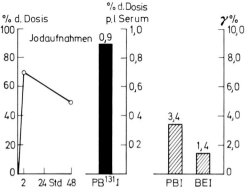

Links: Vor Behandlung: Jodfehlverwertung mit beschleunigtem thyreoidalem Jodumsatz bei erniedrigtem BEI und normalem PBI, Serumcholesterin 330 mg% (NBEI-Syndrom)

Rechts: Seit 1 Jahr unter Thyreoidea sicca: Keine Struma und keine hypothyreoten Stigmata mehr

Abb. 14. Erworbene Juvenilenhypothyreose durch Struma lymphomatosa (bioptisch gesichert). M. C., 6 Jahre alt. — Substitutionstherapie muß lebenslang beibehalten werden

abgelaufen war. Der spontane Parenchymschwund der kindlichen Schilddrüse geht meist auf eine während ihres aktiven Stadiums symptomarme und deshalb unbemerkte Thyreoiditis zurück. Sofern mit hypothyreotischen Stigmata eine Struma entstanden ist, erweist sie sich als lymphomatös (Abb. 14 und Kap. 9.3.1) oder — in diesem Lebensalter allerdings selten — als durch Medikamente bedingt. Im letzteren Fall kommen dabei am ehesten Kobalt (im Rahmen einer Anämiebehandlung), Antirheumatika oder Tuberkulostatika in Betracht, und die Krankheit ist naturgemäß auch nur passager. Ansonsten sind die Allgemeinsymptome die gleichen wie bei Erwachsenen, obgleich die blasse und pastöse Haut nicht so eindrucksvoll rauh und eine Kältetoleranz weniger ausgeprägt ist. Besonders auffällig sind trotz guten Willens und aller Anstrengungen das Nachlassen der schulischen Leistungen und die Retardation, wenn nicht Stagnation der intellektuellen Weiterentwicklung. Bei längerer Dauer bleibt natürlich auch das Wachstum zurück, jedoch proportioniert! Bei iatrogenen Hypothyreosen infolge von Medikamenten entwickeln sich die genannten Auffälligkeiten relativ schnell, erreichen sie ein bedrohliches Ausmaß aber erst zusammen mit einer erheblichen Zunahme des Halsumfanges. Wie bei der lymphomatösen Struma ist meistens diese der Anlaß, den Arzt aufzusuchen. Hypothyreosen durch Hormonverluste bieten vordergründig stets eine Nieren- (Harn-) oder Darmsymptomatik. Die Schilddrüse kann dabei normal groß oder leicht hyperplastisch sein.

Sekundäre Juvenilenhypothyreosen sind am ehesten durch ein Kraniopharyngeom mit Arrosion oder Druck auf Hypophyse oder angrenzende Hirnareale oder durch eine Zwischenhirnstörung bedingt.

5.2.2 Im Erwachsenenalter erworbene Hypothyreosen

Ihre allgemeine Symptomatik ist direkt durch die Stoffwechseldepression mit ihren Auswirkungen auf Organe und Funktionssysteme gekennzeichnet und in ihrem Schweregrad vom Ausmaß des Hormonmangels abhängig. Bei primären, drüseneigenen Krankheitsformen bedingt die völlige Abwesenheit von Schilddrüsenhormonen eine Stoffwechselsenkung auf −40% der Norm. Es besteht eine Vita minima, die bei zusätzlichen entzündlichen oder Kreislaufkomplikationen im myxödematösen Koma mit Hypothermie und Kreislaufversagen endet. Bei sekundären Hypothyreosen behält die Schilddrüse trotz Ausfalls ihres physiologischen Stimulans TSH stets eine Basisfunktion von etwa 10% der normalen, so daß die Symptomatik nicht ganz so schwerwiegend wie bei kompletten primären Formen wird und typische Hautveränderungen fast immer fehlen. Das gleiche gilt für die lymphomatösen oder iatrogenen, mit oder ohne Struma einhergehenden Hypothyreosen, weil in jedem Fall eine Restproduktion von Schilddrüsenhormonen vorhanden bleibt. Dabei hat die Struma lymphomatosa eine speziell autoimmunologische Pathogenese (s. S. 159), während medikamentöse Kropf- und Hypothyreosenoxen nicht immer leicht zu eruieren sind. In Betracht kommen vorwiegend

(1) unter fehlerhafter Indikation und unkontrolliert verabreichte regelrecht antithyreoidale Substanzen oder nebenher antithyreoidal wirkende Medikamente, wie PAS, Antirheumatika und insbesondere Lithium als Antidepressivum. Sofern sie zu einer Hypothyreose führen, geht diese meistens mit einer durch reaktiv vermehrte TSH-Produktion induzierten Struma einher;

(2) zur Langzeittherapie von Asthma, Hypertonie, Durchfällen oder Lues benutzte, stark jodhaltige Medikamente (s. S. 185). Sie wirken unter Umgehung des Hypophysenvorderlappens durch eine hohe intrathyreoidale Jodidkonzentration direkt homöostatisch hemmend auf die Hormonsynthese der Schilddrüse, die dabei keineswegs hyperplasieren muß.

Ein Teil der Hypothyreosesymptome ist auf die Einlagerung von Mukopolysacchariden in das interstitielle Gewebe zurückzuführen. Da anabole Prozesse stagnieren und Stickstoff nicht wie im euthyreotischen Stoffwechselzustand verwertet wird, bleiben ein Eiweiß- oder Fettanbau aus. Ein echter Gewebszuwachs oder die Ausbildung von Fettdepots gehören nicht zur Hypothyreose, eine Gewichtszunahme beruht zunächst auf einer Wasserretention und kommt in etwa der Hälfte der Fälle vor. Bei sekundären Hypothyreosen ist eine Gewichtszunahme häufiger, weil eine zentral bedingte Hyperphagie ins Spiel kommt. Etwa 20% der Kranken nehmen wegen Appetitverlustes an Gewicht ab. Die der Reihenfolge nach häufigsten Krankheitssymptome und -beschwerden sind:

— Müder, matter, starrer Gesichtsausdruck
— Schwächegefühl, Leistungsabfall
— trockene, kühle bis kalte, rauhe und gelegentlich blaß-gelbliche Haut
— schlaffe oder pastöse Gesichtsödeme (Augenlider, Lippen)
— Verlangsamung und Konzentrationsmangel bis Lethargie
— verminderte Kältetoleranz
— verminderte Schweißsekretion
— trockenes sprödes Haar
— tiefe, gegebenenfalls heisere Stimme
— Obstipation
— rheumatoide Beschwerden.

Relativ häufig und natürlich in Abhängigkeit vom Schweregrad beobachtet man als unspezifische Veränderungen einen am ehesten generalisierten Haarausfall oder nur einen Ausfall der lateralen Augenbrauen (St. Anns-Zeichen), Parästhesien, Unruhe und Nervosität trotz eines stuporösen Äußeren, Appetitverlust, Menorrhagien, koronare Sensationen. Die Zunge wird plump, rauh und stört die Artikulation. Alle Patienten bevorzugen Wärme. Symptome seitens des Herzens und Kreislaufs sind weitgehend davon abhängig, ob schon vor der Erkrankung eine Schädigung vorgelegen hatte oder nicht. Für den letzteren Fall kommt es am ehesten zu einer Verlangsamung der Herzaktion mit vermindertem Schlagvolumen, wobei der Blutdruck unverändert bleibt oder sogar absinkt. Eine schon angelegte Arteriosklerose mit Tendenz zur Hypertonie wird aufgrund progredienter Gefäßveränderungen verstärkt, das Risiko eines zerebralen oder myokardialen Insultes nimmt zu. Die Herzsilhouette wird größer, nur selten und in sehr spät diagnostizierten Fällen findet man zusätzlich einen Pleura- oder Perikarderguß (Myxödem-Herz). Häufiger schon bietet das EKG eine unter Umständen nur periphere Niedervoltage. Das Skelett kann kalk- und eiweißarm im Sinne einer *Osteoporose* sein, an der Wirbelsäule finden sich röntgenologischerseits Überschneidungen mit osteomalazischen Zeichen. Eine spezielle hypothyreotische Osteopathie gibt es ebensowenig wie eine Neuropathie oder Enzephalopathie. Die in dieser Richtung durch Reflexverlangsamung, Reflexanomalien, Parästhesien und depressive Fehlreaktionen auffälligen Patienten werden nicht selten mit *Diagnosen aus dem Gebiet der Neurologie und Psychiatrie* belegt und jahrelang entsprechend, jedoch ohne Erfolg, behandelt. Nie finden sich bei Hypothyreosen trotz Reflexverlangsamung wie bei der *Myotonia dystrophica* die für diese bezeichnenden Muskelatrophien im Bereich der oberen Körperhälfte. Differentialdiagnostisch sind die erworbenen Hypothyreosen darüber hinaus am ehesten von *chronischen Nierenkrankheiten* abzugrenzen, sofern nicht durch nephrogene Hormonverluste tatsächlich eine (somatische) Hypothyreose vorliegt und sich durch entsprechend niedrige Hormonkonzentrationen im Blut dekuvrieren läßt. Besonders sorgfältig muß man in solchen Fällen nach einer vorangegangenen Applikation von jodhaltigen Röntgenkontrastmitteln fragen, um nicht durch exogen veränderte Jodstoffwechselparameter im Blut getäuscht zu werden. Ansonsten kommen wegen der sehr ähnlichen Hautbeschaffenheit die allerdings häufiger als andere Krankheiten mit einer Hypothyreose kombinierte *perniziöse Anämie,* ein *Diabetes mellitus* und *chronische Leberaffektionen,* besonders auch die Leberzirrhose, in Betracht. Bei einer *Adipositas* mit warmer, feuchter und glatter Haut ist selbst in Anbetracht von niedrigen Grundumsatzwerten eine Hypothyreose kaum, allenfalls bei gleichzeitiger Hypoventilation (sog. *Pickwick-Syndrom*) mit Verdacht auf eine Zwischenhirnaffektion in Erwägung zu ziehen. Über den extrathyreoidalen Hypometabolismus siehe S. 71.

5.2.3 Laboratoriumsdiagnostik

Die häufigsten *unspezifischen* Befunde sind

(1) eine leichte bis mittelschwere, meistens hypochrome, gelegentlich auch hyperchrom-makrozytäre Anämie, oft in Zusammenhang mit einer gestörten Eisenresorption bei Hypo- oder Achlorhydrie des Magens. Befunde in dieser Richtung werden selten vermißt.

(2) Eine mitunter erhebliche Beschleunigung der Blutkörperchensenkungsgeschwindigkeit bis etwa 40/70 mm in der 1./2. Stunde, die zwar durch einen begleitenden und dann häufig die Harnwege betreffenden Infekt unterhalten, aber ebensogut allein durch die hypothyreotische Dysproteinämie mit Vermehrung der β-Globuline auf Kosten der Albumine in Zusammenhang mit einer Hypercholesterinämie verursacht sein kann.

(3) Eine Erhöhung des Serumharnstoffs bis maximal etwa 80 mg%, die auf der negativen Stickstoffbilanz bei mangelhafter Stickstoffverwertung und Proteinsynthese, nicht bzw. nur bei begleitender Nierenerkrankung auf einer etwa hypothyreoten Einschränkung der Nierenfunktion, beruht.

(4) Eine eindeutige Hypercholesterinämie des Nüchternserums mit Werten von über 250 mg% bei Jugendlichen, über 300 mg% bei bis zu 40jährigen und über 350 mg% bei älteren Menschen. Eine solche Hypercholesterinämie hat natürlich weitaus häufiger andere Ursachen (Leberkrankheiten, Nierenkrankheiten, Diabetes mellitus, essentiell) und kann deshalb eine Hypothyreose nicht belegen. Sie ist im übrigen bei der sekundären Krankheitsform geringer ausgeprägt als bei der primären und kann dort sogar fehlen. Die Erfahrung scheint allerdings zu erweisen, daß solche Unterschiede

nur am geringeren Schweregrad dieser hypophysären Hypothyreoseform liegen, bei welcher ja die Schilddrüse eine Basalfunktion behält und sich überdies ein gleichzeitiges Nachlassen der Produktion von Steroidhormonen zusätzlich auf den Fettstoffwechsel auswirkt. Eine solitäre Vermehrung der Triglyzeride ohne nennenswerte Hypercholesterinämie ist nicht hypothyreoseverdächtig.

(5) Eine Erniedrigung des Grundumsatzes auf Werte unter $-15^0/0$ der vergleichbaren Altersnorm. Einerseits aber kommen Stoffwechseldepressionen dieser Größenordnung auch bei extrathyreoidalen Krankheiten mit gesunder Schilddrüse vor (Anorexia nervalis, Nebennierenrindeninsuffizienz, essentieller Hypometabolismus), andererseits schließen normale oder sogar erhöhte Grundumsatzwerte eine Hypothyreose keineswegs aus. Letzteres gilt insbesondere für Kinder und Jugendliche, die deshalb und auch wegen fehlender Vergleichsnormen dieser Untersuchung nicht unterzogen werden sollten. Auch bei Erwachsenen sind zuverlässige Werte meist erst nach Wiederholung unter Sedativa und unter Krankenhausbedingungen zu erzielen, wobei stets der niedrigste Wert als der wahre gilt.

(6) Eine Verlängerung der Achillessehnen-Reflexzeit auf mehr als 0,4 sec kann den Verdacht auf eine Hypothyreose erwecken oder stützen, während eine Zeit von weniger als 0,25 sec gegen eine Schilddrüsenunterfunktion spricht.

Eine Kombination von Hypercholesterinämie, Grundumsatzerniedrigung auf $-15^0/0$ der Norm oder weniger und Verlängerung der Achillessehnen-Reflexzeit macht eine Hypothyreose sehr wahrscheinlich, ohne daß selbst bei entsprechender körperlicher Symptomatik eine solche Befundkonstellation für eine verbindliche Diagnose ausreicht. Diese darf sich nicht allein auf die bisher erörterten indirekten, unspezifischen Parameter stützen, die lediglich Ausdruck der peripheren Stoffwechseldepression sind und unabhängig vom Typ der Hypothyreose völlig gleichförmig ausfallen. *Immer und unbedingt sind deshalb Jodstoffwechseluntersuchungen erforderlich, um den Typ einer Hypothyreose belegen und eine optimale Substitutionstherapie mit den dazugehörigen lebenslang notwendigen regelmäßigen Kontrollen einleiten zu können.*

Unerläßlich ist die Bestimmung von *Schilddrüsenautoantikörpern* mit zumindest dem Boyden-Test zum Nachweis des bei immunologischer Pathogenese wesentlichen Antikörpers gegen jodhaltiges Thyreoglobulin (CA 1). Ein positiver Befund mit einem Titer von mehr als 1 : 25 000 weist darauf hin, daß im weiteren Verlauf auch mit extrathyreoidalen Immunprozessen zu rechnen ist, obgleich sich die eigentliche Substitutionstherapie nicht von derjenigen der übrigen Hypothyreoseformen unterscheidet. Bei relativ später Diagnose einer klinisch schon eindrucksvollen Erkrankung schließt eine fehlende Titererhöhung die spezielle immunologische Pathogenese nicht aus. Unter dem gleichen Gesichtspunkt ist bei Anwesenheit einer Struma zwecks zytologischer Untersuchung auch die *Feinnadelpunktion* indiziert, die selbst bei seronegativen Fällen eine Immunkomponente belegen kann.

Die *spezifische Jodstoffwechseldiagnostik* wird man zur Erstuntersuchung einer Hypothyreose zwar gezielt, aber weitestgehend komplett einsetzen, noch zumal eine spätere Ergänzung der Diagnostik unter der Substitutionstherapie und selbst nach zwischenzeitiger Unterbrechung derselben nicht möglich bzw. nicht praktikabel ist. Mindestens erforderlich sind die von (1) bis (5) angeführten Untersuchungen, empfehlenswert sowie unerläßlich bei Anwesenheit einer Struma auch ein Radiojod-Zweiphasenstudium mit Szintigramm:

(1) Die Bestimmung der Hormonkonzentrationen des Serums an T_4, PBI und gegebenenfalls T_3 bzw. adäquate Parameter. Sie sind durchwegs erniedrigt, nur bei einer durch Jod induzierten iatrogenen Hypothyreose ist das PBI erhöht. Im einzelnen entsprechen die Werte *nicht* dem klinischen Schweregrad der Erkrankung, sie sind auch ebenso unabhängig von der Form einer Hypothyreose wie

(2) der T_3-in vitro-Test. Er entspricht der ungenügenden Absättigung des TBG mit Schilddrüsenhormonen, wobei seine Abhängigkeit von Dysproteinämien und insbesondere der Medikation von Kontrazeptiva berücksichtigt werden muß.

(3) Das Serum-TSH ist bei primären Hypothyreosen immer erhöht, bei sekundären Hypothyreosen je nach Empfindlichkeit der verwendeten Methode immer normal oder erniedrigt. Bei einem erhöhten Serum-TSH erübrigen sich deshalb die ansonsten erforderliche

(4) TRH-Belastung zur Abgrenzung einer hypothalamisch bedingten oder

(5) TSH-Stimulierung zur Abgrenzung einer hypophysär bedingten sekundären Hypothyreose.

(6) Im ^{131}J-Zweiphasenstudium findet sich bei *primären Hypothyreosen* ohne Struma in Abhängigkeit von der Größe des Drüsenrestes meistens ein herabgesetzter bis aufgehobener thyreoidaler Jodumsatz mit einem Speicherungsmaximum von weniger als 10% der Dosis und mit nicht meßbaren Werten für die Hormonphase, während das Gesamt-^{131}J im Blut zum gleichen Zeitpunkt erhöht ist und den Grund für eine niedrige sog. Konversionsrate abgibt. Bei noch relativ kurzdauernden postoperativen Hypothyreosen oder solchen nach wegen Hyperthyreose durchgeführter Radiojodtherapie kann ein auf niedrigem Niveau beschleunigter thyreoidaler Jodumsatz mit einem Speicherungsmaximum bis etwa 40% der Dosis bei erhöhter Hormonphase vorliegen, wenn ein funktionstüchtiger, kleiner Drüsenrest auf diese Weise unter vermehrter TSH-Einwirkung seitens des Hypophysenvorderlappens eine ausreichende Hormonproduktion zu leisten versucht. Eine solche Situation bleibt stets passager und hat im weiteren Verlauf entweder die übliche Insuffizienz des thyreoidalen Jodumsatzes oder infolge der TSH-Stimulierung eine Rezidivstruma zur Folge. Bei klinisch verdächtigen Symptomen schließen also ein normaler und auf niedrigem Niveau beschleunigter thyreoidaler Jodumsatz eine Hypothyreose nicht aus. Gleiches gilt für die sehr seltenen Hypothyreosen durch renalen oder intestinalen Hormonverlust, bei denen die Schilddrüse, da selber nicht krank, nie einen herabgesetzten, eher einen beschleunigten Jodumsatz aufweist. Soweit sich bei Anwesenheit einer Struma ein subnormaler oder aufgehobener thyreoidaler Jodumsatz findet, kann er durch eine TRH-Belastung stimuliert werden, während eine TSH-Stimulierung der stets unphysiologischen Dosierung wegen das Risiko einer plötzlichen Größenzunahme der Struma beinhaltet und unterbleiben sollte. Das trifft auch für die durch Jod verursachten und durch ein erhöhtes Serum-PBI zu entlarvenden Hypothyreosen zu.

Sekundäre Hypothyreosen zeichnen sich immer durch einen ungenügenden thyreoidalen Radiojodumsatz aus, der im Gegensatz zur gleichen Konstellation bei primären Krankheitsformen ohne Struma 1 Tag nach der Gabe von 5 IE TSH so ansteigt, daß das Maximum der Jodaufnahme um wenigstens 10% über dem Wert des ersten Testes liegt, während geringere Anstiege nicht beweisend sind. In gleichem Sinne zu bewerten ist ein negativer Ausfall der TRH-Belastung, der direkt die thyreotrope Partialinsuffizienz der Hypophyse, aber nur indirekt die dadurch bedingte sekundäre Hypothyreose belegt.

5.2.4 Therapie der erworbenen Hypothyreosen

Abgesehen von der meist nur vorübergehend behandlungsbedürftigen, medikamentös bedingten Krankheitsform mit Struma (s. weiter unten) handelt es sich bei den Hypothyreosen stets um eine definitive Insuffizienz der körpereigenen Hormonproduktion. Das gilt auch für die sekundäre (hypophysäre) Hypothyreose, bei der die an sich nur inaktive Schilddrüse auch durch exogen zugeführtes TSH allenfalls für einige Wochen zu einer ausreichenden Leistung stimuliert werden könnte. Auf längere Sicht hin wird exogenes TSH seines Polypeptidcharakters wegen vom Organismus auf immunologischem Wege inaktiviert und überdies wäre eine parenterale Dauertherapie kaum praktikabel. Frühere Versuche mit Hypophysenimplantationen hatten sich nicht bewährt. Da es keine weiteren Möglichkeiten der Anregung einer zu geringen oder erloschenen Schilddrüsentätigkeit gibt und Implantationen artgleichen Schilddrüsengewebes bei der primären Krankheitsform lediglich theoretische Bedeutung haben, besteht jede Hypothyreosetherapie in der *Dauersubstitution mit Schilddrüsenhormonen*. Auf diese Weise läßt sich die körpereigene Hormonproduktion völlig ersetzen und der Stoffwechsel auch bei Belastungen im Gleichgewicht halten (Abb. 15). Letzteres hat seinen Grund in der relativ langen Halbwertzeit von 6—7 Tagen, mit welcher bei einmal erreichter euthyreotischer Stoffwechsellage das L-Thyroxin die Blutbahn verläßt. So kann es nicht zu einem plötzlichen Hormonmangel kommen und zugleich ist erklärt, warum eine Behandlung ausschließlich mit Trijodthyronin (Halbwertzeit ca. 12—18 Std) diejenige mit Thyroxin nicht ersetzen kann. Darüberhinaus dürften Thyroxin-Metaboliten, die unter einer Trijodthyronin-Medikation nicht anfallen, eine Rolle spielen. Als optimal kann eine Substitution gelten, die eine Versorgung des Organismus mit beiden Hormonen in etwa physiologischem Mischungsverhältnis von 5—20% Trijodthyronin und 80—95% Thyroxin gewährleistet. Erfahrungsgemäß ist sie allerdings derjenigen durch reines L-Thyroxin kaum überlegen.

Da eine euthyreote Stoffwechsellage physiologisch ist und für alle Organe ein Optimum an Leistung und Belastbarkeit garantiert, gibt es grundsätzlich keine Situation, welche die Unterbrechung einer gut balancierten Substitution rechtfertigen könnte. Das gilt für sämtliche interkurrenten Erkrankungen einschließlich derjenigen von Herz und Kreislauf, deren Verlauf bei hypothyreoter Stoffwechsellage stets mehr Komplikationen heraufbeschwört als unter der kontinuierlichen Hormonbehandlung. Sehr wohl kann der Hormonbedarf bei Infekten im oberen und beim Herzinfarkt besser im unteren Normalbereich liegen, wie sich ja auch eine gesunde Schilddrüse solchen Situationen anpaßt. Das durch Hormonentzug erreichte bewußte Abgleiten in eine erneut hypothyreote Stoffwechsellage stellt stets ein Risiko dar. Hinzu kommt, daß nach spätestens einigen Wochen in jedem Fall eine Wieder- bzw.

Erworbene Hypothyreosen

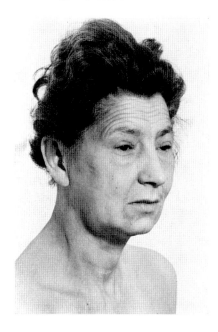
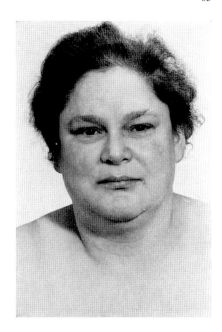
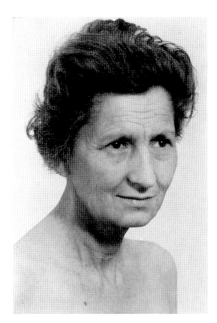
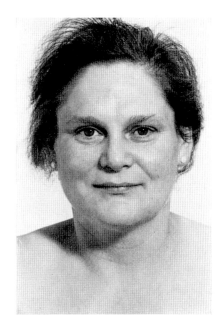

Asthenischer Habitus. Maria G., 56 Jahre: Postoperative Hypothyreose

Pyknischer Habitus. Irmgard F., 41 Jahre: Genuine Hypothyreose

Abb. 15. Erworbene Hypothyreosen (oben unbehandelt, unten unter der Substitutionstherapie, die lebenslang auch bei interkurrenten Erkrankungen nicht unterbrochen werden darf)

Neueinstellung der Substitutionstherapie erfolgen müßte, die dann gerade in Anbetracht der komplizierenden Zusatzerkrankung fast immer erhebliche Schwierigkeiten bereitet. Insofern stellt auch ein Herzinfarkt bei einer mit Schilddrüsenhormonen behandelten Hypothyreose keine Indikation zum Absetzen der Substitution dar. Gegebenenfalls wird man die tägliche Hormondosis reduzieren unter der Vorstellung, daß das vorangegangene Hormonangebot zumindest vorübergehend hochnormal oder leicht erhöht gewesen ist. Eine subnormale Versorgung des Herzens mit Schilddrüsenhormonen würde den Heilungsverlauf angesichts der zellulären Alterationen nie fördern, sondern nur stören können. Diese Situation hat nichts mit der inzwischen überdies wieder verlassenen Vorstellung und Praxis zu tun, den Sauerstoffbedarf wie auch das Schlagvolumen des Herzens bei einer ansonsten inkurablen schweren Angina pectoris durch medikamentöse, operative oder radiologische Schädigung der Schilddrüse mit therapeutischem Gewinn reduzieren zu wollen.

Diese Ausführungen lassen erkennen, daß eine Substitutionsbehandlung regelmäßig überwacht und überprüft werden muß, um eine etwaige Unter- oder Überdosierung mit Schilddrüsenhormonen erkennen und schnell korrigieren zu können. Die Kontinuität einer optimalen Hormonversorgung spielt für die im Wachstumsalter erworbenen Hypothyreosen *die* wesentliche Rolle für eine normale Entwicklung des betroffenen Jugendlichen, im Erwachsenenalter ist sie von entscheidender Bedeutung für den Ablauf von interkurrenten Erkrankungen wie auch für das Hintanhalten von ansonsten schnell progredienten, degenerativen oder stoffwechselbedingten Gefäß- und Skelettprozessen, wie Arteriosklerose, Enzephalopathie oder Osteochondroporose. *Der durch Komplikationen und Spätfolgen stark belastete natürliche Krankheitsverlauf einer erworbenen Hypothyreose kann durch eine einigermaßen rechtzeitig einsetzende und gut gesteuerte Dauersubstitution mit Schilddrüsenhormonen in nahezu den gleichen Lebensablauf umgewandelt werden, der bei gesunder Schilddrüse gegeben wäre.*

An Präparaten stehen zur Verfügung (s. auch Kap. 12):

(1) L-Thyroxin in Tabletten zu 0,05, 0,1 und 0,15 mg (L-Thyroxin „Henning", Euthyrox).

(2) L-Trijodthyronin (Thybon in Tabletten zu 0,02 mg, Thybon forte zu 0,1 mg): Nur zur vorübergehenden Therapie beim hypothyreoten Koma (s. S. 70) oder bei krisennahen Krankheitsformen.

(3) Kombinationen von L-Thyroxin und L-Trijodthyronin als Tabletten mit einem Mischungsverhältnis von 0,1 mg/0,02 mg (Novothyral, Thyroxin-T_3 „Henning") oder 0,1 mg/0,01 mg (Prothyrid).

Die Verwendung von Glandula thyreoidea sicca ist durch die synthetischen Präparate überholt, weil sie nur nach Jodgehalt und im Tierversuch (Stoffwechseleinheiten an Meerschweinchen oder Axolotl) unzuverlässig zu standardisieren ist. Nichtsdestoweniger hatte sich die Droge jahrzehntelang gut bewährt, wobei 0,1 g der Wirkung von etwa 0,1 mg L-Thyroxin entspricht.

Die enterale Resorptionsquote der Schilddrüsenhormone beträgt 60—75%, nimmt mit zunehmender Dosierung ab und ist postprandial etwa 10% geringer als im Nüchternzustand. Für die Verabreichung der üblichen Tagesdosen von 0,1—0,2 mg L-Thyroxin bzw. der adäquaten Dosis eines Mischpräparates von Thyroxin und Trijodthyronin spielen Gesichtspunkte der Resorption jedoch praktisch keine Rolle.

Die Substitutionsbehandlung der *im Wachstumsalter erworbenen Hypothyreose* entspricht derjenigen einer kongenitalen Hypothyreose (s. S. 55), und nach Überschreiten des 20. Lebensjahres gelten die für das Erwachsenenalter verbindlichen Richtlinien. Nie finden sich kretinistische Stigmata wie Epiphysendysgenesien, deren Korrektur man verfolgen müßte. Wohl aber bedarf bei frühzeitiger Diagnose ein etwaiger Rückstand im Knochenalter der jährlichen Kontrolle durch Röntgenaufnahmen einer Hand bis zum Gleichstand mit dem chronologischen Alter. Spastische Begleiterscheinungen oder Unverträglichkeiten sind kaum zu befürchten. Die Einleitung der Therapie braucht nicht so vorsichtig wie bei Erwachsenen zu erfolgen, bezogen auf das Körpergewicht muß auch relativ hoch dosiert werden. Die Anfangsdosen betragen 0,0125—0,025 mg L-Thyroxin vor und 0,025—0,05 mg nach dem 6. Lebensjahr. Im Laufe von einigen Wochen bis Monaten steigert man, je nach Verträglichkeit, auf eine Dauerdosis von meist 0,1—0,3 mg L-Thyroxin bzw. adäquate Dosen eines synthetischen Kombinationspräparates.

Die Substitutionsbehandlung *der im Erwachsenenalter erworbenen Hypothyreose* muß um so vorsichtiger begonnen werden, je schwerer und langständiger das Krankheitsbild ist. Das Hormondefizit darf nur langsam beseitigt werden, weil die Organe mit ihrer schon lange Zeit hypothyreoten Stoffwechsellage sehr unterschiedlich auf einen plötzlichen Hormonzuwachs reagieren und dabei zu Zwischenfällen Anlaß geben können. Das gilt insbesondere für Herz und Gefäße, an denen sich ja auch eine Überdosierung durch koronare oder tachyarrhythmische Sensationen am ehesten bedrohlich bemerkbar macht. Man beginnt mit täglich etwa 0,012—0,025 mg L-Thyroxin bzw. der entsprechenden Dosis eines Kombinationspräparates mit Trijodthyroninanteil und erhöht, je nach Verhalten des Patienten, die Dosis etwa jede Woche, so daß man in 6—8 Wochen unter dann ca. 0,1—0,2 mg L-Thyroxin bzw. zusätzlich 0,02—0,04 mg L-Trijodthyronin (Kombinationspräparat) mit einer nahezu euthyreoten Stoffwechselsituation rechnen kann. Bei bedrohlichen Zuständen von Angina pectoris werden von einigen Klinikern für die ersten Wochen kleine Tagesdosen von L-Trijodthyronin bevorzugt, weil dieses Hormon seiner schnellen Abwanderung aus der Blutbahn wegen praktisch nicht zum Kumulieren neigt. Die Dosis muß dann allerdings auf zwei oder drei Einzelgaben verteilt werden. Andere Autoren sehen in der gleichen Situation einen Grund, sich auf L-Thyroxin zu beschränken. Ich selber habe auch bei schwersten Komplikationen nie einen Grund für die alleinige Medikation von Trijodthyronin oder L-Thyroxin feststellen können und bevorzuge Kombinationspräparate. Hormonanaloge oder -derivate, wie unter anderem Trijodthyroessigsäure oder D-Thyroxin, kommen zur Substitution grundsätzlich nicht in Betracht.

Feste Schemata hinsichtlich der Dosierung sind unangebracht, anfangs zweiwöchige, dann monatliche und später wenigstens halbjährliche Kontrollen unerläßlich. Zu diesem Zweck ist ein Radiojod-Stoffwechselstudium natürlich ungeeignet, am besten bewähren sich kombinierte Analysen von Serumthyroxin, T_3-in vitro-Test oder entsprechende Parameter sowie Bestimmung des Serumcholesterins, bei der primären Hypothyreose zusätzlich des Serum-TSH-Spiegels. Letzterer ist ein guter Index für die Feineinstellung und darf nicht erhöht bleiben. Grundumsatzkontrollen lohnen sich nicht. Von sehr wesentlichem Belang sind körperlicher Befund und Befinden, ohne daß allerdings bei älteren Menschen mit Begleiterkrankungen darauf Verlaß ist.

Solche *Begleitkrankheiten* bedürfen gerade bei einer substituierten Hypothyreose ebenfalls einer sorgfältigen Behandlung und Kontrolle. Das gilt besonders für die häufigen *Herz- und Kreislaufkrankheiten,* weil z. B. die Digitalisempfindlichkeit mit zunehmend besserer Substitution ansteigt, so daß eine im hypothyreoten Zustand verabreichte Glykosiddosis meistens verringert werden muß. Andererseits kann durch die mit der Substitution beginnende Entwässerung das Herz überfordert und insuffizient werden, so daß sich bei älteren und vermeintlich herzgesunden Menschen stets eine begleitende Glykosidmedikation empfiehlt. Ich bevorzuge zu diesem Zweck Digoxin und Strophantinpräparate bzw. -abkömmlinge, je nach dem Verhalten der Herzschlagfolge. In gleicher Weise und durch die Stoffwechselsteigerung als solche ist mit dem Auftreten koronarer Beschwerden oder der Verschlechterung einer Angina pectoris zu rechnen, deren Ausmaß auf lange Sicht hin die zumutbare Hormondosis sogar limitieren kann. Wenn man dem durch rechtzeitige, quasi prophylaktische Gaben von sog. Koronardilatantien oder wenigstens Euphyllinderivaten zuvorkommt, sind bei lege artis durchgeführter Stoffwechseleinstellung keine ernsthaften Zwischenfälle zu befürchten. Neben anderen bewähren sich zu diesem Zweck sympathikolytische Substanzen und, sofern kein ausgesprochener Niederdruck besteht, die β-Rezeptorenblocker (z. B. Persantin, Isoptin, Intensain, Ildamen, Segontin, Dociton, Visken und andere). Nie jedoch dürfen gerade bei Schilddrüsenkranken diese Medikamente ohne gleichzeitige Glykosidversorgung verabreicht werden. Je stärker etwa stenokardische Sensationen auftreten oder sich verschlechtern, desto langsamer sollte eine euthyreote Stoffwechsellage erreicht oder ausnahmsweise eine noch leicht hypothyreote Stoffwechselsituation in Kauf genommen werden. *Eine Berücksichtigung dieser Gesichtspunkte darf jedoch nicht verkennen lassen, daß koronare Beschwerden von Hypothyreotikern in der Regel unter einer Substitutionsbehandlung nachlassen oder verschwinden!*

Diabetiker können, abhängig von der hypothyreoten Ausgangssituation, durch Schilddrüsenhormone infolge von gesteigertem Appetit, verbesserter enteraler Resorption und aufgrund veränderter Bedingungen im Intermediärstoffwechsel in eine negative Kohlenhydratbilanz geraten und auch entgleisen. Da auch das Gegenteil möglich ist, weil Schilddrüsenhormone die Insulinwirksamkeit steigern, bedarf ein hypothyreoter Diabetiker zu Beginn der Substitution mit Schilddrüsenhormonen besonders sorgfältiger Zuckerstoffwechselkontrollen. Wie bei einem Schilddrüsengesunden entscheidet aber lediglich die Kohlenhydratbilanz darüber, ob weiterhin diätetisch oder mit peroralen Antidiabetika (deren ohnehin belanglose antithyreoidale Nebenwirkung bei einer Hypothyreose natürlich keine Rolle spielt) oder mit Insulin behandelt werden muß. Keineswegs besteht grundsätzlich Insulinbedürftigkeit.

Eine Kontrolle des Zuckerstoffwechsels ist auch dann von besonderer Bedeutung, wenn die Substitutionsbehandlung einer Hypothyreose mit der *Medikation von kleinen Dosen Prednison oder Prednisolon* (keine anderen Steroidderivate) kombiniert werden muß. Bei sekundären Hypothyreosen ist das trotz oft nur subklinischer Nebennierenrindeninsuffizienz oft sogar lebenslang und dann ebenfalls im Sinne einer Substitution erforderlich, weil der HVL-Ausfall nicht nur das TSH, sondern auch das ACTH und überdies die Gonadotropine betreffen kann. Aber auch bei primären Hypothyreosen ist aufgrund der Stoffwechseldepression sowohl in den Nebennierenrinden selber als auch im Hypophysenvorderlappen mit überdies bevorzugter TSH-Inkretion die Steroidproduktion nicht selten insuffizient. Sie kann dann bei einer durch die Verabreichung von Schilddrüsenhormonen bedingten Stoffwechselsteigerung nur langsamer zunehmen, als es unter den veränderten hormonellen Bedingungen für die Steroidversorgung der Körperperipherie erforderlich wäre. Infolgedessen kann es sowohl bei der sekundären wie bei der primären Hypothyreose zu einer manifesten Nebennierenrindeninsuffizienz oder sogar Krise kommen, wenn nicht zugleich mit Schilddrüsenhormonen auch Steroidhormone verabreicht werden. Man gibt am besten Tagesdosen von 10—20 mg Prednison oder Prednisolon, die man bei der sekundären Krankheitsform beibehält bzw. der Situation im Steroidhaushalt anpaßt (also unter Umständen sogar erhöht), bei primären Hypothyreosen je nach Schweregrad im Verlauf von etwa 2—3 Monaten langsam reduziert und schließlich absetzt. Cortison oder Hydrocortison sind nur bei einer beginnenden oder bereits manifesten Nebennierenrindenkrise indiziert. Bei sekundären Hypothyreosen kann, in Abhängigkeit vom Lebensalter mehr oder weniger ausgiebig, natürlich auch der Ausfall von Keimdrüsenhormonen durch Androgene (in 4—8wöchigen Abständen z. B. 250 mg Testosteron, peroral Methyltestosteron) oder Östrogene bzw. Kombinationen von Östrogenen und Luteogenen in Zusammenarbeit mit einem Gynäkologen zu korrigieren sein. Bei älteren Patienten oder bei schon lange anhaltender Hypothyreose empfehlen sich bei beiden Geschlechtern wegen der meist vorhandenen Osteoporose gelegentlich Stöße von einem Anabolikum, Kalzium oder Vitamin D (keine Langzeitmedikation!).

Bei den primären *Hormonverlusthypothyreosen* kann die spezielle Behandlung ebenfalls nur in der Zufuhr von Schilddrüsenhormonen bestehen, obgleich die Schilddrüse gesund ist. Die Hormonverluste durch Nieren oder Darm können jedoch nicht anders ersetzt werden, der Hormonbedarf ist sogar oft größer als bei den anderen Krankheitsformen. Er wechselt in Abhängigkeit vom Verlauf des Grundleidens (Nephrose, Kolitis), welches natürlich in erster Linie behandlungsbedürftig bleibt und kaum jemals auszuheilen ist. Insofern handelt es sich auch bei der Hormonbehandlung um eine Dauertherapie.

Von den *primären Hypothyreosen mit Struma* bedarf die Immunthyreoiditis grundsätzlich der lebenslangen Substitutionsbehandlung, die auch nach eventuellem Verschwinden (selten) der Struma nicht etwa abgesetzt werden darf (s. auch S. 163). Anders verhält es sich mit den *medikamentös-iatrogen* bedingten Krankheitsformen, die von der Pathogenese her eigentlich passagerer Natur und nach Absetzen der antithyreoidalen bzw. stark jodhaltigen Noxe spontan rückläufig sein müßten. Je nach Art und Dauer der medikamentösen Noxen kann, muß das aber nicht sein. Insbesondere persistiert wegen zwischenzeitig regressiv-degenerativ-zystischen Gewebsumbaus häufig auch die ursprünglich diffus-hyperplastische Struma (z. B. unter und nach Lithium, Antirheumatika, Tuberkulostatika, Jod). Darüber hinaus handelt es sich, wie gerade bei den genannten Präparaten, nicht selten auch bei diesen um eine notwendige Langzeit-, wenn nicht Dauermedikation. In diesen Fällen bleibt es auch bei der lebenslangen Substitutionstherapie mit Schilddrüsenhormonen unabhängig davon, ob die Struma persistiert oder nicht. Nur wenn nach definitivem Verzicht auf die strumigen-hypothyreote Noxe unter Schilddrüsenhormonen eine Struma für wenigstens 1 Jahr völlig verschwunden ist, läßt sich der Versuch einer Unterbrechung bzw. Beendigung der Hormonmedikation vertreten (Abb. 16). Vorsichtshalber muß aber in etwa 3—6monatlichen Abständen die Schilddrüsenfunktion eine Zeitlang

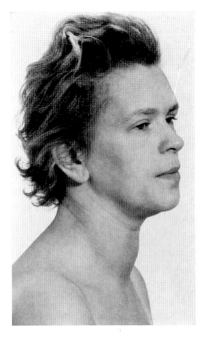
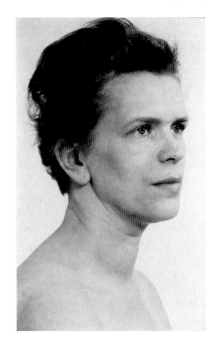

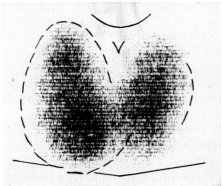
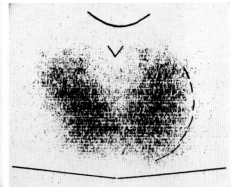

Vor Behandlung: Typische hypothyreote Stigmata, Halsumfang 38,0 cm, PBI 1,0 μg%

Nach 3 Monate langer Medikation von Schilddrüsenhormonen: Halsumfang 33,0 cm, keine Struma mehr

Abb. 16. Durch Antirheumatica bedingte hypothyreote Struma (H. H., 38 Jahre alt). — Therapie mit Schilddrüsenhormonen kann später versuchsweise unterbrochen werden

weiter kontrolliert werden, um sich der eventuell völligen Restitution des Organs versichern zu können.

5.2.5 Hypothyreotes Koma

Es stellt kein eigenes Krankheitsbild, sondern die ungewöhnliche, sehr seltene, stets kritische und prognostisch ungünstige Verlaufsform einer Hypothyreose dar. Es entwickelt sich nur bei jahrelang unbehandelter Erkrankung und am ehesten nach dem 50. Lebensjahr. Als auslösende Faktoren kommen Infekte, Traumata oder operative Eingriffe sowie ungewöhnliche Akklimatisationsanforderungen in Betracht. Dabei bestehen hochgradige Somnolenz bis Bewußtlosigkeit, die Reflexe sind erloschen, Atmungsfrequenz und Herzschlagfolge verlangsamt, die Körpertemperatur ist bis auf 30 °C oder weniger abgesunken. Diese Hypothermie läßt das Krankheitsbild von anderen, sich langsam entwickelnden stuporösen Zuständen, wie z. B. bei der zerebralsklerotischen Insuffizienz oder der Anorexia mentalis, unterscheiden und hängt mit der ungenügenden bis erloschenen Nebennierenrindenfunktion zusammen. Dementsprechend sind der Blutdruck meist niedrig und das Serumkalium erhöht.

Zu speziellen diagnostischen Untersuchungen ist bei dieser Notfallsituation nie Zeit, man reserviert lediglich Blut für die nachträglichen Analysen u. a. der in vitro-Parameter. Sie erweisen sich dann im Nachhinein als massiv verändert im Sinne einer Hypothyreose. Wichtigste Maßnahmen sind die Zufuhr von Schilddrüsen- und Nebennierenrindenhormonen in relativ hohen Dosen. Wenn noch peroral applizierbar, gibt man 0,5—1,0 mg L-Trijodthyronin, unter Umständen als pulverisierte Tablette oder per Sonde, bei bedrohlicher Situation wiederholt nach 8—12 Std, gegebenenfalls über 2,0 mg in 24 Std. Solche Dosen müssen bei befriedigender Reaktion allerdings sehr schnell reduziert werden. Für eine intravenöse L-Trijodthyroninzufuhr stehen die Reinsubstanz als Pulver und neuerdings auch als haltbare Lösung zur Verfügung (Henning, Berlin) oder man zerstampft Tabletten von Thybon forte, um sie in

0,2 Teilen 0,1 n NaOH zu lösen und mit
0,08 Teilen 10%iger NaCl-Lösung sowie
0,72 Teilen destilliertem Wasser aufzufüllen (pH 8,6).

Nach Sterilisierung kann man diese Zubereitung zusammen mit der ohnehin erforderlichen Tropfinfusion von 5%iger Glukose, bedarfsgerechten Elektrolytgemischen und/oder Plasmaersatzmitteln sowie 100—200 mg Prednisolon oder in gleicher Dosierung Hydrocortison applizieren. Zusätzlich bemüht man sich um eine Stabilisierung der Herz- und Kreislaufsituation, wobei nur anfangs Noradrenalin, möglichst bald dann aber Präparate wie Effortil, Akrinor u. ä. angezeigt sind. Zur Infektprophylaxe sind stets Antibiotika erforderlich, während neben der Bettwärme zusätzliche hyperthermische Maßnahmen unangebracht oder riskanter Kreislaufreaktionen wegen gefährlich sind. Sobald als möglich nach Beherrschung des komatösen Zustandes und bei Wiederansprechbarkeit des Patienten reduziert man die Trijodthyronin- und Steroiddosen, um während der folgenden Tage in eine Substitution mit zusätzlich Thyroxin in der üblichen Weise überzuleiten. Die Steroidmedikation behält man auf jeden Fall 2—3 Monate bei.

5.2.6 Extrathyreoidaler Hypometabolismus

Auch metabolische Insuffizienz oder essentieller Hypometabolismus genannt, ist er durch eine Stoffwechseldepression von hypothyreoter Größenordnung mit vorschneller Ermüdbarkeit, vermehrter Reizbarkeit, Kälteintoleranz und Muskelschwäche gekennzeichnet. Myxödematöse Hautveränderungen liegen nicht vor, das Serumcholesterin ist ebenso normal wie der Reflexstatus. Die Schilddrüsenfunktion erweist sich bei den üblichen Parametern als unauffällig, der Serumspiegel an Trijodthyronin ist allerdings eher besonders niedrig und es finden sich Hinweise auf eine offenbar verminderte hypophysäre TSH-Reserve. Sie läßt sich als negatives Ergebnis einer TRH-Belastung belegen. Die Schilddrüse könnte in solchem Fall z. B. bei Beanspruchungen im Rahmen des täglichen Lebens nicht immer genügend stimuliert werden, so daß eine larvierte HVL-Insuffizienz mit beginnender sekundärer Hypothyreose und möglicherweise auch Nebennierenrindenschwäche vorliegen mag. Die Situation ist zur Zeit noch nicht genügend geklärt, doch spricht manches dafür, daß bei stark bevorzugter Inkretion von Thyroxin dieses peripher (auch thyreogen?) nicht, wie physiologischerweise, überwiegend zu L-Trijodthyronin, sondern zu stoffwechselinaktivem reverse-Trijodthyronin dejodiert wird. Dementsprechend reagieren diese Patienten mit ihrem Beschwerdekomplex gut auf die Zufuhr von L-Trijodthyronin, nicht indessen auf die alleinige Gabe von Thyroxin oder Thyreoidea sicca. Es bewähren sich, je nach Schweregrad, Tagesdosen von 0,01—0,1 mg L-Trijodthyronin für ca. 6 Monate mit jeweils anfänglichen Stößen von 15 bis rückläufig 5 mg Prednison oder Prednisolon 3—4 Wochen lang und anschließend 15 bis rückläufig 5 mg eines modernen Anabolikums täglich, um nach einem solchen Therapieversuch die endokrine Situation zu überprüfen und anschließend nach einer Pause erneut so zu verfahren. Patienten dieser Art sind nicht so selten über- oder untergewichtig mit einer Tendenz zur weiteren Gewichtszunahme oder -abnahme, wobei sich jedoch eine Anorexia mentalis und ein latenter Diabetes mellitus ausschließen lassen. Häufig spielt ein latenter Eisenmangel, gelegentlich begleitet von einer Hypo- oder Achlorhydrie des Magens, dekuvrierbar durch eine Eisenbelastung, eine zusätzliche Rolle. Man kann dann die Therapie durch gelegentliche Eisenstöße und Salzsäure- sowie Fermentpräparate vervollständigen, stets bewährt sich eine besonders eiweißreiche Kost.

Literatur zu Kap. 5.2: 2, 10, 11, 27, 30, 44, 71, 104, 114, 115, 118, 130, 131, 132, 144, 148, 154, 157, 172, 183, 195, 220, 230, 231.

6. Endokrine Ophthalmopathie und prätibiales Myxödem (Endokrine Dermopathie)

Schilddrüsenkrankheiten, vorwiegend Hyperthyreosen, können mit verschiedenartigen Augensymptomen einhergehen, die auch ohne Erkrankung der Schilddrüse vorkommen und extrathyreoidaler Herkunft sind. Zum einen handelt es sich dabei um die pathogenetisch vieldeutigen, sympathikotonen Zeichen, die bei schilddrüsengesunden, vegetativ labilen Menschen häufiger als bei Hyperthyreosen anzutreffen und deshalb ebensowenig diagnostisch wie differentialtherapeutisch von Bedeutung sind:

— Weite Lidspalten und weite Pupillen
— sog. starrer Blick und Glanzaugen
— seltener Lidschlag (Stellwag-Zeichen)
— Zurückbleiben des Oberlides beim Blick nach unten (Graefe-Zeichen).

Sie sind weitgehend konstitutionell bedingt und meistens kombiniert mit einer Vasolabilität und allgemeinen Übererregbarkeit, die sich insbesondere auch als Dermographismus ruber, Fingertremor oder lebhafter Reflexstatus äußern.

6.1 Symptomatik

Zum anderen aber und wesentlich seltener können Veränderungen der Augenanhangsgebilde vorliegen, die als *endokrine Ophthalmopathie* ein Leiden sui generis darstellen und von kardialen, nephrogenen, migränösen oder allergischen Zirkulationsstörungen im Kopfbereich mit Schwellungszuständen insbesondere der Augenumgebung sowie bei einseitigem Vorkommen auch von lokalen tumorösen, vaskulären oder entzündlichen Prozessen abzugrenzen sind:

(1) Protrusio bulbi (bulborum)
(2) Lidödeme und/oder Schwellung der Tränendrüsen
(3) Augenmuskelparesen.

Diese drei *Kardinalsymptome* können sich anfangs nur als Retraktion des Oberlides (Dalrymple-Phänomen) oder Konvergenzschwäche (Möbius-Zeichen) oder leichte Lidschwellungen äußern, ehe sie eindrucksvoller in Erscheinung treten. Sie können überdies einzeln oder kombiniert miteinander, ein- oder doppelseitig vorhanden und mit Komplikationen vergesellschaftet sein (Abb. 17) entsprechend der folgenden *Einteilung der endokrinen Ophthalmopathie nach Schweregraden:*

  I. Oberlidretraktion (Dalrymple-Phänomen), Konvergenzschwäche
 II. mit Bindegewebsbeteiligung (Lidschwellungen, Chemosis, Tränenträufeln, Photophobie)

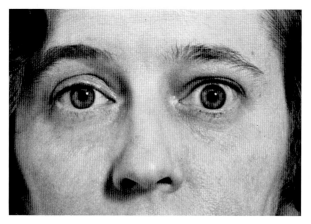 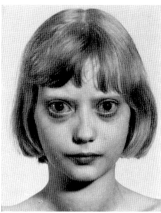

a Dalrymple-Phänomen links (Oberlidretraktion)   b Doppelseitige Protrusio bulborum ohne Lidödeme

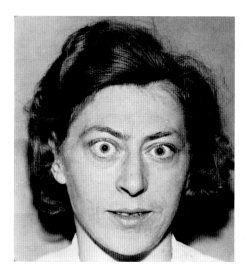 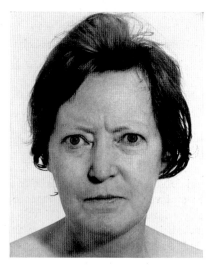

c Einseitige Protrusio bulbi   d Bandförmige Lidschwellungen ohne Protrusio bulborum, mit Schwellung der Tränendrüsen

a—d. Schweregrade I—II

Abb. 17. Formen und Schweregrade der endokrinen Ophthalmopathie (e—l s. S. 75—76). Protrusio bulbi, Lidödem und Augenmuskelparesen können einzeln und kombiniert, ein- oder doppelseitig, symmetrisch oder asymmetrisch sowie mit oder ohne Komplikationen — Hornhautulzera, Chemosis, Progredienz — vorkommen und mit einem prätibialen Myxödem vergesellschaftet sein

Symptomatik 75

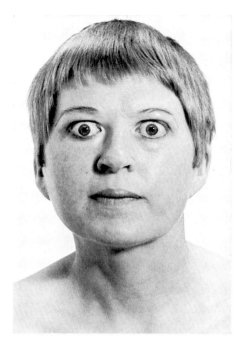
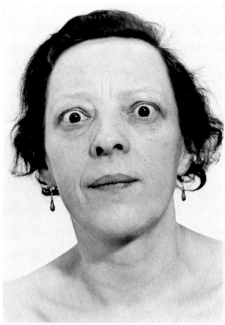

e f
Progrediente Protrusio bulborum mit Lidödem

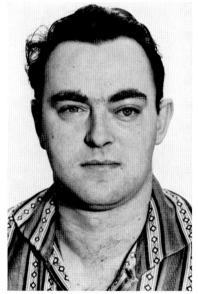
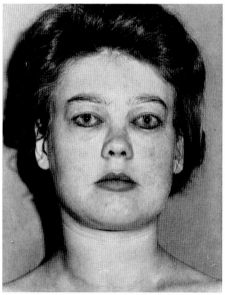

g Einseitige erhebliche Protusio bulbi mit Lidödem
h Lidschwellungen und Protrusio bulborum mit Konjunktivitis und Chemosis

Abb. 17 e—h. Schweregrade III—IV

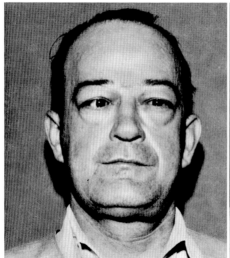

i Lidödeme und Augenmuskelparesen

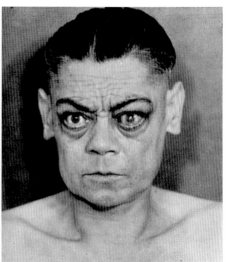

j Progredient mit Lidödemen und Exulzerationen

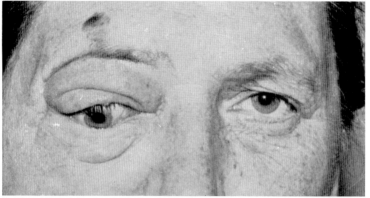

k Einseitig mit Protrusio bulbi, Lidödem und Augenmuskelparesen

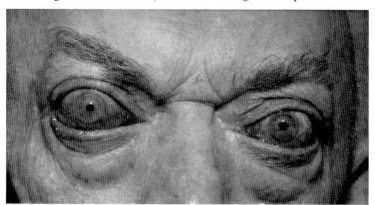

l Mit Komplikationen in Form von Hornhautulzerationen, Chemosen und Konjunktivitis

Abb. 17 i—l. Schweregrade V—VI

Symptomatik

III. mit Protrusio bulbi sive bulborum (pathologische Hertel-Werte, mit und ohne Lidschwellungen)
IV. mit Augenmuskelparesen (Unscharf- oder Doppeltsehen)
V. mit Hornhautaffektionen (meistens Lagophthalmus mit Trübungen, Ulzerationen)
VI. mit Sehausfällen bis Sehverlust (Beteiligung des N. opticus).

Diese Einteilung unterscheidet nach Schweregraden I—VI absichtlich ohne Berücksichtigung von Ein- oder Doppelseitigkeit der Ophthalmopathie, wobei die Symptome jeweils geringerer Schweregrade in der gewählten Gruppe mit enthalten sein oder fehlen können.

Die ersten beiden Schweregrade können bei rechtzeitiger und intensiver Therapie gelegentlich noch komplett reversibel sein, während die letzten beiden Schweregrade eine auch hinsichtlich des Sehvermögens bedrohliche sog. „maligne" Entwicklung erwarten lassen oder sie bereits repräsentieren. Jede *Progredienz* des Augenleidens ist deshalb möglichst schnell zu registrieren, wobei man auf subjektive Angaben des Patienten und seine eigene Inspektion angewiesen ist. Nur das Ausmaß einer Bulbusprotrusion läßt sich mit dem Exophthalmometer nach Hertel messen und kontrollieren, ohne daß der Schweregrad von diesem sog. Hertel-Wert (in mm bei gleichzeitiger Angabe der Basis) abhängt. Eine symmetrische Protrusio bulborum ohne weitere Symptome bei weiten Lidspalten ist häufig konstitutionell oder durch eine Myopie bedingt, Verhältnisse, die man erfragen und speziell bewerten muß. Subjektiv äußert sich der beginnende Beschwerdekomplex als

— Mißempfindungen hinter und über den Augen
— Stirnkopfschmerzen
— Lichtscheu
— Tränenträufeln
— Schleier- oder Doppeltsehen.

Alle diese Symptome und Beschwerden sind *stets morgens stärker ausgeprägt als abends!* Sie sind zwar weder spezifisch noch gar pathognomonisch für die endokrine Natur einer Ophthalmopathie, doch gewinnt diese an Wahrscheinlichkeit, wenn sich zusätzlich folgende anamnestische Anhaltspunkte ergeben:

— Relativ plötzliches Entstehen, speziell in Zeiten endokriner Umstellung (Klimakterium, Postpartalzeit), frühere Schilddrüsenoperationen
— gleichzeitige Gewichtsabnahme oder hyperthyreoseverdächtige Symptome
— Entstehung während oder nach der Einnahme von antithyreoidal wirkenden Substanzen, dann am ehesten bei gleichzeitiger Gewichtszunahme.

Die *Pathogenese* der endokrinen Ophthalmopathie ist auch heute noch weitgehend unklar, obgleich sich einerseits der früher verantwortlich gemachte Exophthalmus produzierende Faktor (EPF, hypophysärer Herkunft als Vorstufe oder Abbauprodukt des TSH) bisher nicht hat identifizieren lassen, sich andererseits Hinweise auf die Bedeutung autoimmunologischer Prozesse häufen. Festzuhalten bleiben drei Tatsachen, weil sie für die Therapie bedeutungsvoll sind:

(1) Ohne Vorhandensein von wie auch immer funktionierendem Schilddrüsengewebe gibt es keine endokrine Ophthalmopathie.

(2) Hypophysenhemmende Maßnahmen führen bis auf sehr seltene Ausnahmen zu einer Besserung der Augensymptomatik.

(3) Bis auf seltene Ausnahmen lassen sich auch bei langzeitig stabilen euthyreoter Stoffwechselsituation Veränderungen der Schilddrüsenfunktion nachweisen.

Trotzdem ist die endokrine Ophthalmopathie nicht abhängig von einer bestimmten Schilddrüsenkrankheit, kann sie bei jeder Art von Schilddrüsenfunktion — Euthyreose, Hypothyreose, Hyperthyreose — auftreten und progredient, kaum jemals spontan rückläufig sein. Am ehesten dürfte es sich um die Entgleisung eines begrenzt kompetenten Immunmechanismus handeln, in dessen Verlauf und Folge durch Einlagerung von Mukopolysacchariden ein muzinöses Ödem entsteht. Dementsprechend ist nicht allzuselten im Anfangsstadium der Erkrankung eine generalisierte, weder kardial noch renal bedingte Ödemneigung (Hydrophilie) zu registrieren, deren Residuen z. B. im Gesicht als flächiges Wangen- und Stirnödem auch dann noch erkennbar bleiben, wenn sich bereits die schon beschriebene, typische Manifestation einge-

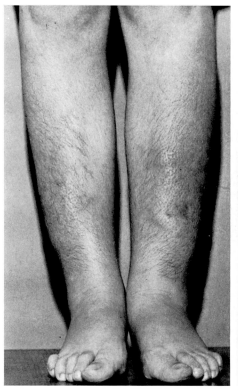 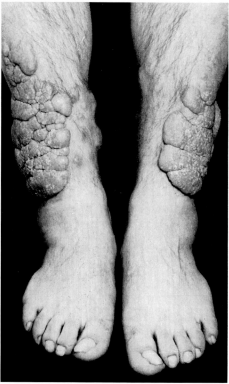

links: Mäßiger Schweregrad   rechts: Ungewöhnlicher Schweregrad

Abb. 18. Praetibiale Myxödeme unterschiedlicher Schweregrade (kommen nur in Zusammenhang mit einer endokrinen Ophthalmopathie vor und haben die gleiche, autoimmunologische Pathogenese)

stellt hat. Man bezeichnet deshalb das gesamte Krankheitsbild umfassend auch als *endokrine Dermopathie*. Sie betrifft neben den ja auch vom Ektoderm abstammenden Augenanhangsgebilden in einem Teil der Fälle als *lokales oder prätibiales Myxödem* (Abb. 18) bevorzugt die Vorderaußenseiten der distalen Unterschenkelhälften. Gekennzeichnet durch eine derbsulzige, scharf begrenzte und zuweilen rötlich-livide gefärbte, seltener und später auch reizlos-knollige Anschwellung der Haut, sind deren Poren auffällig groß und bleibt deren Behaarung erhalten. Auf Druck persistieren keine Dellen und nie liegen Entzündungszeichen vor. Anfangs imponiert es als nur linsen- bis pfenniggroße erhabene Flecken, die als Erythema nodosum verkannt werden können und später konfluieren. Sie sind kaum jemals schmerzhaft und entstehen immer nur in Zusammenhang mit einer endokrinen Ophthalmopathie.

Das gilt auch für die als Rarität geltenden Lokalisationen adäquater Gewebsveränderungen an Kinn oder oberen Extremitäten. Hier können sie als sog. *thyreogene Akropachie* eine kolbige periostale Auftreibung von Fingerendgliedern unterhalten. Eine spezielle Therapie dieser Veränderungen ist nicht möglich.

6.2 Diagnostik

Da es, wie schon erwähnt, kein für eine endokrine Ophthamopathie pathognomonisches Augensymptom gibt, muß die endokrine Natur des Leidens diagnostisch gesichert werden. Das gelingt *nur durch Laboratoriumsuntersuchungen,* die darüber hinaus eine sichere Abgrenzung der euthyreoten von der hyperthyreoten Verlaufsform leisten müssen, weil beide einer sehr unterschiedlichen und zum Teil sogar entgegengesetzten Behandlung bedürfen. Die endokrine Ursache einer Ophthalmopathie läßt sich heute belegen durch

(1) eine Beschleunigung des thyreoidalen Jodumsatzes im Zweiphasenstudium mit Radiojod,
(2) einen negativen Suppressionstest mit Trijodthyronin,
(3) ein negatives Ergebnis der TRH-Belastung und
(4) ein in Relation zu Thyroxin zu hohes Serumtrijodthyronin.

Wenn irgend möglich, sollten diese Untersuchungen praktiziert werden. Bei der hyperthyreoten Verlaufsform der endokrinen Ophthalmopathie sind alle vier Indizes im genannten Sinne verändert. Bei ger euthyreoten Verlaufsform kann, muß das aber nicht der Fall sein. Das gilt insbesondere für die Frühstadien der Augenerkrankung. Deshalb *bedarf es bei Anwesenheit endokriner Augensymptome einer besonders kompletten Diagnostik zur Abgrenzung einer Hyperthyreose von einer Euthyreose, wobei den in vitro-Parametern eine entscheidende Bedeutung zukommt,* d. h. daß ein Radiojod-Stoffwechselstudium zwar unumgänglich ist, aber nicht fehlinterpretiert werden darf. Hinsichtlich der Beurteilung klinischer Symptome ist zu bedenken, daß die Beeinträchtigung durch das Augenleiden auch so gut wie jeden euthyreoten Patienten ängstlich und damit unruhig sowie überregbar macht, die Gefahr einer Fehldiagnose in Richtung Hyperthyreose also wachsen läßt. Aufgrund klinischer Befunde ist eine endokrine Ophthalmopathie nur bei eindeutiger Hyperthyreose sicher zu diagnostizieren, ohne die Basis von Laboratoriumsbefunden jedoch nie optimal zu behandeln. Im Zweifelsfall müssen lokale ursächliche Prozesse röntgenologisch oder durch Computer-Tomografie ausgeschlossen werden.

6.3 Therapie

Die Therapie hängt in erster Linie von der Verlaufsform, zusätzlich vom Schweregrad und von der eventuellen Anwesenheit von Begleitkrankheiten ab. Es besteht die Tendenz, sich 2—3 Jahre lang nach Manifestation der endokrinen Ophthalmopathie sehr intensiv zu engagieren, während später keine nennenswerten Erfolge mehr zu erwarten sind. Die Bemühungen konzentrieren sich einerseits auf die Stabilisierung der Stoffwechsellage, andererseits auf die symptomatische Beeinflussung des muzinösen periokulären Ödems. Grundsätzlich sind deshalb ein Schlafen mit erhöhtem Kopf, eine gewisse und vorwiegend abendliche Flüssigkeitsrestriktion, die sorgfältige Behandlung einer kardiovaskulären Insuffizienz oder auch ohne eine solche gelegentlich ein Diuretikum angezeigt. Lokal kommen Guanethidin- oder auch steroidhaltige Augentropfen zur Anwendung, wenigstens in helleren Jahreszeiten wie auch bei Aufenthalten an der See sollte der Blendungsempfindlichkeit wegen eine getönte Brille getragen werden. Spezielle Maßnahmen sind entsprechend der Tabelle 1 unter folgenden Vorstellungen und Beachtung einiger Besonderheiten in Erwägung zu ziehen.

Wegen der bei jeder endokrinen Ophthalmopathie vorliegenden Koordinationsstörung zwischen Hypophysenvorderlappen und Schilddrüse ist in erster Linie für die Erhaltung bzw. das Erreichen einer euthyreoten Stoffwechsellage Sorge zu tragen. Nach vorangegangenen schilddrüsenhemmenden Maßnahmen (Operation, antithyreoidale Substanzen, Radiojodtherapie) muß eine reguläre Hormonversorgung des Organismus gewährleistet und einer auch nur subklinischen Neigung zum Abgleiten in eine Hypothyreose durch die rechtzeitige Medikation von Schilddrüsenhormonen begegnet werden (täglich etwa 0,05—0,15 mg L-Thyroxin oder 0,5—1,5 Tabletten Novothyral bzw. Thyroxin-T_3 „Henning" oder Prothyrid). Andererseits sollte eine floride Hyperthyreose nicht plötzlich limitiert, sondern eher langsam abgebaut werden, damit sich endokrine Augenphänomene nicht verschlechtern bzw. auf eine sich in dieser Richtung entwickelnde Tendenz rechtzeitig eingewirkt werden kann. Dieses Risiko bedingt eine gewisse Zurückhaltung mit operativen wie auch hochdosierten radiologischen Schilddrüsenresektionen und spielt bei der Wahl des Therapieverfahrens für eine mit Augensymptomen einhergehende Hyperthyreose eine wesentliche Rolle (s. S. 103). Andererseits darf jedoch eine endokrine Ophthalmopathie die der Größe einer hyperthyreotischen Struma wegen indizierte Operation nicht verhindern. In diesem, häufig bei weniger als 30 Jahre alten Patienten gegebenen Fall sollte aus pathogenetischen Gründen und der erheblichen Rezidivneigung wegen die Resektion sogar besonders ausgiebig erfolgen.

Als fast immer wirksame und essentielle Basisbehandlung ist die Verabreichung von Steroidderivaten, am besten Prednison, Prednisolon oder Methylprednisolon, anzusehen. Sie hemmen autoimmunologische Prozesse (Immunsuppression) wie auch eine Fibroblastensprossung des sich sonst organisierenden retrobulbären Bindegewebes und wirken entquellend auf das muzinöse Ödem. Sehr selten kommt es zu paradoxen Reaktionen. Es empfiehlt sich eine stoßartig rückläufige Dosierung über 3—6 Wochen hin, z. B. je 1 Woche lang täglich 30, 25, 20, 15, 10 und schließlich 5 mg Prednison, etwa 2—4mal im Jahr. Gelegentlich ist eine monatelange kontinuierliche Medikation oder sind höhere Dosen unumgänglich. Unter Umständen müssen gleichzeitig Antibiotika, bei mehr als insgesamt zwei Stößen in höherem Lebensalter wegen

Tabelle 1. Spezielle Therapiemaßnahmen bei der endokrinen Ophthalmopathie

(1) bei Euthyreose

a) Vermeiden aller antithyreoidal wirkenden Medikamente. Schilddrüsenhormone, falls eine Struma oder eine Neigung zu hypothyreotischer Stoffwechsellage besteht oder früher wegen einer Struma operiert worden war.

b) Stoßartige Medikation von Steroidderivaten, z. B. Prednison oder Prednisolon für 4—6 Wochen in 3- bis 4monatigen Abständen (Kontraindikationen der Steroidtherapie beachten, gegebenenfalls mit Antibiotika kombinieren).

c) Vom Präklimakterium ab gegebenenfalls Östrogene.

d) D-Thyroxin in Tagesdosen von 1,0 bis maximal 2,0 mg; Medikation abbrechen und ersetzen durch Lycopusextrakte bei Tendenz zu Hyperthyreoseschub (umstrittenes Zusatzverfahren).

(2) bei Hyperthyreose

a) Langsamer Abbau der Hyperthyreose durch fraktionierte Radiojodtherapie oder antithyreoidale Medikamente, kombiniert mit Schilddrüsenhormonen. Ausgiebige Strumaresektion bei großer Struma, unter Umständen nach vorangegangener retroorbitaler Radiatio. Vermeiden einer auch nur vorübergehend hypothyreotischen Stoffwechsellage (s. auch Kap. 7).

b) Wie unter (1), gegebenenfalls zeitlich koordiniert mit der Einzeldosis einer Radiojodtherapie.

c) Wie unter (1).

d) Kontraindiziert.

Bei entschiedener Progredienz oder „maligner" Bedrohung des Augapfels kommen in Betracht:
a) Retrobulbäre Radiatio (Orbitaspitzenbestrahlung) mit Röntgen- oder Hochvoltqualitäten von temporal her mit Oberflächendosen von 600—1600 rad, unter Umständen Wiederholung einer Serie nach ca. 6 Monaten (am besten stets unter gleichzeitiger Medikation von Steroidderivaten wie unter (1) b).
b) Operative Dekompression der Orbita.
c) Speziell immunsuppressive Medikamente (Zytostatika) unter den erforderlichen Kautelen.

Als Ultima ratio:
d) Totale Schilddrüsenresektion (Operativ oder mit Radiojod mit anschließender Substitutionstherapie.
e) Operative oder radiologische Hypophysenresektion durch Einlagerung von radioaktiven Seeds (^{90}Y, ^{98}Au) in die Hypophyse mit nachfolgender Vollsubstitution.

(Zur Information über die Frequenz der Indikation solcher Maßnahmen sei vermerkt, daß im eigenen Krankengut von ca. 1500 Fällen endokriner Ophthalmopathie 240mal wie unter (a), 7mal wie unter (b) und bis 1969 8mal, seither nicht wieder wie unter (e) behandelt werden mußte. Anstelle einer totalen Thyreoidektomie erfolgte dreimal eine komplette Radioresektion von Schilddrüsengewebe.)

des Osteoporoserisikos ebenfalls stoßweise und peroral Anabolika verabreicht werden. Bei Kindern sind entsprechend kleinere Dosen angebracht, in der Gravidität, keineswegs aber grundsätzlich bei einem Diabetes mellitus, muß man auf diese Therapie verzichten. Auch Injektionen von Steroidderivaten oder Hyaluronidase direkt in das retroorbitale Gewebe sind praktiziert worden, haben sich aber potentieller Risiken wegen nicht durchsetzen können.

Als einzige weitere medikamentöse Maßnahme kommt bei der euthyreoten endokrinen Ophthalmopathie die Gabe von 1,0—2,0 mg D-Thyroxin (Dynothel, Dethyrona) über 1 und mehrere Jahre in Betracht. Wirkungsweise und Wirksamkeit bleiben umstritten. Im Gegensatz zu den biologisch aktiven linksdrehenden Schilddrüsenhormonen spricht manches dafür, daß dieses Hormonanalogon die hypophysäre Komponente am Krankheitsgeschehen (EPF?) zu hemmen vermag. Unter Umständen handelt es sich auch zusätzlich um eine reine Jodwirkung, weil D-Thyroxin durch ubiquitäre Dejodasen dejodiert wird. Das ist auch der Grund dafür, daß eine höhere Tagesdosis als die hier genannte nicht wirksamer, sondern lediglich riskanter ist, weil das freiwerdende Jod die beschleunigt jodumsetzende euthyreote Schilddrüse aktivieren und somit einer hyperthyreoten Entgleisung Vorschub leisten kann. Deshalb ist das Präparat bei Hyperthyreosen kontraindiziert und muß es bei unter seiner Medikation sich entwickelnden hyperthyreoten Symptomen abgesetzt werden. In gleichem Sinne sollte es nicht früher als etwa 6 Monate nach kompletter, auch spontan persistierender Remission einer Hyperthyreose, also nicht etwa unter einer noch laufenden antithyreoidalen Medikation zur Anwendung kommen. Unter diesen Voraussetzungen hat sich mir das D-Thyroxin als eines der wenigen, überhaupt erfolgversprechenden Mittel gut bewährt. Koronare Sensationen sind bei der angeführten Dosierung nicht zu befürchten.

Östrogene sind nur angezeigt, wenn die endokrine Situation einer Patientin auch schon vor der Menopause auf einen Mangel schließen läßt. Möglicherweise wirken auch sie, anders als die übrigen Steroidhormone, hemmend auf die ophthalmotrope Partialkomponente des Hypophysenvorderlappens.

Wenn trotz genügend langer medikamentöser Bemühungen erhebliche retroorbitale wie auch Lidschwellungen persistieren, die endokrine Ophthalmopathie fortschreitet und durch mangelhaften Lidschluß oder Komplikationen das Augenlicht bedroht, ist ohne zusätzliche, stärker eingreifende Maßnahmen nicht auszukommen. Sehr bewährt hat sich für diesen Fall die Röntgen- oder Hochvoltbestrahlung des retrobulbären Gewebes mit Oberflächendosen von 600—1600 rad von einer bzw. beiden Schläfen her auf die Gegend der Orbitaspitze. Streustrahlen auf die Hypophyse sind dabei durchaus erwünscht, die brechenden Medien hingegen abzudecken. Ist bei Jugendlichen diese Therapieform nicht zu umgehen oder wird sie schon bei relativ mäßig ausgeprägtem Krankheitsbild angewendet, sollte man vorsichtiger dosieren. Der Patient müßte darüber informiert sein, daß ein erster Effekt nicht früher als nach 3—4 Monaten zu erwarten ist. Vorteilhafterweise kombiniert man eine Bestrahlungsserie mit einem Stoß von Steroidderivaten, der überdies eine unter Umständen lokale oder allgemeine Strahlenunverträglichkeit kupiert.

Nur ausnahmsweise und bei akuten Druckerscheinungen wird man sich in Zusammenarbeit mit dem Ophthalmologen zu einer operativen Dekompression der Orbita oder anderen, lokal korrigierenden Maßnahmen entschließen. Einige der letzteren, wie Lidraffung, Weichteilexstirpationen und Augenmuskelkorrekturen, sind bei unbefriedigenden Endzuständen keineswegs nur unter kosmetischem Aspekt von Nutzen. Ehe man sich auf eine mit Liquorfisteln belastete operative oder radiologische Ausschaltung der Hypophyse mit anschließend lebenslanger Vollsubstitution sämtlicher Hormone festlegt, wird man neuerdings zu der in schweren Fällen mehrfach bewährten totalen Thyreoidektomie neigen. Ihre Wirksamkeit beruht darauf, daß ohne funktionstüchtiges Schilddrüsengewebe keine endokrine Ophthalmopathie entstehen oder fortschreiten kann. Natürlich muß die induzierte Hypothyreose mit Schilddrüsenhormonen substituiert und die Möglichkeit einer Nebenschilddrüsenschädigung berücksichtigt, bei Realisierung mit einer Substitution durch Vitamin D oder AT-10 reagiert werden. Spärliche Erfahrungen mit speziell immunsuppressiven Substanzen sind in Anbetracht der Risiken für das Marksystem nicht so ermutigend, als daß man sie empfehlen könnte.

Die Behandlung des *prätibialen Myxödems* (endokrine Dermopathie) erfolgt naturgemäß unter den gleichen Gesichtspunkten und besteht in den gleichen medikamentösen Maßnahmen wie bei der es ohnehin begleitenden endokrinen Ophthalmopathie. Zusätzlich bewähren sich jedoch lokale Applikationen desto besser, je frühzeitiger sie zur Anwendung kommen. Das gilt insbesondere für die Infiltration der veränderten Hautpartie mit wasserlöslichen Prednisolonpräparaten, wobei man 25 bis 50 mg möglichst gleichmäßig auf einen handtellergroßen Bezirk verteilt. Anfangs beschränkt man sich auf einen Teil der veränderten Haut, um in den nächsten Tagen den Effekt gegenüber der unbehandelten Partie abschätzen zu können. Bei befriedigendem Ausfall wiederholt man solche Infiltrationen etwa 4—8mal in Abständen von 1—4 Wochen. Zuweilen wirkt in gleicher Weise applizierte Hyaluronidase besser als ein Steroidpräparat, so daß sich ein Versuch durchaus lohnt. Zur kontinuierlichen Anwendung empfiehlt sich überdies eine steroidhaltige Salbe, die dünn aufgetragen und nur leicht eingerieben, nicht einmassiert werden sollte. Von Bädern ist abzuraten, während bei unangenehm starker Behaarung ohne Nachteil epiliert werden kann.

Literatur zu Kap. 6: 3, 5, 30, 34, 44, 61, 86, 90, 91, 94, 95, 96, 97, 98, 99, 103, 130, 135, 139, 166, 172, 180, 211, 223, 230, 231.

7. Hyperthyreosen

Hyperthyreosen sind Krankheitsbilder aufgrund eines erhöhten und vermehrt wirksamen Angebotes von Schilddrüsenhormonen an den Organismus. Dessen Auswirkungen und Symptome äußern sich also nicht an der Schilddrüse selber, sondern über einen Hypermetabolismus an den übrigen Körperorganen und -systemen. Obgleich weitaus am häufigsten eine Überfunktion der Schilddrüse selber direkt für dieses vermehrte Hormonangebot verantwortlich ist, so stellen auch jene seltenen Krankheitsbilder eine Hyperthyreose dar, die durch eine übermäßige exogene Zufuhr von Thyroxin und Trijodthyronin oder durch deren Überproduktion in hormonell aktiven Metastasen eines differenzierten Schilddrüsenkarzinoms oder in einer Struma ovarii unterhalten werden, obgleich die Schilddrüse in diesen Fällen mehr oder weniger ruhiggestellt oder zerstört ist.

7.1 Einteilung der Hyperthyreosen

Bei dieser weltweit üblichen Definition lassen sich entsprechend der klinischen Konstellation und pathogenetischer, diagnostisch erfahrbarer Besonderheiten mehrere Formen der Hyperthyreose unterscheiden, deren jede ihre speziellen Gesichtspunkte für die Therapiewahl bietet (Tabelle 2). Die hyperthyreotische Krise (sive Koma) stellt keine eigene Hyperthyreoseform, sondern den schwersten Verlauf der Erkrankung dar. Die Bezeichnung „Morbus Basedow" trifft lediglich auf die Krankheitsform 1.2. mit endokriner Ophthalmopathie zu, der früher gebräuchliche Name „toxisches Adenom" ist durch „autonomes Adenom mit Hyperthyreose" (Krankheitsform 2.1.) ersetzt worden, nachdem es auch autonome Adenome mit Euthyreose gibt. Der Ausdruck „Jodbasedow" kennzeichnet nicht die Krankheitsform 1.3., sondern nur eine Möglichkeit ihrer Pathogenese und ist aufgegeben worden. Bei der szintigraphischen Beschreibung eines autonomen Adenoms sind „kompensiert" nicht mit „euthyreot" und „dekompensiert" nicht mit „hyperthyreot" gleichzusetzen. Postoperativ kann eine Hyperthyreose persistieren oder exazerbieren, beides mit oder ohne Rezidivstruma — mangels besonderer Konsequenzen berücksichtigt die Einteilung vorangegangene Schilddrüsenoperationen nicht. Eine begleitende endokrine Ophthalmopathie (und Dermopathie) kann ein- oder beidseitig vorkommen, der Manifestation einer Hyperthyreose vorangehen oder nach deren Remission persistieren.

7.2 Pathogenese und Pathophysiologie

Auch heute noch ist die Ätiologie der Hyperthyreose völlig unklar, während sich ihre Pathogenese wesentlich übersichtlicher als noch vor 10 Jahren abzeichnet: Auf wahr-

Tabelle 2. Einteilung der Hyperthyreose

1. Hyperthyreose, die mit oder ohne endokrine Ophthalmo- und Dermopathie einhergehen kann (auch sog. Hyperthyreose vom Typ M. Basedow)
    1.1. Hyperthyreose ohne Struma (auch postoperativ)
    1.2. Hyperthyreose mit diffuser Struma (auch postoperativ persistierende oder Rezidivstruma)
    1.3. Hyperthyreose mit Knotenstruma (auch postoperativ persistierende oder Rezidivstruma)
2. Hyperthyreose ohne endokrine Ophthalmo- und Dermopathie
    2.1. Autonomes Adenom mit Hyperthyreose
        2.1.1. solitär
        2.1.2. multilokulär
    2.2. Hyperthyreose durch Adenokarzinom der Schilddrüse (Primärtumor der Metastasen)
    2.3. Hyperthyreose bei Thyreoiditis (s. auch unter Schilddrüsenentzündungen)
3. Hyperthyreose durch TSH oder TSH-ähnliche Aktivitäten
    3.1. Hypophysenvorderlappenadenom
    3.2. Paraneoplastisches Syndrom
4. Hyperthyreosis factitia

Alle Hyperthyreoseformen können sich manifestieren:

Vollsymptomatisch:	Oligosymptomatisch:	Maskiert:
vorwiegend im jüngeren Lebensalter	vorwiegend im mittleren und höheren Lebensalter	vorzugsweise kardial (Herzinsuffizienz, Herzrhythmusstörungen) oder enteral (Diarrhöe, Appetitverlust, Gewichtsabnahme) oder neuromuskulär (Myopathie) und im höheren Lebensalter

In jedem größeren, nicht ausgewählten Krankengut werden etwa 15% aller Hyperthyreosen durch ein autonomes Adenom unterhalten. In Gebieten mit endemischem Kropfvorkommen sind Augensymptome durchwegs seltener als andernorts. Stets ist das weibliche Geschlecht 4—8fach häufiger betroffen als das männliche

scheinlich gegebener familiär-genetischer und dispositioneller Basis spielen *Störungen der Immunregulation* die wesentliche Rolle, insbesondere bei den fakultativ mit einer endokrinen Ophthalmopathie vorkommenden Krankheitsformen, während zentralhypophysären Komponenten keine ursächliche, allenfalls eine reaktiv-komplizierende Bedeutung zukommt.

Im letztgenannten Sinne ist erwiesen, daß

(1) die TSH-Spiegel im Blut normal oder besonders niedrig sind,

(2) die TSH-produzierenden HVL-Zellen histologisch Sub- oder Inaktivitätszeichen bieten.

(3) eine Hyperthyreose sogar nach Hypophysektomie auftreten oder persistieren kann,

(4) sich der thyreoidale Jodumsatz trotz intakter homöostatischer Regulation durch Schilddrüsenhormone nicht supprimieren läßt und

(5) eine unter zu intensiver antithyreoidaler Therapie über die dann vermehrte TSH-Inkretion entstehende oder größer werdende Struma durch eine Zusatzmedikation von Schilddrüsenhormonen zu verkleinern ist.

Für eine Immunpathogenese sprechen

(1) das so gut wie regelmäßige Vorkommen verschiedener humoraler Immunglobuline, die extrahypophysärer Herkunft sind und die Schilddrüse stimulieren. Sie werden dort zellständig gebunden und wirken möglicherweise über eine Steigerung der Adenylatcyclaseaktivität. Der als erster Antikörper entdeckte LATS (Long Acting Thyroid Stimulator) spielt dabei keine wesentliche, eher eine Nebenrolle.

(2) Der Nachweis drüseneigener spezifischer T-Lymphozyten, die infolge eines (genetischen?) Defektes organständig bleiben und die Thyreozyten direkt stimulieren (eventuell gleichartige Gewebsveränderungen im retroorbitalen Gewebe!): Es handelt sich um die Produktion bestimmter Antigene im histo-leukozytären sog. HLA-System, das weitestgehend genetisch determiniert ist.

(3) Auch das übrige immunkompetente lymphatische Gewebe des Organismus ist in Form von Lymphknotenschwellungen, Thymus- und Milzhyperplasie sowie relativer Lymphozytose bei einer Hyperthyreose aktiviert.

(4) In Familien von Hyperthyreosekranken kommen ungleich häufiger andere, erwiesenermaßen immunologisch bedingte Schilddrüsenkrankheiten wie eine Struma lymphomatosa oder eine lymphomatöse Hypothyreose als die ansonsten wesentlich frequenteren blanden Strumen vor.

(5) Bei Hyperthyreosekranken und ihren schilddrüsengesunden direkten Familienmitgliedern kommen häufiger humorale Antikörper gegen Schilddrüse und Magenschleimhaut sowie immunologisch bedingte extrathyreoidale Krankheiten als in Vergleichskontingenten vor.

(6) Immunsuppressive Medikamente können subjektive und klinische Symptome sowie auch Befunde einer Hyperthyreose (und endokrinen Ophthalmopathie) deutlich bessern.

Zweifellos kann die Pathogenese durch die bisher bekannten Befunde noch nicht als geklärt gelten, noch zumal Widersprüche bleiben. Im typischen und vollsymptomatischen Fall einer Hyperthyreose manifestiert sich ein gegen Schilddrüsengewebe, Orbita (endokrine Ophthalmopathie) und Korium (endokrine Dermopathie) gerichtetes Immunsystem. Ob dieses als solches „genuin" seine Kompetenz verloren hat oder sich gegen ein Antigen der betroffenen Gewebe richtet, bleibt zunächst offen. Man spricht von einem während der Fetalzeit ohne Immuntoleranz angelegten „sequestrierten" Antigen, welches dann im Falle der Krankheitsmanifestation durch Traumata oder Entzündungen freigesetzt wird. Im übrigen geraten unter immunologischen Aspekten die Hyperthyreose und die endokrine Ophthalmo- und Dermopathie in eine gemeinsame Pathogenese, während diese für durch Jod aktivierte, zuvor blande Strumen und das hyperthyreote autonome Adenom nicht gilt. In diesen Fällen, die ohne die genannten Immunkomponenten einhergehen, müssen die Thyreozyten in ihrem Funktionsverband auf andere Weise (wie z. B. bei der sehr seltenen Hyperthyreose durch maligne Metaplasie bei Adenokarzinomen der Schilddrüse) ihre letzten Endes für die Pathophysiologie entscheidende Fähigkeit verloren haben, Jodumsatz und Hormonsynthese den sonst regulativ wirkenden Faktoren von Jodid- und Hormonspiegel im Blut anzupassen. Von diesen Hyperthyreoseformen ist schon seit jeher bekannt, daß sie nicht den bisher irrtümlicherweise angenommenen Defekt der Schilddrüsen-Hypophysen-Achse aufweisen. *Mit und ohne immunologische Pathogenese stellt also jede Hyperthyreose eine der physiologischen endokrinen Regulation entzogene, autonome Erkrankung des Schilddrüsengewebes dar.*

Ihre *Pathophysiologie* hängt von der Hyperthyreoseform und drüseneigenen Besonderheiten ab (Abb. 19). Entsprechend der Pathogenese ist die thyreotrope Aktivität des Hypophysenvorderlappens gebremst und deshalb der TSH-Spiegel im Blut normal oder erniedrigt. Nur die Raritäten von Hyperthyreose durch ein HVL-Adenom oder ein paraneoplastisches Syndrom, z. B. bei einem Bronchialkarzinom, machen mit stark erhöhten TSH-Werten eine Ausnahme. Der thyreoidale Jodumsatz ist dann (insbesondere bei autonomen Adenomen) relativ wenig oder gar nicht beschleunigt, wenn die vermehrte Hormonproduktion isoliert oder weit bevorzugt Trijodthyronin betrifft. Er ist mehr oder weniger stark reduziert bei

(1) der stets passageren Hyperthyreose durch eine diffuse Thyreoiditis mit entzündungsbedingtem plötzlichen Verlust des Hormonvorrats der Drüse,

(2) einer Hyperthyreose durch eine hyperfunktionierende Karzinommetastase (wobei diese dann durch einen beschleunigten Jodumsatz zu erkennen ist) und

(3) einer Hyperthyreosis factitia durch suppressive Inaktivierung der Schilddrüse unter der Medikation von Schilddrüsenhormonen — z. B. bei der Behandlung einer blanden Struma.

Eine gewisse Besonderheit, die auch diagnostisch genutzt wird, liegt beim autonomen Schilddrüsenadenom (solitär oder multilokulär) dadurch vor, daß infolge der adenomatösen Hyperaktivität das übrige Schilddrüsengewebe homöostatisch supprimiert, also wie bei einer Hyperthyreosis factitia weitgehend inaktiviert ist.

Damit sind die pathophysiologischen Besonderheiten in Abhängigkeit von der Hyperthyreoseform erschöpft, denn die Situation der Körperperipherie ist davon unabhängig. Stets ist der Blutspiegel an Schilddrüsenhormonen erhöht, und zwar meistens an beiden Hormonpartnern, in etwa 10% der Fälle nur an Trijodthyronin und sehr ausnahmsweise nur an Thyroxin. Es besteht keine direkte Korrelation zwischen Höhe und Zusammensetzung des humoralen Hormonspiegels und dem Ausmaß des für die Krankheitsmanifestation letzten Endes verantwortlichen Hypermetabolismus, wahrscheinlich in Zusammenhang mit gewebseigenen Faktoren, die den peripheren Stoffwechsel von Thyroxin durch Dejodierung zu mehr oder weniger stoffwechselinaktivem reverse-Trijodthyronin autonom zu beeinflussen vermögen. Über diesen Mechanismus und durch präexistierende Organ- oder Systemkrankheiten (z. B. Herzerkrankungen, Hypertonie, Hypotonie, Anämie, andere endokrine Störungen) sind auch nicht alle Organe gleich anfällig gegen ein vermehrtes Hormonangebot.

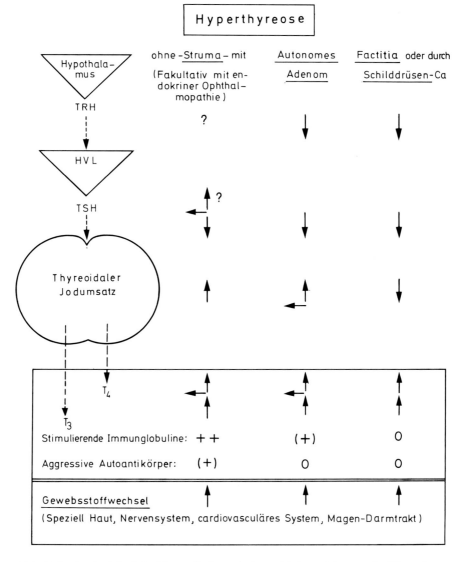

Abb. 19. Pathophysiologische Konstellationen bei verschiedenen Formen der Hyperthyreose.
↓ erniedrigt; ↑ erhöht; ← normal; + vorhanden; ○ fehlen

Solche Gegebenheiten erklären, daß eine Hyperthyreose voll-, oligo- oder monosymptomatisch, „maskiert" z. B. als Herz- oder Verdauungsinsuffizienz ohne weitere Symptome, in Erscheinung treten kann.

Über die fermentgesteuerte zelluläre Wirkung des übermäßigen Angebotes von Schilddrüsenhormonen kommt es zu Störungen in

Eiweißhaushalt (Katabolismus durch negative Stickstoffbilanz mit Verminderung der Albuminproduktion, Kreatinverlust und verminderte Kreatintoleranz);

Kohlenhydrathaushalt (beschleunigte Kohlenhydratresorption, gesteigerte Glukoneogenese, verminderte Kohlenhydrattoleranz mit gelegentlicher Glykosurie und Neigung zu reaktiver Hypoglykämie, schnelle Erschöpfung der Kohlenhydratreserven);
Fetthaushalt (gesteigerte Synthese, Abbau und Ausscheidung von Cholesterin, verstärkte Lipolyse, Aktivierung der Utilisation von Triglyzeriden und freien Fettsäuren mit entsprechender Erniedrigung des respiratorischen Quotienten).

Wie die Erhöhung des Gesamtstoffwechsels mit Gewichtsabnahme, so sind einige dieser Veränderungen (z. B. die Erniedrigung von Serumfett und Serumcholesterin) auch diagnostisch verwertbar, ohne etwa spezifisch für eine Hyperthyreose zu sein. Da die globale Stoffwechselsteigerung und die detaillierten Stoffwechselstörungen letzten Endes natürlich die Ursache der klinischen Krankheitserscheinungen sind, gilt auch für diese, daß *es kein für eine Hyperthyreose spezifisches klinisches Symptom und darüber hinaus nicht einmal eine pathognomonische Symptomenkombination gibt*. Diese Tatsache beherrscht die gesamte klinische Diagnostik der Erkrankung und läßt eine Aufzählung aller möglichen Hyperthyreosesymptome nicht nur überflüssig, sondern irreführend erscheinen. Völlig sinnverfehlt sind deshalb gelegentlich propagierte sog. Punktsysteme, in denen körperliche Symptome und Beschwerden eine gewisse Wertigkeit erhalten, woraufhin von einer gewissen erhöhten Punktezahl ab eine Hyperthyreose dann als diagnostisch gesichert gelten soll.

7.3 Diagnostik

Gegenüber der blanden, euthyreoten Struma kommt eine Hyperthyreose relativ selten vor — belegte Angaben liegen bei 2‰ der weiblichen, 0,5‰ und weniger der männlichen Bevölkerung. Im Durchschnitt geht danach höchstens jede 100. sporadische blande Struma — eine endemische noch seltener — einmal in eine Hyperthyreose über, etwa 50% aller Kranken mit Schilddrüsenüberfunktion haben vor Beginn derselben keine Struma.

Abweichend von früheren Angaben ist die Hyperthyreose eine bevorzugte Erkrankung des mittleren bis höheren Lebensalters: 60% und mehr aller Patienten sind älter als 35 und 40% älter als 45 Jahre. Der Grund für diese Feststellung ist nicht eine gegenüber früher veränderte Altersverteilung, sondern die inzwischen durch Jodstoffwechselanalysen erheblich verbesserte Diagnostik. Deren Ergebnisse lassen eindeutig erkennen, daß mit den vorher verfügbaren Methoden zu viele jüngere Kropfträger irrtümlicherweise für hyperthyreot und manche älteren Hyperthyreosekranken wegen ihrer spärlichen Symptomatik für euthyreot gehalten wurden. *Auch heute noch wird eine Hyperthyreose bei jungen Patienten zu häufig und bei älteren eher zu selten diagnostiziert.*

7.3.1 Anamnese und körperliche Untersuchung

Mit dieser Situation konfrontiert, kommt es in der ärztlichen Praxis darauf an, mit möglichst einfachen und überzeugenden differentialdiagnostischen Kriterien

(1) die symptomatisch der Hyperthyreose ähnelnden extrathyreoidalen Krankheiten abzugrenzen. Es sind dies erfahrungsgemäß der Reihenfolge ihrer Häufigkeit nach

am ehesten
— eine vegetative und Vasolabilität (oft zufällig kombiniert mit einer blanden Struma)
— eine Hypertonie
— eine euthyreote endokrine Ophthalmopathie;
(2) ungleich seltener handelt es sich darum, eine oligosymptomatische oder maskierte Hyperthyreose nicht zu verkennen.

Der differentialdiagnostischen Orientierung seien vier Prinzipien vorangestellt:

(1) Daß es kein für eine Hyperthyreose pathognomonisches Symptom gibt, gilt insbesondere für Augenphänomene, unter denen die nach Graefe und Stellwag benannten sowie weite Lidspalten und Glanzaugen oder eine Protrusio bulborum bei Brillenträgern konstitutionell oder sympathikoton bedingt sind und deshab keinen diagnostischen Wert haben. Von Bedeutung sind nur echte endokrine Augenveränderungen, wie Lidödeme und Augenmuskelparesen sowie eine Retraktion des Oberlides mit oder ohne Protrusio bulborum (s. S. 73). Sie sind nicht durch die vermehrte Produktion von Schilddrüsenhormonen, sondern parallel zur Hyperthyreose autoimmunologisch bedingt, kommen deshalb auch bei einer eu- oder hypothyreotischen Stoffwechsellage vor.

(2) Eine Struma oder Mißempfindungen im Halsbereich können gerade bei ansonsten verdächtigen funktionellen Symptomen *nicht* als Hinweis auf eine Hyperthyreose gelten. Dazu sind eine blande Struma einerseits, die vegetative Labilität andererseits und dementsprechend ihre Kombination zu weit verbreitet. Noch weniger spielt die Kropfbeschaffenheit (diffus, ein- oder mehrknotig, derb, weich oder schwirrend) eine Rolle für die Hyperthyreosediagnostik, obgleich eine Reihe von Autoren mit einfachen und auch technischen Methoden zu registrierenden Strömungsgeräuschen über dem Organ besondere Bedeutung beimißt.

(3) Ein über $+30^0/0$ erhöhter Grundumsatz allein kann nie eine Hyperthyreose belegen, weil Grundumsatzsteigerungen durch psychische Alterationen und bei anderen Krankheiten viel häufiger sind als bei einer Hyperthyreose. Dagegen schließt ein normaler Grundumsatz vor allem bei bis zu 50 Jahre alten Patienten diese weitgehend aus.

(4) Es gibt keine speziell hyperthyreoseverdächtigen EKG- oder EEG-Veränderungen.

Leitsymptome, die nicht obligatorisch, aber bei einer Hyperthyreose relativ häufig registriert werden, sind:
— eine schnelle Gewichtsabnahme bei gutem Appetit
— eine auch an den Akren heiße, weiche und feuchte Haut (nur bei Abwesenheit einer Herzinsuffizienz)
— eine Dauertachykardie bei leichtem Schlagvolumenhochdruck
— ein Finger(spitzen)tremor.

Die bei weitem am häufigsten als Hyperthyreose fehldiagnostizierte Krankheit ist die sog. *vegetative oder Vasolabilität.* Es handelt sich um eine konstitutionell oder fokal oder durch andere Krankheiten bedingte Dysregulation im autonomen Nervensystem, die über die Gefäßinnervation vornehmlich die Kreislaufregulation tangiert und sich somit als Zirkulationsstörung an allen Organen äußern kann. Eine Reihe von Symptomen und Beschwerden ähnelt bzw. entspricht denen der Hyperthyreose, so daß sie nicht zu differentialdiagnostischen Zwecken herangezogen werden können: Gehäufter Stuhlgang, übermäßiges Schwitzen, Herzklopfen und -palpitationen, Schlafstörungen, Dermographismus ruber, Händezittern, Reflexsteigerungen. Die wichtigsten, bei jeder einfachen ärztlichen Untersuchung gegebenen Unterscheidungsmöglichkeiten zwischen Hyperthyreose und vegetativer Vasolabilität sind in Tabelle 3 aufgeführt.

Tabelle 3. Differentialdiagnostische Anhaltspunkte für die Abgrenzung von Hyperthyreose und extrathyreoidaler vegetativer Labilität

	Hyperthyreose	Extrathyreoidale vegetative Labilität
Lebensalter:	Vorwiegend über 40 Jahre, selten vor dem 25. Lebensj.	Vorwiegend unter 40 Jahre, häufig vor dem 25. Lebensj.
Anamnese:		
Körpergewicht	Schnell abnehmend	Langsam abnehmend, unverändert oder ansteigend
Appetit	Gesteigert, nur bei Leibbeschwerden herabgesetzt	Wechselnd bis mäßig
Initiative	Vorhanden	Fehlt
Beschwerden:		
Koronare Sensationen	Selten	Häufig
Kopfschmerzen	Selten	Häufig
Schwindelgefühl	Selten	Häufig
Depressionen	Selten	Häufig
Wärmeintoleranz	Schlecht	Gut bis sehr gut, Neigung zum Frieren
Symptome:		
Psyche	Beherrscht, dissimulierend	Vielklagend, abschweifend
Haut	Heiß, glänzend, sehr selten Akrozyanose	Kühl, feucht, stumpf, oft Akrozyanose
Motorik	Lebhaft	Unauffällig
Respiratorische Arrhythmie	Keine	Häufig
Orthostatisches Kreislauf- und EKG-Syndrom	Selten	Häufig
Blutdruck	Eher erhöht bei vergrößerter Amplitude	Eher erniedrigt bei verkleinerter Amplitude

Eine klare Unterscheidung zwischen Hyperthyreose und vegetativer Labilität ist deshalb so wichtig, weil nahezu alle für die Schilddrüsenerkrankung notwendigen Heilmaßnahmen bei extrathyreoidalen Krankheiten nicht nur ohne die erwünschte Wirkung, sondern kontrainduziert sind (s. S. 113). Teilweise gilt auch das Umgekehrte. Eine Schilddrüsenoperation oder Medikation antithyreoidaler Substanzen selbst pflanzlicher Herkunft beinhaltet bei extrathyreoidalen Erkrankungen das Risiko einer Provokation oder Progredienz von endokrinen Augenveränderungen und das einer iatrogenen Struma. Erstere sind dann häufig irreversibel.

Nicht minder bedeutungsvoll ist die richtige Diagnose für die Beurteilung der Kreislaufsituation: Bei der Hyperthyreose, besonders im höheren Lebensalter, sind Herz und Kreislauf überbeansprucht und oft an der Grenze der Kompensation. Jede zusätzliche Belastung, etwa in Form von Bädern, Bürstenmassagen oder Kneipp-Kuren, ist schädlich. Gerade diese Maßnahmen sind aber bei der extrathyreoidalen vegetativen Labilität oft erfolgreicher als Medikamente.

Von Kranken mit einer *Hypertonie* werden immer wieder die für Hyperthyreotiker gehalten, bei denen sich das Leiden essentiell im Rahmen einer jahrelangen Vasolabilität mit hyperkinetischem Herz-Kreislauf-Syndrom entwickelt hat. Sie bieten dann die gleiche Problematik. Gewisse endokrine Hochdruckformen, z. B. beim Cushing-Syndrom und Phäochromozytom, gehen oft mit weiten Lidspalten oder einer sympathikotonen Protrusio bulborum, gelegentlich auch mit endokrin bedingten leichten Augensymptomen einher, nehmen jedoch trotz Grundumsatzsteigerung nicht an Gewicht ab. Bei derart problematischen Situationen wie insbesondere zur Abgrenzung einer euthyreoten von einer eventuell hyperthyreoten Verlaufsform der *endokrinen Ophthalmopathie* ist eine sehr komplette Jodstoffwechseldiagnostik unumgänglich, weil sich zum Teil entgegengesetzte therapeutische Konsequenzen ergeben.

Daß eine *Hyperthyreose oligosymptomatisch* bzw. *maskiert* verläuft, kommt häufiger als bekannt und am ehesten bei älteren Patienten vor. Sie haben oft keine Struma oder ein nur kleines autonomes Adenom, Augensymptome fehlen. Im Vordergrund stehen eine wenig digitalisempfindliche oder sogar -refraktäre Herzinsuffizienz bei tachykarder Flimmerarrhythmie oder anderweitigen intermittierenden Herzrhythmusstörungen und nicht sehr großem Herzen, eine Myopathie oder Myoneuropathie (Adynamie, Muskelatrophien, periodische Paralysen oder Paresen), Oberbauchkoliken, Osteoporose, chronische Diarrhöe oder enzephalopathische und epileptiforme Symptome. Stets läßt sich in der Vorgeschichte eine Gewichtsabnahme ausfindig machen, oft allerdings bei schlechtem Appetit. Selten fehlt ein Finger(spitzen)tremor. Wenn überhaupt jemals, dann ist in solchen Fällen ex juvantibus eine Behandlung mit antithyreoidalen Substanzen angezeigt.

Viel Verwirrung hat der Begriff eines sog. *Grenzfalles* gestiftet. Als solcher wird meistens jener Kranke mit vegetativer Labilität oder auch hyperkinetischem Herz-Kreislauf-Syndrom bei gleichzeitig vorhandener Struma bezeichnet, bei dem sich nach körperlicher Untersuchung und Grundumsatzbestimmung der Verdacht auf eine Hyperthyreose weder sicher ablehnen noch bestätigen läßt. Ein solcher Kranker ist aber nicht ein Grenzfall, sondern ein ungeklärter Fall. Beim heutigen Stand der Laboratoriumsdiagnostik von Schilddrüsenkrankheiten fällt es nicht schwer, hier eine endgültige Entscheidung zu treffen. Sie fällt dann erfahrungsgemäß meistens im Sinne einer regulären Schilddrüsenfunktion bzw. blanden Struma aus und bewahrt den Patienten vor unangebrachten, den Hals- und leider auch oft den Augenbefund irreversibel verschlechternden antithyreoidalen „Heil"-Maßnahmen. Ein echter Grenzfall liegt nur vor, wenn auch nach erschöpfender Laboratoriumsdiagnostik immer noch Zweifel an der Einordnung des Krankheitsbildes bestehen bleiben. Das trifft jedoch nur außerordentlich selten einmal zu und klärt sich im Verlauf von Kontrollen.

Diagnostik

In grundsätzlich gleichem Sinne stellt sich die Situation der zuweilen als *Prä-Basedow, Para-Basedow, Pseudohyperthyreose* oder neuerdings auch als *Hyperthyreoid* bezeichneten Symptomenkomplex dar. Eine gründliche Diagnostik ergibt hier so gut wie immer, daß es sich entweder um eine regelrechte Hyperthyreose oder, ungleich häufiger, um eine blande Struma mit vegetativer Übererregbarkeit oder Hypertonie handelt. Die mit den genannten Namen belegten Krankheitsbilder bieten keinerlei spezifische oder typische klinische oder Laboratoriumsbefunde und verleiten ihrer unglücklichen Nomenklatur wegen nur allzu häufig zu fehlerhaften Therapiemaßnahmen.

7.3.2 Laboratoriumsdiagnostik

Die Laboratoriumsdiagnostik der Hyperthyreosen steht unter zwei wichtigen Grundsätzen:

(1) *Auch bei klinisch überzeugender Symptomatik kann die Diagnose einer Hyperthyreose nur als gesichert gelten, wenn sie durch genügend spezielle Laboratoriumsbefunde gestützt ist.*

(2) *Weder ein einzelner Laboratoriumsbefund noch eine bestimmte Konstellation von Einzelbefunden können für sich allein mit Sicherheit eine Hyperthyreose belegen.*

Diese Situation unterstreicht die *gleichwertige Bedeutung von Laboratoriumsbefunden einerseits und klinischer Symptomatik andererseits!* Sie bedingt, daß bei deren Ermittlung und Beurteilung besondere Sorgfalt angebracht ist.

Es gibt immer wieder bestimmte Vorschläge, in welcher Reihenfolge und Kombination Laboratoriumsuntersuchungen eingesetzt werden sollen. Dabei hängt viel von der persönlichen Erfahrung ab, die man, wie mit der Beurteilung körperlicher Symptome, so auch mit Laboratoriumsparametern hat. So stellt sich die Ausgangslage für einen niedergelassenen Arzt, der auch auf fremde Befunde und deren Interpretation durch Dritte angewiesen ist, anders dar als für einen unter Umständen noch spezialisierten Kliniker mit eigenem und relativ komplettem Diagnostikarsenal. Von zentraler Bedeutung sind aber zweifellos Analysen von Serumthyroxin (ersatzweise PBI) *und* T_3-in vitro-Test bzw. TBG sowie ein Szintigramm, bei nicht korrespondierendem Ausfall oder besser grundsätzlich auch eine Trijodthyroninanalyse. Natürlich leisten freies Thyroxin im Blut und zusätzlich ETR oder NTR oder T_4-TBG-Quotient das entsprechende gleiche, man wird aber bei noch verbleibenden Unklarheiten und insbesondere unter der differentialtherapeutischen Erwägung einer Radiojodtherapie auch auf ein [131]J-Zweiphasenstudium mit unter Umständen sich anschließendem Suppressionstest nicht verzichten können. Als alleinige Untersuchungsmethode reicht es aber ebensowenig aus wie die ansonsten sogar sehr zuverlässige TRH-Belastung. Dies schon in Anbetracht der Notwendigkeit, unter einer Therapie den Krankheitsverlauf kontrollieren zu müssen, wozu ausschließlich die in vitro-Parameter wie Serumthyroxin, -trijodthyronin oder PBI zusammen mit einer TBG-Bestimmung (z. B. T_3-in vitro-Test) geeignet sind. Als peripherer Parameter kommt noch das Serumcholesterin in Betracht, nur bei schweren und stationär zu behandelnden Fällen bzw. präoperativ lohnen sich nach wie vor Grundumsatzbestimmungen — insbesondere während einer präoperativen Jodvorbehandlung (sog. Plummerung).

Im einzelnen sind bei diesen Methoden die folgenden Veränderungen zu erwarten.

(1) Das Serumthyroxin ist in über 90% der Fälle auf mehr als 12,0 µg% erhöht.

(2) Das Serumtrijodthyronin ist fast immer, auch bei den Fällen mit Normothyroxinämie als dann sog. T_3-Hyperthyreose auf über 0,25 µg erhöht. Nur sehr selten gibt es eine Hyperthyreose ohne Trijodthyroninvermehrung.

(3) Das PBI ist in über 90% der Fälle parallel mit einer Thyroxinvermehrung auf über 8,0 µg% erhöht, es bleibt normal bei der sog. T_3-Hyperthyreose. Werte über 25,0 µg% sind hochverdächtig auf die Anwesenheit exogener Jodverbindungen (Röntgenkontrastmittel und Medikamente) im Blut, und falsch im Sinne einer Hyperthyreose erhöhte Werte können auch durch bestimmte Formen von Jodfehlverwertungen unterhalten sein.

(4) Der ^{131}Trijodthyronin-in vitro-Test ergibt bei Hyperthyreosen je nach der Berechnungsart Indizes von unter 90% oder 0,9 oder über 30% im Sinne einer vermehrten Absättigung des Thyroxin bindenden Globulins (TBG) durch vermehrte Schilddrüsenhormone im Blut. Falsch positive Befunde können durch gerinnungshemmende Mittel, Salizylate, Rindensteroidderivate und schwere Dysproteinämien zustande kommen, falsch negative Befunde unter der Einnahme von östrogenhaltigen Kontrazeptiva und bei akuten und subakuten Lebererkrankungen.

(5) Das Radiojod-Zweiphasenstudium (in Standard- oder modifizierter Form, aber stets die Hormonphase einschließend) bietet typischerweise eine Beschleunigung des thyreoidalen Jodumsatzes mit vorzeitigem Akkumulationsmaximum, vorschnellem ^{131}J-Verlust der Schilddrüse und demzufolge auch über 0,3% der Dosis pro Liter Serum erhöhtem PB^{131}I (Abb. 7, S. 36). Ohne Hyperthyreose ist eine gleichartige Beschleunigung indessen auch zu konstatieren bei

— der euthyreotischen endokrinen Ophthalmopathie
— Jodfehlverwertungen der Schilddrüse mit meistens insuffizienter Hormonbildung
— nach früherer Kropfresektion oder Radiojodtherapie, bei Schilddrüsenmalignomen und bei manchen blanden Knotenstrumen aufgrund eines verkleinerten Jodreservoirs der Schilddrüse
— als sog. Rückstoß(Rebound)phänomen 1—8 Wochen nach Absetzen schilddrüsenhemmender Medikamente (antithyreoidale Substanzen, Schilddrüsenhormone), mit welchem die Schilddrüse unter verstärktem Einfluß von TSH ihren vorher medikamentös herbeigeführten Jodmangel reaktiv zu beheben versucht.

Gelegentlich und am ehesten einmal bei einem toxischen Adenom kann der thyreoidale ^{131}J-Umsatz auch regelrecht sein, während er sich bei einer Hyperthyreosis factitia, bei einer hyperaktiven Karzinommetastase oder einer diffusen Thyreoiditis als supprimiert erweist. Selbstverständlich wird man bei Jugendlichen zurückhaltend mit der Anwendung der in vivo-Isotopenuntersuchung sein, die indessen desto gerechtfertigter ist, je weniger der Verdacht auf eine Hyperthyreose auf andere Weise gesichert werden kann.

(6) Der Suppressionstest fällt bei Hyperthyreosen negativ aus und ist insofern wertvoll oder auch entscheidend, als sein positiver Ausfall auch bei beschleunigtem thyreoidalen ^{131}J-Umsatz oder erhöhten Werten von Thyroxin, Trijodthyronin oder PBI im Serum sowie auch bei einem für eine Hyperthyreose typischen Ausfall des ^{131}Trijodthyronin-in vitro-Testes eine Hyperthyreose sehr sicher ausschließt. Negative Ausfälle dagegen kommen auch bei der euthyreoten endokrinen Ophthalmopathie vor. Der Test ist nur indiziert, wenn erhebliche Diskrepanzen zwischen klinisch-körperlichen Befunden und dem Ausfall von in vitro-Testen keine sichere Diagnose erlauben, dann allerdings nur in Abwesenheit einer endokrinen Ophthalmopathie.

(7) Die TRH-Belastung fällt bis auf sehr wenige Ausnahmen negativ aus, d. h. die eher niedrigen TSH-Spiegel im Blut steigen unter der Belastung nicht bzw. nicht über etwa 2,0 µE/ml an. Während ein positiver Ausfall der TRH-Belastung gegen eine Hyperthyreose spricht, kommen negative Testausfälle wie beim Suppressionstest bei der auch euthyreoten endokrinen Ophthalmopathie und darüber hinaus bei manchen eindeutig blanden Strumen vor.

(8) Ein Grundumsatz von weniger als +30% ist bei einer Hyperthyreose sehr selten, allenfalls bei begleitenden schweren Erkrankungen mit Adynamie und Hypoproteinämie zu registrieren. Andererseits kann ein erhöhter Grundumsatz den Verdacht auf eine Hyperthyreose erwecken oder stützen, die Erkrankung jedoch nie belegen. Er bedarf stets der Ergänzung durch weitere, insbesondere Jodstoffwechselmethoden. Eine antithyreoidale Behandlung einschließlich der Verabreichung von Lycopuspräparaten allein aufgrund einer Grundumsatzsteigerung kann heute fast als Kunstfehler bezeichnet werden. Zweifellos mehr als 90% aller Stoffwechselsteigerungen sind extrathyreoidaler Natur, so daß das Risiko einer Fehldiagnose in Richtung Hyperthyreose durch diese Methode kaum überschätzt werden kann. Sie dient zur Abschätzung des Schweregrades und gelegentlich zur Therapiekontrolle, insbesondere präoperativ.

(9) Das Serumcholesterin kann mit Werten unter 150 mg% den Verdacht auf eine Hyperthyreose aufkommen lassen oder stützen, ähnlich wie ein erhöhter Grundumsatz diese Krankheit jedoch nie belegen. Werte über 300 mg% kommen bei einer Schilddrüsenüberfunktion kaum jemals vor.

(10) Ein Szintigramm ist auch bei Abwesenheit einer Struma unerläßlich, weil ihm erhebliche Bedeutung für differentialtherapeutische Erwägungen zukommt. Es sollte bei Hyperthyreoseverdacht in Zusammenhang mit einem Radiojod-Zweiphasenstudium durch ^{131}J und nicht durch Technetium ermittelt werden. Überdies kann die Diagnose eines unter Umständen nur kleinen und deshalb nicht tastbaren autonomen Adenoms nur durch eine Szintigraphie gestellt werden, wobei es sich als solitäres Aktivitätsmaximum (selten multipel) darstellt. Ist das paranoduläre Gewebe ebenfalls, wenn auch in minderer Aktivitätsintensität, zu erkennen, so spricht man von einem szintigraphisch kompensierten Adenom, welches ebenso eine Hyperthyreose unterhalten kann wie ein szintigraphisch sog. dekompensiertes Adenom ohne paranoduläre Aktivitätsmaxima. Ein derartiger szintigraphischer Befund kann andererseits auch ohne Hyperthyreose einhergehen, so daß die Szintigraphie in keiner Weise funk-

Tabelle 4. Beziehungen zwischen Hyperthyreoseform und Laboratoriumsbefunden

Hyperthyreoseform	Endokrine Ophthalmopathie	$^{131}T_3$-in vitro-Test	Hormonspiegel im Blut	Grundumsatz, Serumcholesterin	TSH im Blut	TRH-Belastung	Suppressionstest	^{131}I-Zweiphasenstudium	Szintigramm
1. Hyperthyreose ohne Struma									Normales Drüsenabbild
2. Hyperthyreose mit diffuser Struma (einschl. Rezidivstruma)	möglich				niedrig				Vergrößertes Drüsenabbild mit dem Tastbefund entsprechender gleichmäßiger Aktivitätsverteilung oder nur geringen arealen Verteilungsunterschieden
3. Hyperthyreose bei Knotenstruma (einschl. Rezidivstruma)						negativ	negativ	Gleichartig verändert	Vergrößertes Drüsenabbild mit entsprechend dem Tastbefund unterschiedlicher Aktivitätsverteilung und gegebenenfalls dystopischen Anteilen
4. Hyperthyreose durch TSH und TSH-ähnliche Aktivitäten (Rarität bei Tumoren)			Gleichartig verändert		extrem hoch				Drüsenabbild entsprechend dem Tastbefund mit gleichmäßiger oder ungleichmäßiger Aktivitätsverteilung
5. Autonomes Adenom (auch multipel) mit Hyperthyreose									Solitäres (sehr selten 2 oder 3) Aktivitätsmaximum stets im Bereich des knotigen Tastbefundes mit nur angedeuteter oder fehlender Aktivitätsansammlung des paranodulären Gewebes, das sich durch TSH aktivieren und entsprechend szintigraphisch darstellen läßt
6. Hyperthyreosis factitia	keine						nicht möglich, da supprimiert	Kein oder supprimierter thyreoidaler Jodumsatz	Schilddrüse nicht oder nur angedeutet darstellbar — Versuch mit TSH-Aktivierung riskant — mit Aktivitätsunterschieden entsprechend der Drüsenbeschaffenheit
7. Hyperthyreose bei Thyreoiditis					niedrig	uncharakteristisch			Je nach Ausdehnung der Thyreoiditis keine oder unterschiedlich intensive Aktivitätsansammlung bzw. verteilung
8. Hyperthyreose durch hormonell aktive Metastasen eines SD-Karzinoms oder bei Struma ovarii							wie bei 7, über aktivem Gewebe negativ	Über Schilddrüse wie bei 7, jedoch hohes PB^{131}I durch Beschleunigung des Jodumsatzes von aktivem Carcinom-Gewebe oder Struma ovarii	Gesundes Drüsengewebe nicht, hyperaktives Drüsengewebe im Karzinombereich bzw. in Metastasen oder Ovar als Aktivitätsmaximum darstellbar

Bei allen Hyperthyreoseformen sind die einzelnen Parameter der Funktionsanalysen unabhängig von Schweregrad und An- oder Abwesenheit einer endokrinen Ophthalmopathie gleichartig verändert mit Ausnahme der sehr seltenen Formen 6—8 und auch des autonomen Adenoms, die nur durch besondere Konstellation in Zu-

tionell interpretiert werden darf. Nur für den letztgenannten Fall ist eine TSH-Stimulierung indiziert, um sich Gewißheit darüber zu verschaffen, ob überhaupt neben einem oder mehreren Adenomen noch aktives und nur homöostatisch supprimiertes Schilddrüsengewebe vorhanden ist. Einen anderen Sinn hat die TSH-Stimulierung nicht — ihr positiver Effekt mit Darstellung vorher inaktivierten Drüsengewebes belegt nicht etwa eine Hyperthyreose, sondern lediglich die Autonomie des Adenoms. Entgegen andersartigen Informationen gehört die Wiederholung der Szintigraphie von Knotenstrumen unter der Suppression durch Schilddrüsenhormone nicht zur Hyperthyreosediagnostik, sondern zur Diagnostik der blanden Struma: Die damit feststellbare autonome Natur eines Kropfknotens erweist ihn zugleich als „kompensiert" und damit die gesamte Drüsenfunktion als euthyreot, wobei die Beeinflussung des Speicherungsmaximums ungleich wichtiger als der Vergleich der Aktivitätsverteilung ist. Sinkt das Speicherungsmaximum, mit oder ohne Suppression paraadenomatösen Gewebes, im Sinne eines positiven Suppressionstestes ab, so ist eine Hyperthyreose ausgeschlossen.

(11) Der Nachweis von Schilddrüsenautoantikörpern lohnt sich bei Hyperthyreosen nicht zur Diagnostik, sondern allenfalls zur Beurteilung von Therapiemaßnahmen, wie etwa der Radiojodbehandlung, während schilddrüsenstimulierende Autoantikörper oder der zu diesen gehörende LATS routinemäßig nicht zu erfassen und im übrigen auch diagnostisch ohne Bedeutung sind. Derartige Antikörper lassen sich in über 90% der Hyperthyreose, jedoch auch in etwa der Hälfte der Fälle von stabil euthyreoter endokriner Ophthalmopathie feststellen.

Tabelle 4 läßt erkennen, daß bis auf in folgendem noch zu skizzierenden Sonderformen bei der überwiegenden Mehrzahl der Fälle die Ergebnisse der einzelnen Laboratoriumsbefunde unabhängig vom Typ der Hyperthyreose und darüber hinaus auch von deren klinischem Schweregrad sowie der Komplikation durch endokrine Augensymptome sind. Die weitaus häufigsten Hyperthyreoseformen (1.)—(3.) sind also klinisch definiert.

7.4 Sonderformen der Hyperthyreose

7.4.1 Autonomes Adenom mit Hyperthyreose (früher sog. toxisches Adenom)

Es ist als selbständige Krankheitsform pathophysiologisch dadurch gekennzeichnet, daß ein einziger (selten zwei oder mehr) autonom funktionierender Knoten im Überschuß Schilddrüsenhormone produziert, die über eine Erhöhung des humoralen Hormonspiegels die TSH-Inkretion des Hypophysenvorderlappens hemmen und damit das nicht-noduläre und deshalb der homöostatischen Regulation nicht entzogene Schilddrüsengewebe ruhigstellen. Diese Situation spiegelt sich in der Diagnostik durch ein solitäres Aktivitätsmaximum im Szintigramm, dessen Konturen mit dem knotigen Tastbefund übereinstimmen. Soweit auch nur angedeutet restliches Schilddrüsengewebe, meistens der anderseitige Lappen, erkennbar ist, erübrigt sich dessen Aktivierung durch TSH, während zunächst nicht dargestelltes Gewebe auf diese Weise szintigraphisch nachgewiesen und damit die autonome Natur des Adenoms belegt werden kann. Die hormonelle Hyperaktivität kann gegen das autonome Adenom mit Euthyreose nur durch entsprechend erhöhte bzw. veränderte periphere in vitro-Para-

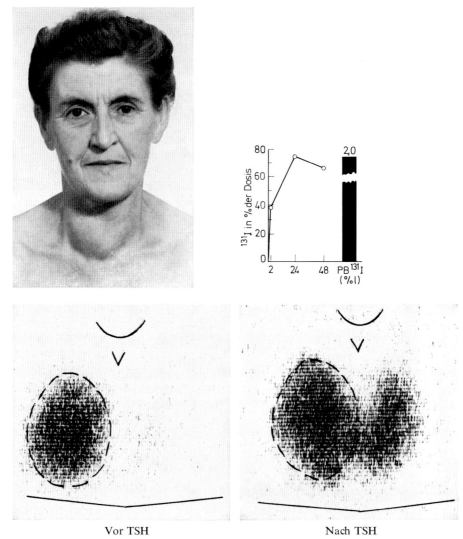

Vor TSH   Nach TSH

Abb. 20. Autonomes Adenom mit Hyperthyreose. Frau Elisabeth A., 53 Jahre. Therapie: Radiojod oder Operation. PBI: 12,4 µg%; Grundumsatz: +56%; Serumcholestrin: 250 mg%

meter belegt werden. Der thyreoidale ^{131}J-Umsatz ist öfter als bei den übrigen Hyperthyreoseformen nur gering oder ausnahmsweise nicht beschleunigt, auch das Serumcholesterin eher einmal normal (Abb. 20).

7.4.2 Hyperthyreosis factitia

Sie beruht auf einer übermäßigen Zufuhr von Schilddrüsenhormonen, so daß das exogen erhöhte Hormonangebot an den Organismus die gleichen hyperthyreoten Veränderungen und Symptome unterhält wie eine endogene Überproduktion von Hormonen. Da der Regulationsmechanismus intakt ist, wird die Schilddrüse über eine Hemmung der TSH-Inkretion auch dann funktionell supprimiert bzw. inaktiv und kleiner, wenn sie vorher kropfig vergrößert war (die Hyperthyreosis factitia kommt am ehesten im Verlauf der Standardbehandlung einer blanden Struma mit Schilddrüsenhormonen vor). Demzufolge ist mit Radiojod kein oder nur ein geringer thyreoidaler Jodumsatz in der Größenordnung etwa einer Hypothyreose und deshalb meist auch kein ordentliches Szintigramm zu registrieren, während alle übrigen Parameter einschließlich des negativen Ergebnisses einer TRH-Belastung der hyperthyreoten Stoffwechselsituation entsprechen.

Die Hyperthyreosis factitia darf nicht mit der sog. Basedowifizierung — besser: Hyperaktivierung — einer normalen oder kropfig vergrößerten Schilddrüse verwechselt werden, die durch Zufuhr von Jod, unter anderem auch in Form eines jodhaltigen Röntgenkontrastmittels oder von Thyreoidea sicca zustande kommen kann. Dabei wird eine Schilddrüse oder Struma, die bereits eine Tendenz zur homöostatischen Entgleisung in sich birgt, durch das bei Dejodierungsprozessen freiwerdende Jod so aktiviert, daß sie nun mit beschleunigtem Jodumsatz übermäßig Hormone produziert und dadurch eine regelrechte Hyperthyreose unterhält. Diese Situation stellt eine unter vielen Möglichkeiten dar, die im Rahmen der Pathogenese einer Hyperthyreose realisiert werden können.

7.4.3 Hyperthyreose durch Schilddrüsenkarzinom

Die Hyperthyreose *durch hormonell hyperaktive Metastasen eines differenzierten Schilddrüsenkarzinoms* oder eine *Struma ovarii* ist eine Rarität und gekennzeichnet durch eine Überproduktion von Schilddrüsenhormonen in dystopisch gelegenem Gewebe, welches szintigraphisch durch Absuchen des Körpers auf Aktivitätsmaxima (Gesamtkörperprofil, Gesamtkörperszintigramm) nachgewiesen werden kann. Sein Jodumsatz ist entsprechend dem einer hyperthyreotischen Schilddrüse an normaler Stelle des Halses beschleunigt, so daß ein hohes $PB^{131}I$ und darüber hinaus die übliche Konstellation von Funktionsbefunden der in vitro-Teste resultieren. Sofern noch gesundes Schilddrüsengewebe an normaler Stelle des Halses vorhanden ist, wird es wie durch die Hyperaktivität eines autonomen Adenoms inaktiviert und erst nach exogener TSH-Stimulierung darstellbar.

7.4.4 Hyperthyreose bei diffuser Thyreoiditis

Sie ist stets passager im Rahmen eines die gesamte oder einen sehr großen Teil der Schilddrüse betreffenden akuten oder subakuten Entzündungsprozesses (s. auch S. 152, 156). Das alterierte Gewebe verliert seinen Hormonvorrat nicht nur in Form des peripher stoffwechselinaktiven Jodthyreoglobulins, sondern ausnahmsweise auch in Form der freien Aminosäuren Thyroxin und Trijodthyronin, die dann durch erhöhte Plasmaspiegel eine hyperthyreote Stoffwechsellage unterhalten. Da mangels Hyperaktivität der Drüse kein Nachschub erfolgt, limitiert sich eine solche Hyperthyreose spontan bzw. ist sie nicht progredient. Die peripheren in vitro-Parameter entsprechen der Stoffwechselsituation, ein thyreoidaler Jodumsatz ist nicht nachweisbar oder subnormal. In diesem Stadium entspricht die Befundkonstellation derjenigen einer Hyperthyreosis factitia, wobei einerseits natürlich Anhaltspunkte für eine exogene Hormonzufuhr fehlen, andererseits Entzündungszeichen die Diagnose klären.

7.4.5 Hyperthyreose durch TSH-Aktivitäten

Die Hyperthyreose durch TSH oder TSH-ähnliche Aktivitäten bei einem HVL-Adenom oder einem paraneoplastischen Syndrom ist in der Weltliteratur nur vereinzelt beschrieben worden und stellt die einzige durch hormonelle Stimulierung der Schilddrüse unterhaltene Krankheitsform dar. Dementsprechend lassen sich hohe TSH-Aktivitäten im Serum bei stets entschieden beschleunigtem thyreoidalen Jodumsatz nachweisen, daneben je nach Ausdehnung des HVL-Adenoms oder einer anderweitigen Neoplasie entsprechende lokale oder weitere, extrathyreoidale hormonelle bzw. Tumorbefunde.

7.5 Therapie der Hyperthyreosen

Wegen der individuellen Besonderheiten jedes Schilddrüsenkranken gibt es für den Einzelfall meistens einen optimalen Therapieplan. Dieser erstreckt sich auf *allgemeine* und *spezielle* Maßnahmen.

7.5.1 Allgemeine Behandlungsmaßnahmen

Diese sind rein symptomatischer Natur und kommen stets zusätzlich, für sich allein nur bei leichten, phasenhaft ablaufenden, flüchtigen Hyperthyreosen ohne wesentliche Beeinträchtigung des Energiehaushaltes (Grundumsatz unter $+30\%$) in Betracht, oder dann, wenn nach dem Absetzen einer speziellen Therapie die Zeit bis zu einer Kontrolluntersuchung überbrückt werden soll. Die Wahl von Empfehlungen, Richtlinien und Arzneimitteln hängt am ehesten vom Grad der Beteiligung des Herz-Kreislauf- und Nervensystems ab. Wesentlich sind ein möglichst ruhiges Milieu und genügend Schlaf, gegebenenfalls mit Hilfe von Schlafmitteln, sowie eine durch keinerlei Vorschriften eingeengte, hochwertige und vitaminreiche Kost. Die früher geübte *Eiweißbeschränkung ist nicht nur überflüssig, sondern von Nachteil!* Es gibt auch keine Eiweißquellen, etwa Fische oder andere Meerestiere, die wegen eines vermeintlich hohen Jodgehaltes zu meiden wären. Aus Bilanzgründen muß sogar auf eine reichliche Eiweißzufuhr geachtet werden, eine laktovegetabile sog. „Schutzkost" ist völlig unangebracht. Ein übermäßiger Konsum von Genußmitteln, wie Kaffee, Tee, Nikotin oder Alkohol, sollte abgestellt werden, drastische Eingriffe in derlei Gewohnheiten oder gar Verbote sind weder angebracht noch sinnvoll. Es genügt, zur Mäßigung zu raten. *Physikalische Heilmethoden und Bäder jeder Art sowie anderweitige kreislauftrainierende Maßnahmen oder gar Kneipp-Kuren sind bei Hyperthyreosen kontraindiziert!* Sie stellen lediglich eine unerwünschte Belastung dar und haben einen Platz im Therapieplan allenfalls nach Abschluß einer speziellen Hyperthyreosebehandlung mit kompletter Remission der Krankheit, dann je nach der kardiovaskulären Situation. In Zusammenhang mit diesen Gesichtspunkten sind Erholungsaufenthalte nur dann zu empfehlen, wenn die Hyperthyreose sicher beherrscht ist und der Heilplan nicht von dritter Seite durch besondere Kurmittel durchkreuzt wird. Obgleich mit Ausnahme der bekannten Jodbäder gegen keine innerdeutsche Landschaft aus Gründen von Klima oder Höhenlage besondere Bedenken bestehen, bewähren sich am besten Erholungsaufenthalte in Höhenlagen bis zu 800 m. Länger anhaltende Sonnenbestrahlung ist unerwünscht, gegen einen Aufenthalt an der See unter dieser Einschränkung nichts einzuwenden. Immerhin empfiehlt es sich, Gegenden mit ausgesprochenem Reizklima und Ansprüchen an die Akklimatisationsfähigkeit des Körpers zu meiden.

Obgleich eine Hyperthyreose weder pathogenetisch noch hinsichtlich ihres Verlaufs oder ihres Ansprechens auf eine Behandlung mit einem Fokalgeschehen in Verbindung gebracht werden kann, hat die Sanierung eindeutiger Herde, insbesondere an Tonsillen und Nebenhöhlen, kaum indessen an den Zähnen, ihren Sinn. Sie sollte erst dann und unter dem Schutz von Antibiotika durchgeführt werden, wenn sich die Hyperthyreose in sicherer Kontrolle befindet, und wirkt sich dadurch günstig aus, daß ein neben der Hyperthyreose zusätzlich Herz, Kreislauf und Nervensystem belastender Faktor entfällt. Als direkter Fokus für eine Schilddrüsenüberfunktion kommen derlei Prozesse jedoch nicht in Betracht.

Eine symptomatische medikamentöse Therapie hat den Zweck, die teils vegetativ, teils stoffwechselbedingte Übererregbarkeit des Kranken zu dämpfen und die Überlastung bestimmter Organe (Herz, Leber) und Organsysteme (Kreislauf, Nervensystem) zu kompensieren. Je nach Verträglichkeit wählt man unter Sedativa und Psychorelaxantien in dem Bewußtsein, daß keines von ihnen grundsätzlich Vorteile gegenüber anderen aufweist. Die individuelle Reaktionsbereitschaft auf einzelne der darin enthaltenen Pharmaka ist so unterschiedlich und durch keinen Test im voraus erfahrbar, daß man Spitzfindigkeiten in der Zusammensetzung solcher Präparate keine besondere Beachtung zu zollen braucht. Wesentlich ist, daß alle diese Mittel nur von Vorteil sind, wenn man dem Organismus eine gewisse Zeit läßt, sich auf sie einzustellen. Ohne den seltenen Grund einer Unverträglichkeit oder Allergie ist ein Wechsel derartiger Mittel im Abstand von 4—6 Wochen dann sinnvoll, wenn sich trotz regelmäßiger Einnahme der gewünschte Effekt nicht eingestellt hat. Es besteht kein Zweifel daran, daß keines solcher Mittel kausal in das pathogenetische Geschehen der Hyperthyreose eingreift, und daß Erörterungen über diese oder jene Art von etwa zentraler Einflußnahme unberechtigt sind. Kombinationspräparate von symptomatischen und spezifischen antithyreoidalen Mitteln sind für eine ordentliche Hyperthyreosebehandlung ungeeignet, weil sie es nicht gestatten, die einzelnen Bestandteile unabhängig voneinander der jeweiligen Situation angepaßt zu dosieren. Gerade das aber ist in jedem Fall sowohl bei der Initial- wie bei der Dauertherapie unbedingt erforderlich. Es kann als Regel gelten, daß eine symptomatische Medikation beibehalten oder intensiviert werden muß, wenn ein spezielles antithyreoidales Medikament reduziert oder abgesetzt wird.

Obgleich auch die Verwendung von *Reserpin* noch zu den symptomatischen Maßnahmen gerechnet werden muß, liegen gewisse Anhaltspunkte dafür vor, daß es nebenher eine spezifische Wirkung besitzen könnte. Tierexperimentell ist der schilddrüsendämpfende Einfluß des Alkaloids genügend belegt und darüber hinaus werden auch thyroxinantagonistische Effekte in der Körperperipherie diskutiert. Dementsprechend, in erster Linie jedoch wegen seiner starken zentral-sedativen Wirkung und derjenigen auf die Herzaktion hat sich Reserpin teils zur phasenhaften alleinigen, teils als Begleittherapie bewährt. Wir bevorzugen es als Zusatzpräparat in Tagesdosen bis maximal 1,0 mg besonders beim Vorliegen endokriner Augensymptome und halten es für das Mittel der Wahl, wenn man bei gleichzeitigem Schlagvolumenhochdruck oder bei Tachykardie ohne eingreifende antithyreoidale und ohne einen β-Rezeptorenblocker auskommen möchte. Bei widersprüchlichen Befunden muß ein Einfluß des Reserpins auf den Jodumsatz hyperthyreoter Schilddrüsen als zweifelhaft gelten. Zu berücksichtigen ist bei seiner Anwendung, daß sich nicht selten eine nicht zu behebende Trockenheit der Nasenschleimhaut und auch eine depressive Verstimmung einstellen, die dann unbedingt zum Absetzen des Medikamentes Anlaß geben sollten. Für den letztgenannten Fall ersetzt man es vorteilhafterweise durch antidepressive Medikamente (Saroten, Tofranil, Aponal usw.), nicht aber durch Lithium.

Bei pathologischen Befunden an Herz, Kreislauf oder Leber bleibt zunächst offen, ob sie präexistent oder mit der Hyperthyreose in ursächlichen Zusammenhang zu bringen sind. In jedem Fall muß man sie der Situation entsprechend behandeln. Keineswegs ist eine hyperthyreote Herzinsuffizienz oder Herzrhythmusstörung digitalisrefraktär, des gesteigerten Stoffwechsels wegen sind vorübergehend aber höhere Dosen erforderlich. Wie bei Hypothyreosen kombiniert man vorteilhafterweise mit koronardilatierenden Medikamenten, wobei hier und insbesondere bei Hochdruck und Tachykardie zweifellos den β-Rezeptorenblockern vom Typ Propranolol (Dociton, Visken) Vorzüge zugeschrieben werden können, sich aber auch Isoptin sehr bewährt. Erstere sollte man nicht ohne gleichzeitige Digitalisierung verabreichen und bei älteren Patienten mit normo- oder hypotoner Tachykardie eher meiden. Bei schwerer Hyperthyreose kann man mit einer toxischen anikterischen Hepatose mit pathologischen Werten für SGOT, SGPT, LDH wie auch der alkalischen Serumphosphatase rechnen, so daß sich eine entsprechende Behandlung, unter Umständen stoßweise auch mit Prednison oder Prednisolon lohnt. Dies um so eher, als sich erwiesen hat, daß diese Art von Steroidtherapie bei der vorwiegend autoimmunologisch bedingten Hyperthyreoseform ohnehin auch stoffwechselspezifisch auswirkt. Eine sog. Leberschutzbehandlung hat in solchen Situationen auch ohne Nachweis von Leberaktivitätszeichen oder dysproteinämischen Veränderungen für einige Wochen bis Monate durchaus ihren Sinn, wobei auf höhere Dosen von Vitamin B_{12} nicht verzichtet werden sollte. Unter ähnlichen Gesichtspunkten bewähren sich bei Beteiligung von Haut- und Anhangsgebilden, wie Nägel und Haaren, Vitamin A-Präparate.

Gelegentlich bei jugendlichen, häufiger aber bei Hyperthyreosekranken jenseits des 50. Lebensjahres ist bei längerer Krankheitsdauer mit einer hyperthyreoten Osteopathie im Sinne vorwiegend einer *Osteoporose* zu rechnen. Sie äußert sich nicht unbedingt röntgenologisch, gelegentlich in Form rheumatoider Beschwerden bei vermehrter Kalziumausscheidung (Sulkowitch!). Hier wird man, dem Lebensalter entsprechend, vorsichtig oder in höheren Dosen Anabolika anwenden und auch Kalzium als Brausetabletten geben. Wir bevorzugen eine stoßartige Medikation. Die Gefahr einer Überdosierung darf gerade bei Frauen, die unter Umständen schon während des Klimakteriums oder Postklimakteriums vor Hyperthyreosebeginn unter anderem männliche Keimdrüsenhormone erhalten hatten, der plötzlichen und dann irreversiblen Virilisierungserscheinungen wegen nicht unterschätzt werden. Eine leichte Anämie von nicht weniger als 10—11 g% Hb ist nicht unbedingt therapiebedürftig, wenn die Hyperthyreose ohnehin speziell konsequent behandelt wird. Wenn aber, dann bewähren sich Injektionen von Vitamin B_{12} sowie peroral Eisenpräparate, letztere jedoch nur stoßweise und mit entsprechenden Kontrollen. Nur bei höhergradiger Anämie sollte man auf eine intravenöse Eisenzufuhr übergehen, noch zumal nicht nur einer eventuellen Anämie, sondern auch der eisenhaltigen Fermente wegen bei stoffwechselbedingtem Mehrumsatz mit Eisenverlust ein zumindest latenter Eisenmangel vorliegt und sich auch bei der Eisenbelastung und bei Untersuchungen der latenten Eisenbindungskapazität nachweisen läßt.

7.5.2 Spezielle Therapie

Bei weitaus den meisten Kranken reichen natürlich die soeben angeführten Bemühungen nicht aus, so daß eine spezielle Behandlungsform gewählt werden muß. Als solche stehen heute zur Verfügung:

(1) die subtotale Strumaresektion bzw. Enukleation eines Adenoms,
(2) die Radiojodtherapie und
(3) die Medikation antithyreoidaler Substanzen.

Da zur Initialbehandlung stets nur eines dieser drei Verfahren für einen bestimmten Patienten optimal ist, bedarf es nicht selten schwieriger differentialtherapeutischer Erwägungen, die grundsätzlich an das Vorhandensein einer Reihe von Laboratoriumsbefunden gebunden sind. Sie betreffen andererseits nicht etwa die selbstverständlich vorher zu sichernde Diagnose oder den Schweregrad der Krankheit, sondern

(1) das Lebensalter des Kranken und gegebenenfalls besondere Umstände, wie Gravidität, Klimakterium oder berufliche Ausnahmesituationen,

(2) Größe und Beschaffenheit der Schilddrüse (Tastbefund, Szintigramm und Röntgenbefund) sowie

(3) Ab- oder Anwesenheit bzw. Schweregrad einer begleitenden endokrinen Ophthalmopathie (Abb. 21).

Obgleich dem Hypophysenvorderlappen mit seiner TSH- oder einer fraglich gewordenen EPF-Inkretion nicht mehr die noch vor Jahren für besonders wichtig erachtete pathogenetische Rolle bei der Hyperthyreose und endokrinen Ophthalmopathie zugeschrieben wird, hat sein Verhalten auch in Zusammenhang mit den für die Gewebsveränderungen an Schilddrüse und Augenanhangsgebilden verantwortlichen Autoimmunprozessen eine wesentliche Bedeutung: Letztere können progredient werden, wenn durch Therapiemaßnahmen der Spiegel an Schilddrüsenhormonen im Blut subnormale Werte erreicht und es homöostatisch über eine hypophysäre Reaktivierung zur vermehrten TSH-Inkretion kommt. Da insbesondere die endokrinen Augenveränderungen unter wenigen anderen die unangenehmste Komplikation einer Hyperthyreose und überdies kaum je voll reversibel sind, sollte auf keinen Fall eine Verschlechterung derselben riskiert werden. Das gelingt am ehesten durch eine langsame Beseitigung der hyperthyreoten Stoffwechsellage und gegebenenfalls durch die zusätzliche Verabreichung von Schilddrüsenhormonen bei regelmäßiger Kontrolle des Hormonspiegels durch die dafür geeigneten in vitro-Parameter.

Diesen prinzipiellen Erwägungen und den Eigenarten der drei speziellen Behandlungsverfahren Rechnung tragend, ergeben sich sehr unterschiedliche Indikationen für deren Anwendung.

7.5.2.1 Operation (Strumaresektion)

Sie ist prinzipiell mit den Risiken einer wenn auch nur sehr geringen Mortalität (unter 0,1%), einer postoperativen Rekurrensparese oder Nebenschilddrüseninsuffizienz (ca. 5%) sowie einer Hypothyreose (bis zu 30%, je nach Ausgiebigkeit der Resektion) belastet, ohne daß letztere in Anbetracht der ohnehin erforderlichen hormonellen Stru-

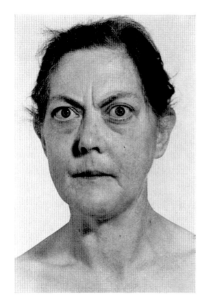
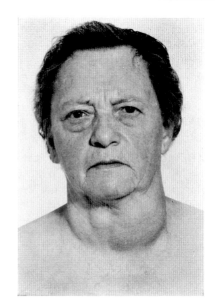
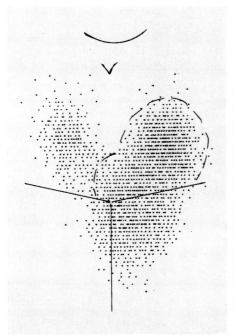
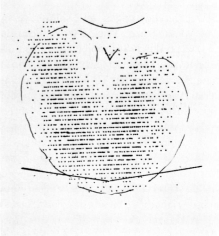

a Hyperthyreose mit mäßiger diffuser Struma und endokriner Ophthalmopathie in höherem Lebensalter (Hildegard Ph., 59 Jahre)

b Hyperthyreose mit großer Knotenstruma und geringer endokriner Ophthalmopathie bei schwerer Herzinsuffizienz (Katharina M., 62 Jahre)

Abb. 21. Typische Indikationen zur Radiojodtherapie von Hyperthyreosen

Therapie der Hyperthyreosen 105

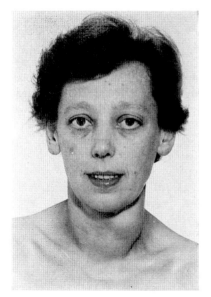
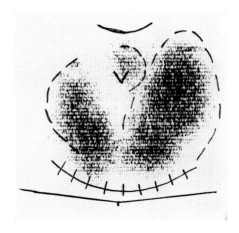

c Hyperthyreose mit knotiger Rezidivstruma mit aktiviertem Drüsenrest im ehemaligen Ductus thyreoglossus (Paula S., 43 Jahre)

marezidivprophylaxe als ein gravierendes Vorkommnis anzusehen ist. Bei Rezidivoperationen sind die genannten Risiken wesentlich größer als bei Erstoperationen und erreichen eine Frequenz bis zu 50%. Nicht indiziert ist die Operation bei Hyperthyreosen ohne oder mit nur belangloser Struma, vor allem, wenn schon einmal eine Schilddrüsenoperation vorangegangen war, und selbstverständlich bei einer Hyperthyreosis factitia oder einer solchen im Rahmen einer Thyreoiditis. Abweichend von

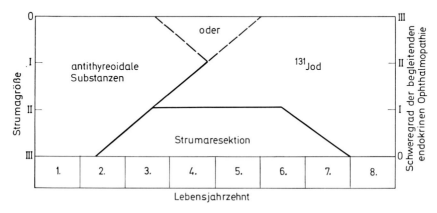

Abb. 21 d. Die Indikation zu den speziellen Therapieverfahren der Hyperthyreose. (Sie hängt ab von Lebensalter, Kropfgröße, Schweregrad einer gegebenenfalls vorhandenen endokrinen Ophthalmopathie. Das optimale Verfahren ergibt sich etwa am Schnittpunkt der Strumagröße und Schweregrad einer endokrinen Ophthalmopathie verbindenden Geraden mit dem Lebensalter)

früheren Vorstellungen stellt bei sorgfältiger prä- und postoperativer Behandlung auch eine höhergradige endokrine Ophthalmopathie keine Gegenindikation gegen eine Strumaresektion dar, wenn diese aus lokalen Gründen das optimale Behandlungsverfahren darstellt. Für den Fall einer progredienten Augensymptomatik bewährt sich die präoperative Röntgen- oder Hochvoltbestrahlung des Retrobulbärraums mit Dosen je nach dem Schweregrad zwischen 600 und 1400 rad Oberflächendosis. Einschränkungen eines chirurgischen Eingriffs sind natürlich gegeben durch mangelhafte Operabilität etwa bei gleichzeitiger Herzinsuffizienz, nicht zu beherrschender Herzrhythmusstörung, Status varicosus, bei Emphysembronchitis und in Zusammenhang damit grundsätzlich bei Menschen jenseits des etwa 65. Lebensjahres. Diese Grenze ist allerdings in Abhängigkeit vom Allgemeinbefund und -befinden eines Kranken recht flexibel. Man muß die verlängerte Rekonvaleszenz und erhöhte Thromboseneigung älterer oder arteriosklerotischer Kranker in Betracht ziehen.

Bei dieser Situation besteht die Tendenz, die *Indikation* zu einem chirurgischen Eingriff per exclusionem der anderen Therapiemöglichkeiten festzulegen. Sie ist infolgedessen gegeben und das Vorgehen der Wahl bei operablen Kranken mit erheblicher und besonders nach substernal reichender Struma. Das gilt speziell vor dem 30.—35. Lebensjahr, weil man hier mit Radiojod noch relativ zurückhaltend ist, und die Struma bei rein medikamentöser Therapie auf lange Sicht hin kaum jemals verkleinert werden kann. Nicht selten handelt es sich darüber hinaus um hyperthyreote Knotenstrumen mit zugleich auch szintigraphisch „kalten" Drüsenpartien. Beim autonomen Adenom konkurriert mit der operativen Enukleation desselben nur die Radiojodtherapie, so daß es lediglich eine Frage des Lebensalters und der Knotengröße ist, zu welchem Vorgehen man sich entschließt: Je jünger der Patient und je größer das Adenom, desto eher empfiehlt sich dessen chirurgische Entfernung.

Da die Operation in jedem Fall am schnellsten und sehr sicher zu einer definitiven Remission der Hyperthyreose führt, ist sie ausnahmsweise aus taktischen Gründen auch anstelle von in erster Linie indizierten anderen Therapieverfahren zu vertreten, wenn es wegen existentiell wichtiger beruflicher Pläne, längerer Reisen oder mangelhafter Konsultations- und Kontrollmöglichkeiten auf eine schnelle Heilung ankommt. Ein medizinisches Motiv ist solche Eile jedoch nie, und bei Abwesenheit einer Struma sollte man sich auf eine operative Intervention nicht einlassen. Daß ein hoher Titer von Schilddrüsenautoantikörpern im Blut in starkem Maße zu einer postoperativen Hypothyreose prädestiniert und deshalb die Indikation zur Operation einer hyperthyreoten Struma mit beeinflussen solle, ist rein spekulativ und für therapeutische Entscheidungen unwichtig.

Da Operation und Narkose nur bei euthyreoter Stoffwechsellage möglich sind, bedarf es stets einer mindestens mehrwöchigen, wennn nicht längeren medikamentösen *Vorbehandlung*. Sie besteht neben der symptomatischen kardiovaskulären Versorgung in der speziellen Therapie mit antithyreoidalen Substanzen und zugleich Schilddrüsenhormonen wie bei alleiniger medikamentöser Behandlung (s. S. 113). Gerade bei den zu operierenden Patienten ist auf die hormonelle Begleitmedikation Wert zu legen, noch zumal sie in die erforderliche postoperative Strumarezidivprophylaxe überleitet. Man kann zu diesem Zweck ebensogut L-Thyroxin wie ein Kombinationspräparat der beiden synthetischen Hormone verwenden. Ist eine euthyreote Stoffwechsellage erreicht, so sind zwei Möglichkeiten gegeben:

(1) Es wird unter Einsatz eines β-Rezeptorenblockers operiert, damit trotz stark vaskularisierter Drüse Parenchymblutungen ausbleiben. Postoperativ bleibt man noch für 3—6 Tage bei der präoperativen Medikation, setzt dann das antithyreoidale Mittel ab und überprüft unter der beizubehaltenden Hormonmedikation die Stoffwechselsituation anhand der in vitro-Parameter einschließlich des TSH-Spiegels im Blut. Dieser muß unbedingt niedrig mit Werten unter 1,0 μE/ml Serum bleiben, insbesondere wenn eine Ophthalmopathie im Spiel ist.

(2) Man beginnt mit einer Zusatzmedikation von Jod in Form der sog. Plummerung. Sie kann sich unter Fortsetzung der antithyreoidalen Medikation auf etwa 8 Tage beschränken, sollte postoperativ noch 3—6 Tage fortgesetzt werden. Die Erfahrung und die Aufklärung des Effektes dieser Jodvorbehandlung haben gezeigt, daß eine etwa tropfenweise ansteigende Dosierung von Lugol-Lösung überflüssig ist, man nicht zu gering dosieren darf und andererseits praktisch nicht überdosieren kann. Aus diesem Grund wählt man vorteilhafterweise von Anfang an eine Tagesdosis von etwa 20 Tropfen oder, falls das Jod bei peroraler Gabe zu Unverträglichkeitserscheinungen seitens des Magen-Darm-Traktes führt, 4—6 Ampullen Endojodin täglich. Mit dem Tag der Operation unterbleibt die weitere Verabreichung eines antithyreoidalen Mittels, während Jod in rückläufiger Dosierung noch für einige Tage und Schilddrüsenhormone grundsätzlich weiter gegeben werden.

Andere präoperative medikamentöse Praktiken sind zwar ebenfalls verbreitet und in der Hand erfahrener Operateure durchaus zu vertreten, ansonsten jedoch mit einem gegenüber den genannten Verfahren größeren Risiko belastet. Dazu gehört die alleinige Jodvorbehandlung, die am ehesten noch bei einem zu operierenden autonomen Adenom in Betracht kommt, sowie der Verzicht auf jede spezielle präoperative antithyreoidale Medikation mit Beschränkung auf β-Rezeptorenblocker. Dieses Vorgehen ist schon deshalb nicht zu empfehlen, weil es den hormonellen Hintergrund der prä- und postoperativen Situation nicht berücksichtigt. Eine weitere, wenig verbreitete präoperative Behandlung ist die mit ausschließlich Perchloratpräparaten oder zusätzlich noch Schilddrüsenhormonen, wobei jedoch auf keinen Fall mit einer Plummerung kombiniert werden darf. Sie würde den Perchlorateffekt durchbrechen und gerade um die Zeit des geplanten Operationstermins eine hyperthyreote Exazerbation riskieren.

Kommt es bei den geschilderten Maßnahmen unter der präoperativen Jodbehandlung oder postoperativ zu einer hyperthyreoten Krise, so ist diese in typischer Weise zu behandeln (s. S. 123).

Die *Rezidivkropfprophylaxe nach Strumaresektion bei Hyperthyreose* steht unter dem besonderen Aspekt des im allgemeinen persistierend beschleunigten Jodumsatzes im belassenen Drüsenstumpf, auch wenn sich die Beziehungen zwischen Schilddrüse und Hypophysenvorderlappen wider zu normalisieren beginnen. Obgleich die als Zeichen dafür geltende Suppression des thyreoidalen Jodumsatzes unter einer prophylaktischen Hormonmedikation ausbleibt, sollte diese beibehalten, allenfalls öfter kontrolliert werden. Wegen des Risikos einer Aktivierung kommt die Thyreoidea sicca als neben Schilddrüsenhormonen auch Jodid enthaltende Droge zu diesem Zweck nicht in Betracht und man wird sich auf 0,05—0,1 mg L-Thyroxin oder die adäquate Dosis eines Kombinationspräparates festlegen. Ein Verzicht auf die grundsätzlich lebenslang und auch bei interkurrenten Erkrankungen beizubehaltende hormonelle Strumarezidivprophylaxe ist allenfalls nach Enukleation eines autonomen Adenoms gerechtfertigt. Immerhin ist bei der noch unklaren und höchstwahrscheinlich mit einem exogenen Jodmangel zusammenhängenden Pathogenese eines autonomen Adenoms (sog. entgleiste Adaptation) damit zu rechnen, daß, wie schon einmal, auch im verbleibenden Schilddrüsengewebe wieder zur Adenombildung tendierende Prozesse ablaufen, die mit einer hormonellen Rezidivprophylaxe kupiert werden könnten. Unter diesem Gesichtspunkt wird man insbesondere nach Operation großer Adenome oder relativ junger Patienten vorsichtshalber eine Rezidivprophylaxe absolvieren lassen.

Selbstverständlich wird man insbesondere unmittelbar postoperativ die symptomatische Hyperthyreosetherapie für Tage und Wochen fortsetzen und sich nicht durch eine etwa narkose- oder operationsbedingte flüchtige Neigung zu tachykarden Sensationen soweit ängstigen lassen, daß sogleich eine postoperative hyperthyreote Krise oder Präkrise angenommen und entsprechend intensiv speziell therapiert wird. Andererseits darf eine aufgrund etwa ungenügender Parenchymresektion oder spezieller Aktivierung *postoperativ persistierende Hyperthyreose* nicht übersehen werden und unbehandelt bleiben. Zu diesem Zweck kommt nur die Fortsetzung oder Wiederaufnahme einer medikamentösen antithyreoidalen Kombinationsbehandlung, gegebenenfalls später die Radiojodtherapie in Betracht. Das Problem steht in engem Zusammenhang mit der absoluten Notwendigkeit, postoperativ anfangs häufiger, später in wenigstens jährlichen Abständen auch bei sehr befriedigendem weiteren Verlauf den Schilddrüsenstatus unabhängig davon zu überprüfen, ob oder ob nicht eine hormonelle Strumarezidivprophylaxe betrieben wird. Dabei kann man sich nicht auf einen befriedigenden körperlichen Status beschränken, sondern entsprechend dem Verlauf sollten die speziellen in vitro-Teste sowie die Bestimmung der TSH-Spiegels im Blut wie auch Szintigramm und Radiojod-Zweiphasenstudium herangezogen werden. Letzteres gilt insbesondere bei Anhaltspunkten für hyperthyreote Exazerbationen, wobei allerdings Fehlinterpretationen aufgrund des postoperativ verkleinerten Jodpools der Schilddrüse vermieden werden müssen.

Die *Behandlung einer durch eine überfunktionierende Struma ovarii oder hyperaktive Metastase eines Schilddrüsenkarzinoms bedingten Hyperthyreose* kann nur operativ oder durch Radiojod erfolgen. Für den erstgenannten Fall muß in typischer Weise präoperativ vorbehandelt werden, als ob eine hyperthyreote Schilddrüse an normaler Stelle des Halses operiert wird. Für den zweiten Fall ist die Hyperthyreosebehandlung nur ein Teil der dann meistens sehr komplizierten Tumortherapie.

7.5.2.2 Radiojodtherapie

Sie wird seit 1945 praktiziert und beruht auf der gewebsschädigenden Wirkung der β-Strahlen des peroral inkorporierten, seines Energiespektrums und der Halbwertzeit von 8 Tagen wegen nahezu optimal geeigneten ^{131}J (neuere Erfahrungen mit ^{125}J haben sich trotz geringerer Initialdosen der langen Halbwertzeit wegen nicht durchsetzen können). Der Effekt des radioaktiven Jodes beschränkt sich ausschließlich auf jodspeicherndes Schilddrüsengewebe und beruht auf der Schädigung von Parenchymzellen durch die ionisierende Strahlung. Strukturell gesehen sind sie die Ursache für relativ schnell eintretende Follikelrupturen, kleinste Blutungen und Hyperämie mit Übergang in degenerative Veränderungen mit Eosinophilie und Vakuolisierung bis hin zum Endeffekt der typischen Fibrose. Funktionell handelt es sich um biochemische Störungen im intrathyreoidalen, an die Basallamina gebundenen Enzymspektrum, die sich schließlich als Funktionseinbuße äußern. Eine Schilddrüse mit diffuser Gewebsverteilung wird durch die Strahlenbehandlung gelegentlich kleinknotig umgebaut, ohne daß bisher bei schon sehr zahlreichen und insgesamt relevanten Spätkontrollen häufiger maligne Befunde zu konstatieren waren als in einem nicht behandelten Vergleichskontingent. Es gibt bisher keinen einzigen überzeugenden Beleg für eine kanzerogene Spätwirkung der Radiojodtherapie. Nachbar- oder andere Organe werden wegen der geringen Reichweite der β-Strahlen von 2,3 mm und der selektiven Anreicherung nur im Schilddrüsengewebe nicht in Mitleidenschaft gezogen. Strahlenschäden der Gonaden stehen nur insofern zur Debatte, als die während etwa 4—8 Wochen nach Verabreichung der Strahlendosis reifenden Follikel oder Samenzellen verändert sein könnten. Ein genetisches Strahlenrisiko ist für den behandelten Einzelfall nicht existent und nur unter dem Gesichtspunkt von Mutationen für eine Population auf Generationen hin von allenfalls theoretischer Bedeutung. Natürlich ist, wie jede Bestrahlung, die Anwendung von Radiojod in der Schwangerschaft und Stillzeit kontraindiziert. Mit allerdings vielen Ausnahmen scheut man sich immer noch, es vor dem etwa 30. Lebensjahr anzuwenden, was in Anbetracht der schon 30 Jahre langen Erfahrungen mit dieser Art von Behandlung mehr taktisch-psychologische als sachliche Hintergründe hat. Während des Wachstumsalters bis zum etwa 20. Lebensjahr hin scheint jedoch wegen der Metaplasiebereitschaft jugendlichen Drüsengewebes das kanzerogene Risiko einer Bestrahlung aufgrund der Erfahrungen mit der früher praktizierten Röntgenapplikation auf Thymus- oder Lymphgewebshyperplasien im Halsbereich bei Kindern erwiesen zu sein, so daß bis zu diesem Lebensalter eine relative Kontraindikation für die therapeutische Anwendung von Radiojod gesehen wird — es sei denn, bei relativ seltenen besonderen Situationen oder zur Karzinomtherapie selber. Immerhin gibt es auch unter spezifisch nuklearmedizinischen Aspekten gegenteilige Meinungen, die sich für die Radiojodtherapie gerade im Kindesalter engagieren. Bei 20—30 Jahre alten Kranken mit einer Hyperthyreose hingegen gibt es zahlreiche Situationen, welche die Anwendung von Radiojod ohne Risiko als die Therapie der Wahl erscheinen lassen (s. weiter unten).

Nachteile der Radiojodtherapie sind die relativ lange Dauer bis zum Einsetzen eines ersten und meistens noch ungenügenden Teileffektes (4—8 Wochen) sowie der apparative und durch gesetzliche Vorschriften immer größer werdende bautechnische Aufwand, der die Zahl von Behandlungszentren begrenzt. Viele Autoren bemühen sich deshalb, mit einer einzigen Dosis auszukommen und berechnen diese nach Formeln, in welche mit einem wahren Fehler von $\pm 100\%$ das geschätzte Schilddrüsengewicht eingeht, während die Strahlensensibilität grundsätzlich nicht in Erfahrung gebracht werden kann. Dabei weiß man, daß gerade bei der Hyperthyreose die Drüse arealweise ungleichmäßig aktiv ist. Auf diese Weise resultieren dann in bis zu 40% der Fälle posttherapeutische Hypothyreosen, die allerdings von den die sog. „Einzeittherapie" bevorzugenden Ärzten wegen der leichten Behandlungsmöglichkeiten mit einem gewissen Recht nicht als nennenswertes gesundheitliches Risiko angesehen werden. Andererseits erscheint die genannte Frequenz für ein modernes internistisches Therapieverfahren grundsätzlich zu hoch, so daß wir nach ersten gleichartigen

Erfahrungen mit dem konventionellen Vorgehen die Radiojodtherapie seit 1957 grundsätzlich *fraktioniert* durchführen. Dabei erübrigt sich zwanglos die ohnehin weitgehend fiktive Berechnung der Dosis nach einer Formel, weil sie von vornherein nach nichtberechenbaren Gesichtspunkten unterteilt werden müßte. Die Radiojoddosis wird vielmehr unter Berücksichtigung der folgenden Kriterien empirisch geschätzt:

(1) Bisheriger Krankheitsverlauf: Je akuter, desto kleiner die Dosis.
(2) Entwicklungstendenz der Hyperthyreose: Je mehr Komplikationen von seiten des Herzens, Stoffwechsels oder Gehirns zu erwarten sind, desto höher die Dosis.
(3) Schweregrad der Hyperthyreose (unabhängig von in vitro-Parametern, Grundumsatzwert und endokrinen Augensymptomen): Je schwerer die klinisch manifeste Symptomatik, desto höher die Dosis.
(4) Endokrine Ophthalmopathie: Je stärker ausgeprägt und progredient, desto geringer die Dosis.
(5) Struma und ihre szintigraphische Beschaffenheit: Je größer eine diffuse Struma, desto höher die Dosis. Bei Knotenstrumen mit szintigraphisch ungleich tingierten Bezirken muß vorsichtiger, bei Anwesenheit „heißer" Bezirke und beim autonomen Adenom kann höher dosiert werden.
(6) Ergebnis des Zweiphasenstudiums mit ^{131}J: Je höher das prozentuale Speicherungsmaximum und je langsamer der ^{131}J-Verlust der Schilddrüse (effektive Halbwertzeit), desto kleiner die Dosis.

Diese sechs Kriterien beinhalten auch jene klinischen Faktoren, die für die Intensität einer erstmals einsetzenden Behandlung in Analogie zu derjenigen mit antithyreoidalen Substanzen von bestimmender Bedeutung sind. In Abhängigkeit von ihnen werden als erste Dosis verabreicht:

bei Hyperthyreose ohne Struma 2,0— 4,0 mCi ^{131}J
bei Hyperthyreose mit kleiner Struma 3,0— 6,0 mCi ^{131}J
bei Hyperthyreose mit großer diffuser Struma 6,0—12,0 mCi ^{131}J
bei Hyperthyreose mit großer Knotenstruma 10,0—16,0 mCi ^{131}J
beim autonomen Adenom mit Hyperthyreose 6,0—16,0 mCi ^{131}J.

In jedem Einzelfall ist die so geschätzte Dosis geringer als jede nach einer Formel ermittelte. Eine zweite und gegebenenfalls jede weitere folgende Dosis wird nach ca. 3 Monaten in der Regel jeweils kleiner, selten größer als die vorangegangene gewählt, auch wenn diese keinen therapeutischen Effekt gehabt zu haben scheint. Durch die Kombination einer Radiojoddosis mit einer kurzdauernden Medikation von Lithium kann eine längere Verweildauer des Isotopes in der Schilddrüse und damit eine größere Straheneffektivität bzw. eine niedrigere Dosierung erreicht werden. Anfangs alle 4–8 Wochen, später seltener erfolgen Kontrolluntersuchungen, die sich auf das subjektive Befinden, den körperlichen Status und die in vitro-Parameter des Blutes sowie das Serumcholesterin erstrecken sollten. Auf diese Weise gewinnt man einen Eindruck darüber, ob der Therapieeffekt befriedigend ist oder eine wiederholte Dosis in Betracht kommt. Wenn letzteres zutrifft, wird zwecks Information über die gegebenenfalls erforderliche nächste Strahlendosis erneut ein ^{131}J-Zweiphasenstudium mit Szintigraphie durchgeführt (Abb. 22).

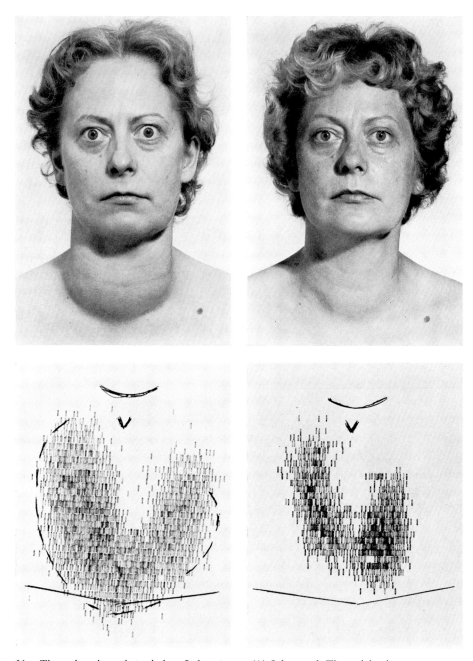

Vor Therapie mit auch typischen Laboratoriumsbefunden

1½ Jahre nach Therapiebeginn (fraktioniert insgesamt 55 mCi)

Abb. 22. Hyperthyreose mit großer diffuser Struma und endokriner Ophthalmopathie (Johanna H., 37 Jahre, keine weiteren Komplikationen; 5 Kinder zwischen 1 und 11 Jahren, deshalb keine Operation)

Bei diesem Vorgehen werden etwa ein Drittel der Fälle mit einer ersten und vergleichsweise zur Einzeittherapie wesentlich geringeren Radiojoddosis kuriert, während ein weiteres Drittel zwei und das restliche Drittel mehr Dosen benötigen. Die zwangsläufig längere Behandlungsdauer lohnt sich dadurch, daß die Frequenz einer posttherapeutischen Hypothyreose selbst 10 Jahre und mehr nach Behandlungsbeginn noch unter 3% liegt und endokrine Augensymptome kaum jemals progredient, in der Regel rückläufig sind. In direktem Zusammenhang damit hat es sich uns als überzeugender Vorteil erwiesen, *jede therapeutische Radiojoddosis mit einem 2—4wöchigen Stoß von Steroidderivaten zu kombinieren,* auch wenn keine endokrine Ophthalmopathie besteht. Liegt eine solche vor, so ist diese Zusatzmaßnahme ohnehin eine Conditio sine qua non. Zu diesem Zweck bewähren sich Prednison, Prednisolon oder Methylprednisolon in Anfangsdosen von täglich 15—25 mg, je nach klinischem Status und beabsichtigter Dauer der Medikation, wobei pro Woche die Tagesdosis um 5 mg reduziert wird. Die Steroidgabe verhütet nicht nur etwaige reaktive Schwellungszustände der Schilddrüse, sie stellt auch eine Art unspezifische Intervallmedikation durch einen antagonistischen Einfluß auf den peripheren Hormonmetabolismus dar. Die entscheidend günstige Wirkung dieser Maßnahme ergibt sich aber wahrscheinlich aufgrund der jetzt nahezu unbestrittenen autoimmunologischen Pathogenese der Hyperthyreose und endokrinen Ophthalmopathie, so daß in Anbetracht des Hypermetabolismus selbst die genannten mäßigen Steroiddosen einen immunsuppressiven Effekt ausüben und dadurch die fraktionierte Radiojodtherapie vorteilhaft ergänzen.

Eine Remission der Hyperthyreose ist immer zu erreichen und tritt im Durchschnitt etwa 6 Monate nach Behandlungsbeginn ein. Anzeichen einer Besserung von Beschwerdekomplex und Befunden machen sich frühestens 4—6 Wochen nach einer Dosisgabe bemerkbar, doch kann es während dieser Zeit durch den Strahlenreiz auf die Schilddrüse trotz Steroidmedikation zu einer abrupten, aber passageren Hormonausschüttung mit vorübergehender Verschlimmerung aller Beschwerden kommen. Beides muß man im Therapieplan berücksichtigen, so daß insbesondere bei schwerkranken Patienten eine regelrechte antithyreoidale Intervallmedikation angebracht ist, um den kritischen Zeitraum zu überbrücken. Sie besteht in rückläufigen Dosen eines organischen antithyreoidalen Mittels für 3—6 Wochen, während Perchlorate zu diesem Zweck ungeeignet sind. Wir bevorzugen das Carbimazol in einer durchschnittlichen Dosierung von je 1 Woche lang etwa 20, 15, 10 und 5 mg täglich bzw. Methylmercaptoimidazol in etwas höherer Dosierung bei Abweichungen nach oben und unten hin je nach dem Schweregrad einer Hyperthyreose. Bei Anwesenheit einer endokrinen Ophthalmopathie oder auch einer größeren Struma wird man von etwa der 2. Woche ab zusätzlich Schilddrüsenhormone wie bei der alleinigen antithyreoidalen Kombinationsbehandlung geben (s. S. 113).

Nach definitiver Remission einer Hyperthyreose, von der frühestens 6 Monate nach behandlungsfreiem Intervall im Anschluß an eine letzte Radiojoddosis gesprochen werden kann, erweist sich in Abhängigkeit von Schilddrüsengröße und einer etwaigen endokrinen Ophthalmopathie, ob eine Langzeit- bzw. Dauermedikation von Schilddrüsenhormonen wie nach operativer Behandlung einer Hyperthyreose erforderlich ist. Auch eine passagere, erst recht aber eine definitive Hypothyreose setzt nicht früher als nach diesem Zeitpunkt ein, der nicht versäumt werden darf, um mit einer rechtzeitigen Substitution zu beginnen. Die Hormonmedikation ist auch indiziert bei trotz Remission der Hyperthyreose persistierender Struma und euthyreoten endokrinen Ophthalmopathie, während man ohne oder nach nahezu komplett regressiv gewordener Struma unter regelmäßiger Kontrolle abwarten kann.

In diesem Sinne sind Langzeitkontrollen über 10 Jahre und mehr hin unerläßlich, wobei ohne Laboratoriumsbefunde einschließlich des Serumcholesterins als sehr feinem Parameter für eine etwa beginnende Hypothyreose nicht auszukommen ist. Welches Spektrum an Parametern man wählt, hängt von den individuellen Erfahrungen des mit der Radiojodbehandlung engagierten Therapeuten ab; man sollte es diesem überlassen.

Mit dem hier dargestellten Modus ist die Radiojodtherapie bei Kranken vom 30.—35. Lebensjahr ab das Vorgehen der Wahl bei folgenden Hyperthyreosen:

(1) ohne oder mit mäßiger diffuser oder knotiger Struma,
(2) mit Rezidivstruma jeder Größe, sofern nicht wegen mechanischer Komplikationen besser eine Zweitoperation durchgeführt wird,
(3) mit auch großen und größten Strumen selbst mit regressiven Gewebsanteilen, wenn nicht operiert werden kann oder soll,
(4) mit autonomem Adenom als in jeder Hinsicht gleichwertige Alternative zur Adenomenukleation.

Auch schon vor der genannten Altersgrenze kann die Radiojodtherapie als optimales Verfahren indiziert sein, wenn es sich um eine entschieden knotige Rezidivstruma mit Risiken für Nebenschilddrüsen und Stimmband bei einer etwaigen Zweitoperation handelt oder wenn massive extrathyreoidale Gründe einen chirurgischen Eingriff zu riskant erscheinen lassen — z. B. bei Blutungsübeln unter einer nicht zu unterbrechenden Antikoagulantientherapie oder nach schon mehrfach anderen Operationen.

Für jede Radiojodtherapie müssen Arzt und Patient wissen, daß es meistens viele Monate oder auch Jahre dauert, bis nach Erreichen einer euthyreoten Stoffwechsellage ein großer Kropf entscheidend schrumpft oder gar verschwindet und daß eine komplizierende endokrine Ophthalmopathie einen von der Hyperthyreosebehandlung völlig unabhängigen Lauf nehmen kann. Im gebärfähigen Alter sollte man für ca. 6 Monate nach einer Radiojoddosis bzw. die gesamte Zeit der Hyperthyreosetherapie bis zum Erreichen einer Remission eine Kontrazeption in dieser oder jener Form gewährleisten lassen. Danach ist gegen einen weiteren Kinderwunsch nichts einzuwenden, bei recht alten Gebärenden aber des dann ohnehin höheren Risikos von Mißbildungen wegen darauf hinzuweisen, daß solche nach allen bisherigen Erfahrungen nicht etwa der Radiojodtherapie angelastet werden könnten. Auch bei Hyperthyreosekranken mit einem Diabetes mellitus sollte unter der Radiojodtherapie nicht auf die die Stoffwechsellage keineswegs verschlechternden Steroidstöße verzichtet werden.

7.5.2.3 Behandlung mit antithyreoidalen Substanzen

Therapeutische Verwendung finden zwei Stoffklassen, die sich im einzelnen unterschiedlich, jedoch mit gleichem Endergebnis auf die Schilddrüse auswirken: Sie hemmen auf chemischem Wege die überschießende Hormonsynthese und -inkretion.

Die *organischen Substanzen* enthalten den Thioharnstoffkern SCN_2 entweder in einem Ring mit sechs (Derivate von Thiouracil: Methylthiouracil, Propylthiouracil) oder fünf Atomkonstellationen (Imidazole: Thiamazol, Carbimazol, Mercaptobenzimidazoldimethylol). Sie blockieren als spezifische Fermentgifte den Einbau des von der Drüse gespeicherten Jodids in Tyrosin (Jodisation) und die Kondensation zu

Thyronin, während sich das Konzentrationsvermögen für Jodid (Jodination) dabei sehr unterschiedlich verhält und durchaus vermehrt bzw. beschleunigt sein kann. Erst neuerdings hat sich herausgestellt, daß dem Propylthiourazil auch ein hemmender Einfluß auf die periphere Dejodierung von Thyroxin und damit ein zusätzlich therapeutisch nutzbarer Effekt zukommt, der den anderen Verbindungen fehlt. Er wird noch verstärkt durch Dexamethason.

Die *anorganischen Perchlorate* hingegen mit ihrer Wirkungsgruppe ClO_4 (Natrium- oder Kaliumperchlorat) verhindern wie das therapeutisch unbrauchbare Thiocyanat wegen ihrer dem Jodid gleichen Teilchengröße bereits die Jodination und schwemmen überdies den stets vorhandenen Jodidvorrat der Schilddrüse aus. Damit wird dem Organ der wichtigste Baustein der Hormone überhaupt vorenthalten.

Die Hemmung der thyreoidalen Hormonsynthese führt dazu, daß in Tagen bis Wochen der ohnehin relativ geringe Hormonvorrat einer hyperthyreotischen Schilddrüse erschöpft ist und der Hormonspiegel im Blut absinkt. Geschieht das sehr schnell und intensiv, so kommt es als Reaktion auf diesen iatrogenen Eingriff in die Homöostase zu einer vermehrten Abgabe von TSH aus dem Hypophysenvorderlappen, dessen Wechselbeziehungen zur Schilddrüse bei der Hyperthyreose entgegen früheren Vorstellungen nicht defekt, sondern lediglich maximal belastet sind. Da die funktionelle Kapazität der Schilddrüse durch die medikamentöse Blockade begrenzt ist, verursacht das TSH in den meisten Fällen eine frustrane kompensatorische Hyperplasie derselben, die besonders bei nach substernal reichenden und ohnehin großen Strumen Komplikationen herbeiführen kann. Noch nachhaltiger als dieser strumigene Effekt ist der verschlechternde Einfluß dieses reaktiven Mechanismus auf endokrine Augensymptome und ein etwa begleitendes prätibiales Myxödem.

Eine solche Provokation oder Aggravation von Struma oder endokriner Ophthalmopathie wird prinzipiell bei jeder antithyreoidalen Therapie riskiert und kann nicht sorgfältig genug in Rechnung gestellt werden. Man versucht deshalb in allen auf diese Weise gefährdeten Fällen die zu erwartende reaktive Mehrinkretion der Hypophyse zu hemmen oder die Auswirkungen derselben zu paralysieren. Jod oder Dijodtyrosin haben sich für diesen Zweck nicht bewährt. Das gilt auch für Jodthiouracil, dessen Jodanteil nach endogener Spaltung der molekularen Kombination nicht anders als zusätzlich verabreichtes Jod wirkt. Durchsetzen konnte sich hingegen verständlicherweise die Begleitmedikation von Schilddrüsenhormonen in Form von L-Thyroxin oder einer Kombination mit L-Trijodthyronin. In Tabelle 5 ist für die praktisch allein noch in Betracht kommenden antithyreoidalen Mittel Carbimazol, Thiamazol, Propylthiouracil und Perchlorat in verschiedener Dosierung angegeben, mit welchen Dosen von Schilddrüsenhormonen in Form von L-Thyroxin oder des Mischpräparates T_4/T_3 sie etwa kombiniert werden sollten. Zugleich gehen aus dieser Tabelle die wirkungsäquivalenten Dosen dieser vier gebräuchlichsten und zuverlässigsten antithyreoidalen Mittel hervor. Dabei kann es sich natürlich nur um Annäherungswerte handeln, die im Einzelfall je nach Verhalten von Kropf und endokrinen Augensymptomen variiert werden müssen. Einerseits gibt es bisher kein thyreostatisches Mittel, welches zugleich die TSH-Inkretion aus der Hypophyse hemmt, andererseits auch kein anderes Medikament, welches in dieser Hinsicht brauchbarer ist als die Schilddrüsenhormone selber. Das Paraoxypropiophenon erfüllt diesen Zweck nicht. Bei Hyperthyreosen im Klimakterium und in der frühen Menopause lohnt sich unter diesem Gesichtspunkt gelegentlich eine Kombination der Therapie mit Östrogenen.

Tabelle 5. Wirkungsäquivalente Tagesdosen in mg der vier wichtigsten antithyreoidalen Mittel mit den etwa adäquaten Dosen einer begleitenden Hormonmedikation (deren wirkungsäquivalente Dosen gelten nur für diesen Zweck)

Carbimazol	Thiamazol	Propyl-thiouracil	Na- oder KClO$_4$	Kombiniert mit	
				L-Thyroxin	L-Thyroxin 0,1 + L-Trijodthyronin 0,02
oder	oder	oder		oder	
50	100	600	1200	0,2	0,18
30	60	400	800	0,15	0,12
10	20	100	300	0,05	0,06
5	10	50	100	0,05	0,06
2,5	5	25	50	0,05	0,03

Präparate:

Carbimazol neo-morphazole Neo-Thyreostat	Favistan	Propycil Thyreostat II	Irenat Thyronorman	L-Thyroxin „Henning" Euthyrox Levothyroxin-Natrium „Glaxo"	Novothyral Thyroxin-T$_3$

Wichtigste Regel für die medikamentöse antithyreoidale Behandlung von Hyperthyreosen ist: Die Schilddrüse darf sich nicht vergrößern, endokrine Augensymptome dürfen nicht auftreten bzw. sich nicht verschlechtern. Die praktische Konsequenz daraus sind mindestens monatliche Kontrolluntersuchungen sowie eine eher zu geringe als zu hohe Dosierung antithyreoidaler Medikamente. Diese sollten überdies stets mit Schilddrüsenhormonen kombiniert verabreicht werden, um die angeführten und mit Recht gefürchteten Veränderungen zu verhüten.

Obgleich auch mit Methylthiouracil gute Resultate erzielt worden waren, ist es schon lange durch Propylthiouracil, Carbimazol, Thiamazol und Perchlorate aus dem Arzneischatz verdrängt worden, weil es ihnen hinsichtlich der *Nebenwirkungen* eindeutig unterlegen ist. Als solche kommen bei allen vier gebräuchlichen Stoffgruppen mit etwa gleicher Häufigkeit von 3—4% allergische und toxische Reaktionen vor. Sie lassen sich keineswegs streng gegeneinander abgrenzen und können sich an mehreren Organen oder Organsystemen manifestieren:

Haut (Exantheme, Urtikaria, Purpura),
Knochenmark (Zytopenien bis zur Agranulozytose, auch bei Perchloraten),
Lymphknoten und Gelenke (Schwellungen),
Gastrointestinaltrakt (Stomatitis, Pharyngitis, Gastritis, Hepatose),
Nervensystem (Neuritis).

Es bleibt der allerdings unabdingbaren Erfahrung des einzelnen Arztes überlassen, mit welchem Präparat er die Behandlung beginnt. In Übereinstimmung mit den meisten Autoren halten wir dabei die Perchlorate nicht in erster Linie, sondern nur dann für indiziert, wenn die organischen Präparate wegen Unverträglichkeit oder

Unwirksamkeit nicht mehr in Frage kommen. Der Grund dafür ist neben ihrer relativ starken strumigen Wirkung die Erfahrung, daß man sich im Verlauf einer medikamentösen Therapie nicht selten doch noch zu einem chirurgischen Eingriff oder zur Radiojodbehandlung entschließen muß. Im ersten Fall beendet dann eine präoperative Jodbehandlung durch sofortiges Ausschwemmen des Perchlorates aus der Schilddrüse unerwünschterweise dessen kurativen Effekt, im anderen bleibt die Jodaufnahme der Schilddrüse nach Absetzen des Perchlorates solange reduziert, daß eine baldige Anwendung von Radiojod dadurch erheblich behindert wird. Beide Nachteile sind bei den organischen antithyreoidalen Mitteln nicht gegeben. Da die sog. toxischen Nebenwirkungen dosisabhängig sind, besteht die Tendenz, mit geringsten Wirkmengen auszukommen. Insofern bietet sich das Carbimazol als besonders vorteilhaft an. Im übrigen hat sich in den letzten 10 Jahren herausgestellt, daß es — abgesehen von Krisensituationen — eine obere Grenze der auf zwei bis drei Portionen verteilten Tagesdosis gibt, die zu überschreiten keinen zusätzlichen Effekt bietet. Sie liegt etwa bei maximal 30 mg Carbimazol, 60 mg Thiamazol, 400 mg Propylthiouracil und 800 mg Perchlorat.

Indikationen der Anwendung von antithyreoidalen Substanzen sind

(1) Hyperthyreosen ohne oder mit kleiner, auch rezidivierter Struma ohne oder mit endokriner Ophthalmopathie vor dem 30.—35. Lebensjahr, während bei älteren Kranken dieser Art als (bessere) Alternative die Radiojodtherapie zur Verfügung steht.

(2) Hyperthyreosen, bei denen eine in erster Wahl zu empfehlende Operation oder Radiojodtherapie aus örtlichen Gründen nicht praktikabel ist oder aus taktischen oder psychologischen Gründen abgelehnt wird.

(3) Hyperthyreosen, bei denen aufgrund des bisherigen und zu erwartenden Verlaufs für nur wenige Monate eine biegsame Therapie angestrebt wird, weil die Krankheit erst in der Entwicklung oder bereits im Abklingen begriffen ist. Das trifft häufig für Fälle ohne Hypermetabolismus oder solche mit paradoxer Gewichtszunahme und bei symptomenarmen Formen zu, wenn sie auf rein symptomatische Maßnahmen nicht angesprochen haben.

Eine Domäne der medikamentösen antithyreoidalen Behandlung sind unter den erläuternden Gesichtspunkten Hyperthyreosen in Kindheit, Pubertät und Klimakterium, weil in diesen Übergangsstadien die endokrine Regulation weitgehend die Tendenz hat, sich nach einer Entgleisung spontan wieder einzupendeln und für definitivtherapeutische Veränderungen an der Schilddrüse zunächst kein zwingender Grund zu erkennen ist.

Antithyreoidale Substanzen kommen schließlich auch in Betracht zur Behandlung einer Hyperthyreose in der Schwangerschaft (s. S. 120) und werden zusätzlich benötigt bei der hyperthyreotischen Krise (s. S. 123), zur Operationsvorbehandlung (s. S. 106) und gelegentlich nach einer therapeutischen Radiojoddosis im Sinne einer sog. Intervallmedikation (s. S. 112). Sie sind dagegen zumindest für längere Zeit nutzlos beim autonomen Adenom und wegen der zu erwartenden Volumenzunahme mit bedrohlichen Stauungserscheinungen nur mit großer Vorsicht bei substernalen hyperthyreoten Strumen anzuwenden.

Man unterscheidet zwischen der *Initialtherapie* mit antithyreoidalen Substanzen und der Langzeitbehandlung. Bei der ersteren kommt es darauf an, eine euthyreotische Stoffwechsellage herbeizuführen. Die dazu notwendige Dosierung richtet sich nach dem Schweregrad der Erkrankung, für den der klinische Befund, nicht dagegen Laboratoriumsdaten oder Parameter maßgebend sind. Als schwer haben in jedem Fall diejenigen Hyperthyreosen zu gelten, die mit Herzrhythmusstörungen oder einer kardiovaskulären Insuffizienz oder einer krisennahen Beteiligung des Zentralnervensystems mit z. B. starker Unruhe und Tremor einhergehen. Die Intensität endokriner Augensymptome hängt jedoch nicht mit derjenigen der Hyperthyreose zusammen! Ein schwerer Augenbefund darf deshalb nicht zu einer hohen, sondern muß im Gegenteil eher zu einer vorsichtigen Dosierung Anlaß geben. Die Anfangsdosen liegen dementsprechend zwischen 20—30 mg Carbimazol, 30—60 mg Thiamazol, 150—600 mg Propylthiouracil oder 600—1200 mg Perchlorat täglich. Sie müssen im Durchschnitt 2 bis 3 Wochen beibehalten bleiben, dann im Wochenturnus kontinuierlich bis auf die noch zu nennenden Erhaltungsdosen reduziert werden. Als frühestes Zeichen einer Wirksamkeit der Therapie sinkt der Hormongehalt des Blutes ab, es folgen eine Reduktion des Sauerstoffverbrauchs und eine Besserung der klinischen Befunde mit gegebenenfalls zunehmender Digitalisempfindlichkeit. Da sich die hyperthyreote Stoffwechsellage und die ihr zugrunde liegende Störung meistens langsam entwickelt haben, ehe das Leiden erkannt und eine Behandlung eingeleitet wird, ist eine plötzliche Besserung weder leicht zu erreichen noch wünschenswert. Je nach Schweregrad können und werden bis zum Eintritt der Euthyreose 3—10 Wochen vergehen. Während dieser Zeit sind etwa wöchentliche Kontrollen des körperlichen Befundes und gelegentlich der Laboratoriumsparameter erforderlich, wenn der Patient nicht besser stationär eingestellt wird. Nach dem Ausfall dieser Kontrollen richtet sich die weitere Dosierung des antithyreoidalen Präparates, so daß sie bei Erreichen der Euthyreose noch etwa ein Drittel der Anfangsdosis beträgt. Es ist falsch, mit hohen Dosen einen normalen Laboratoriumsparameter zu erzwingen und erst dann die Medikation abzubauen oder gar abzusetzen. Auf diese Weise provoziert man förmlich eine Zunahme der TSH-Inkretion mit ihren unangenehmen Folgen für Struma und Augen. Der Verhütung dieser Komplikationen dient auch das Bemühen, die in vitro-Parameter nicht auf subnormale Werte und den Grundumsatz nicht unter etwa +10% zu drücken. Verschlechtern sich trotz aller Vorsichtsmaßnahmen als Ausdruck einer relativen Überdosierung Augensymptome oder Struma, so ist es höchste Zeit, das antithyreoidale Mittel weiter zu reduzieren und gegebenenfalls die spätestens bei Normalisierung der Kontrollparameter erforderliche Begleitmedikation von Schilddrüsenhormonen höher als bis dahin zu dosieren. Damit wird nie eine nachteilige Wirkung riskiert.

In zunehmendem Maße bewährt es sich, den Beginn einer antithyreoidalen Behandlung grundsätzlich mit einem Stoß von Glukokortikoiden zu kombinieren, etwa je 1 Woche lang täglich 25, dann 20, 15, 10 und schließlich 5 mg Prednison oder Prednisolon. Er wirkt trotz der relativ niedrigen Dosierung — vielleicht besonders unter den Bedingungen der Stoffwechselsteigerung — immunsuppressiv und darüber hinaus nachweisbar hemmend auf den Umsatz der Schilddrüsenhormone in der Peripherie. Unbedingt erforderlich ist diese Maßnahme bei gleichzeitiger, auch nur geringgradiger endokriner Ophthalmopathie. Wiederholen wird man eine solche stoßartige Verabreichung von Steroidderivaten in 3—4monatigen Abständen bei persistierenden endokrinen Augensymptomen sowie dann, wenn diese sich unter der antithyreoidalen Medikation zu verschlechtern drohen und damit zu einer Reduktion der Dosis des Thyreostatikums Anlaß geben. Selbstverständlich müssen Kontraindikationen gegen die Steroidmedikation (florides Ulkusleiden, Glaukom, hypertone Herzinsuffizienz u. a.) berücksichtigt werden, während z. B. ein Diabetes mellitus nicht dazugehört.

Mit Erreichen der euthyreotischen Stoffwechsellage beginnt die *Langzeittherapie*. Sie hat zum Ziel, den erreichten Zustand aufrecht zu erhalten und Exazerbationen oder Komplikationen zu verhüten. Die notwendigen Erhaltungsdosen liegen bei 1,25 bis 5,0 mg Carbimazol, 2,5—10,0 mg Thiamazol, 10—50 mg Propylthiouracil oder 50—200 mg Perchlorat täglich. Auch und gerade dabei darf auf eine Begleitmedikation von Schilddrüsenhormonen nicht verzichtet werden, deren Dosierung im allgemeinen bei 0,05—0,1 mg L-Thyroxin oder $^{1}/_{2}$—1 Tablette des Kombinationspräparates L-Thyroxin + L-Trijodthyronin liegt (s. auch Tabelle 5). Häufig und insbesondere bei passageren hyperthyreoten Schüben im Wachstumsalter oder Klimakterium ist um diese Zeit herum die Anwendung von Lycopusextrakten (Lycocyn, Thyreogutt) anstelle der chemischen antithyreoidalen Mittel angezeigt. Sie wirken sehr milde antithyreoidal und erlauben noch am ehesten einen Verzicht auf die gleichzeitige Verabreichung von kleinen Dosen Schilddrüsenhormonen. Während dieser Dauerbehandlung sind mindestens monatliche Kontrollen erforderlich, die neben dem körperlichen Befund (Schilddrüsengröße, Augen, Haut, Nervensystem — Fingertremor) unbedingt das Körpergewicht sowie die Hormonparameter des Blutes und das Serumcholesterin umfassen sollten. Eine Grundumsatzberechnung nach der Formel von Read ist absolut irreführend, sie sagt nicht mehr aus als die Pulsfrequenz allein. Bei einem Anstieg des Serumcholesterins auf mehr als 300 mg% oder einem Absinken der Hormonspiegel des Blutes auf subnormale Werte befindet man sich an der Grenze der Überdosierung. Kranke, die vor Ausbruch der Hyperthyreose adipös waren, sollte man vor einem Erreichen des ursprünglichen Gewichtes bewahren und gegebenenfalls einer Kohlenhydratrestriktion zugunsten eines vermehrten Eiweißkonsums unterwerfen.

Die Dauertherapie muß im Durchschnitt 2—4 Jahre durchgeführt werden, um die Chance einer endgültigen Remission der Hyperthyreose zu nutzen. Die Mindestdauer einer erfolgreichen antithyreoidalen Behandlung liegt bei leichtesten Fällen um 6 Monate herum, während Schwerkranke oder solche, bei denen die Hyperthyreose zu Exazerbationen neigt, unter Umständen 5 Jahre und mehr regelmäßig behandelt und kontrolliert werden müssen. Das Absetzen eines antithyreoidalen Mittels sollte stets Anlaß sein, den Patienten auf die mögliche Exazerbation mit der Konsequenz einer sofortigen Wiedervorstellung hinzuweisen, wobei stets das Verhalten von Körpergewicht und Fingertremor noch am aufschlußreichsten ist. Wird eine solche Exazerbation rechtzeitig bemerkt, so nimmt man die antithyreoidale Medikation mit etwa dem dreifachen der zuletzt benötigten Erhaltungsdosis wieder auf. Bei fraglichen Situationen genügen zu diesem Zweck auch die Lycopusextrakte oder rein symptomatische Maßnahmen, die indessen besonders kontrollbedürftig sind.

Während jeder antithyreoidalen Behandlung muß auf die schon erörterten Nebenwirkungen geachtet und der Blutstatus kontrolliert werden. Letzteres geschieht während der Initialbehandlung wöchentlich, später seltener in Abständen bis zu 2 Monaten. Bei Leukozytenstürzen auf unter 2000/mm^3 oder Unverträglichkeitserscheinungen geht man auf ein Präparat von anderer Chemie über und bedient sich der gleichen stoßartigen Anwendung von Steroidderivaten wie bei einer endokrinen Ophthalmopathie. Unter Umständen müssen indessen der Therapieplan korrigiert und eine Operation oder Radiojod in Erwägung gezogen werden. Dies ist besonders dann erforderlich, wenn es trotz zusätzlicher Medikation von Schilddrüsenhormonen zu einer deutlichen bis stärkeren Vergrößerung der Struma mit mechanischer Behinderung kommt. Bei einer dramatischen Verschlechterung von Augensymptomen oder wenn schon von Anbeginn eine progrediente endokrine Ophthalmopathie bestanden hatte, sollte die Zeit der Dauerbehandlung zugleich für eine externe Bestrahlung des retrobulbären Gewebes ausgenutzt werden (s. S. 80).

Auch bei Beachtung aller genannten Erwägungen, erst recht jedoch infolge Inkonsequenz von seiten des Patienten oder betreuenden Arztes, bleibt die alleinige Behandlung der Hyperthyreose mit antithyreoidalen Substanzen in ihrer Erfolgsquote erheblich hinter derjenigen von Operation oder Radiojodtherapie zurück. Eine gerechtfertigte Indikation vorausgesetzt, liegt diese Erfolgsquote nach jahrelanger Behandlung bei 60—70%! Unberücksichtigt bleiben dabei die Probleme einer nach erfolgreicher Hyperthyreosebehandlung persistierenden endokrinen Ophthalmopathie oder Struma. Hinsichtlich der ersteren sei auf den Abschnitt über die endokrine Ophthalmopathie (s. S. 80) mit den Möglichkeiten der Medikation von Steroidderivaten und D-Thyroxin bzw. operativen Maßnahmen verwiesen. Eine persistierende Struma wird wie eine von Anbeginn blande Struma langzeitig mit Schilddrüsenhormonen behandelt (s. S. 135), wobei natürlich wie während der medikamentösen Hyperthyreosetherapie auch nach Beendigung derselben mit Remission der Stoffwechsellage immer noch und unter schließlich sogar besseren Voraussetzungen als zuvor eine Strumaresektion oder Radiojodtherapie in Betracht zu ziehen sind.

Die definitive *Remission* einer Hyperthyreose läßt sich am ehesten, wenn auch nicht absolut zuverlässig, in Form eines wieder positiven Ausfalls der TRH-Belastung oder des Suppressionstestes belegen. Das gilt für alle 3 Formen der speziellen Hyperthyreosetherapie, insbesondere aber für die Orientierung über die etwaige Beendigung einer schon langdauernden antithyreoidalen Medikation. Dabei dürfen diese Untersuchungen nicht unter, sondern frühestens 4—6 Wochen nach Unterbrechung der Medikation durchgeführt werden, um aufschlußreich zu sein.

7.6 Hyperthyreose im Jugendalter

Abweichend von den Verhältnissen bei Erwachsenen kommt im Jugendalter eine Hyperthyreose ohne Struma oder bei autonomem Adenom nur selten vor, und endokrine Augensymptome neigen nicht so stark zur Progredienz wie später. Meistens liegt eine kleine bis mittelgroße diffuse Struma von derber Beschaffenheit vor. Da die Allgemeinbeschwerden und -symptome wenig typisch sind, ist es verständlich, daß zu viele blande Juvenilenstrumen als hyperthyreot fehldiagnostiziert werden. Die Herzschlagfolge ist bei Kindern ohnehin schneller als im Erwachsenenalter und ruhige Eltern registrieren ein kindlich-lebhaftes Temperament leicht als ungewöhnlich. Bei derlei Beurteilung kommt es nicht auf den Eindruck der Umgebung, sondern den des Kindes selber an! Ein erhöhter Blutdruck mit großer Amplitude ist indessen gerade im Jugendalter ebenso verdächtig wie ein deutlicher Fingertremor oder eine heiße Haut. Die Grundumsatzbestimmung ist schon deshalb unbrauchbar, weil sie wegen mangelhafter Mitarbeit eines Jugendlichen und fehlender Vergleichswerte nicht exakt durchgeführt bzw. kein verbindliches Ergebnis berechnet werden kann. Das Serumcholesterin liegt ohnehin niedrig. Es gibt indessen keine Hyperthyreose im Jugendalter ohne deutlich erhöhten Hormongehalt des Serums. Dessen Bestimmung ist gerade bei Kindern unverzichtbar und ohne erhöhte Werte darf keine spezielle antithyreoidale Behandlung beginnen. Die Hormonanalysen machen ein Radiojod-Stoffwechselstudium meistens überflüssig, noch zumal eine Radiojodtherapie ohnehin nicht in Betracht kommt.

Bei leichter Erkrankung erfolgt die Therapie möglichst nur symptomatisch, wobei Psychorelaxantien kontraindiziert sind und sich Lycopuspräparate (Lycocyn oder Thyreogutt in Dosen von 10—30 Tropfen täglich) lohnen. In schwereren Fällen greift man zu einem chemischen antithyreoidalen Mittel in entsprechend dem Lebensalter und der Körpergröße geringerer Dosis als bei Erwachsenen; man sollte aber Perchlorate wegen ihrer schnellen strumigenen Wirkung meiden. Die übrigen Gesichtspunkte der Therapie sind jedoch die gleichen und auf keinen Fall sollte man auf die pathogenetisch effektive, initiale und passagere Zusatzmedikation von Steroidderivaten in geringerer Dosis verzichten — insbesondere nicht bei auch nur andeutungsweise endokrinen Augensymptomen. Bei großer Struma ist eine operative Hyperthyreosetherapie im Jugendalter ebensowenig zu umgehen wie bei Erwachsenen, noch zumal eine Radiojodtherapie nicht in Betracht kommt und unkontrollierte Exazerbationen der Hyperthyreose das Längenwachstum häufig unerwünscht fördern.

7.7 Hyperthyreose in der Schwangerschaft

Einerseits tritt während einer Schwangerschaft nur außerordentlich selten erstmals eine Hyperthyreose auf, andererseits ist bei dieser Erkrankung die Empfängnisbereitschaft erheblich reduziert. Ist es aber einmal zur Gravidität gekommen, so wirkt sie sich entgegen früheren Ansichten eher günstig als nachteilig auf den Krankheitsverlauf aus. Infolgedessen wird man nach Möglichkeit eine rein symptomatische Therapie versuchen, dabei allerdings das teratogene Risiko berücksichtigen. Letzteres ist natürlich schwer abzuschätzen und heutzutage mehr auf die Ebene taktisch-juristischer als medizinischer Überlegungen gerückt. Unter diesem Gesichtspunkt besteht (trotz Narkoserisiko) eine zunehmende Tendenz, bei auch nur mäßiger Struma und entschiedener Notwendigkeit einer Hyperthyreosetherapie die Operation zu wählen und diese während des zweiten Schwangerschaftstrimenons durchzuführen. Ein vorschneller Entschluß zu einer solchen Therapie ist sicher ebensowenig befriedigend, die Resektion einer nicht oder nur geringfügig vergrößerten hyperthyreoten Schilddrüse auch in der Schwangerschaft eher abzulehnen. Während eine Behandlung mit Radiojod, obgleich schon durchgeführt, in der Schwangerschaft als absolut kontraindiziert zu gelten hat, dürfte bei den Kranken mit endokriner Ophthalmopathie und nicht allzu großer Struma nach wie vor eine besonders sorgfältige Medikation antithyreoidaler Substanzen zusammen mit Schilddrüsenhormonen das Vorgehen der Wahl darstellen. Den folgenden Erwägungen entsprechend wählt man mit Carbimazol das Präparat mit der vergleichsweise geringsten Wirkdosis. Unter der Bedingung, daß man während des ersten Schwangerschaftstrimenons möglichst auf eine solche Medikation verzichtet, anschließend in der typischen Weise dosiert mit zusätzlich eher höheren Hormondosen als sonst üblich und den Grundumsatz nicht unter +30% sowie den Thyroxingehalt des Blutes nicht unter ca. 10,0 µg% absinken läßt, bestehen erfahrungsgemäß keine Bedenken in Richtung einer möglichen Keimschädigung. Es spricht alles dafür, daß eine solche allenfalls dann riskiert wird, wenn diese Kautelen und insbesondere die Begleitmedikation von Schilddrüsenhormonen vernachlässigt worden waren. In Dosen bis zu ca. 150 mg tgl. wird teilweise auch wieder das Propylthiourazil favorisiert, weil es auch eine periphere Wirkung entfaltet. Steroidderivate allerdings sollte man meiden. Soweit das Neugeborene ausnahmsweise eine Struma aufweist, bildet sich diese unter der Gabe von Jod oder Schilddrüsenhormonen innerhalb von Wochen zurück (s. S. 54). Da antithyreoidale Mittel wie die schilddrüsenstimulierenden Immunglobuline in die Muttermilch übergehen, besteht für hyperthyreote Mütter selbstverständlich Stillverbot.

7.8 Hyperthyreosis factitia und ihre Behandlung

Diese seltene und grundsätzlich passagere Hyperthyreoseform (s. S. 140) kann natürlich weder operativ noch mit Radiojod, sondern nur symptomatisch behandelt werden. Selbstverständlich muß die Zufuhr von Schilddrüsenhormonen eingestellt und, falls wegen einer blanden Struma erforderlich gewesen, dann nach Erreichen einer euthyreoten Stoffwechsellage in kleiner Dosis oder mit einem anderen, etwa Monopräparat, wieder aufgenommen werden. Obgleich die organischen antithyreoidalen Medikamente, insbesondere die Thiouracile, auch in der Körperperipherie die metabolische Dejodierung von Thyroxin hemmen und so die Wirkung von Schilddrüsenhormonen in einem gewissen Umfang zu paralysieren scheinen, also nicht nur ausschließlich an der Schilddrüse angreifen, sind sie bei der Hyperthyreosis factitia kontraindiziert: Die Schilddrüse darf während ihrer „Erholungszeit" nach vorübergehender Inaktivierung durch Schilddrüsenhormone unter der jetzt vermehrt einsetzenden TSH-Stimulierung nicht auch noch unter den Einfluß strumigener Medikamente wie der antithyreoidalen Substanzen geraten, weil sie dann schnell und über das ursprüngliche Maß hinaus hyperplasiert. Sie beschleunigt bzw. aktiviert überdies ihren Jodumsatz im Sinne eines sog. Rückstoßphänomens. Führt man in dieser Zeit von etwa 4—12 Wochen nach Unterbrechung der Hormonmedikation und nach zwischenzeitigem Abklingen der Hyperthyreosesymptomatik zur Kontrolle ein Radiojod-Zweiphasenstudium durch, so dürfen dessen Ergebnisse nicht als Hyperthyreosebefund mißdeutet werden und Anlaß zu einer dann völlig verfehlten Therapie geben.

7.9 Hyperthyreote Krise und ihre Behandlung

Das auch als „Coma basedowicum" oder „(thyreo)toxische" Krise bezeichnete Krankheitsbild stellt den schwersten und prognostisch ungünstigsten Verlauf einer Hyperthyreose in Form einer akut lebensbedrohlichen Dekompensation der peripheren Regulationsmechanismen des Organismus gegenüber dem pathologisch erhöhten Angebot von Schilddrüsenhormonen dar. Dabei muß nicht unbedingt eine bestimmte Grenze des Hormonangebotes überschritten werden und brauchen die Serumkonzentrationen an Schilddrüsenhormonen keineswegs extrem hoch zu sein. Die dem Krankheitsbild zugrunde liegende unkontrollierte Aktivierung des Energiestoffwechsels beinhaltet eine Verstärkung der Wirkung von Katecholaminen bei direkt oder indirekt resultierender, latenter oder manifester Nebennierenrindeninsuffizienz. Seit Einführung der antithyreoidalen Substanzen in die Schilddrüsentherapie tritt sie heute nur mehr in weniger als etwa 1% aller Hyperthyreosen auf und dabei relativ seltener postoperativ als vor dieser Zeit. Auslösende Ursachen können schilddrüsenferne Operationen, mechanische (unter anderem intraoperative) Manipulationen an der Schilddrüse oder entschiedene Streßsituationen jeder Art sein, obgleich Kausalzusammenhänge in vielen Fällen fraglich bleiben. Zweifelsfrei erwiesen und hinsichtlich der Wirkungsweise zu erklären ist indessen die Möglichkeit einer Krisenauslösung durch Jod (nicht Radiojod!), insbesondere bei zur Funktionsentgleisung neigenden autonomen Adenomen, aber auch anderen Strumen. Als Präparate kommen vornehmlich jodhaltige Röntgenkontrastmittel, Darmantiseptika, Broncholytika und Spasmolytika, auch Antiseptika in Betracht. Die Risikophase beginnt ca. 2 Wochen nach der Applikation und hält etwa 2 Monate an, so daß gefährdete Patienten nach Jodzufuhr unter diesem Gesichtspunkt überwacht werden sollten.

Für eine spezielle Diagnostik, etwa durch Radiojod-Stoffwechselstudium, sind in Anbetracht der elementaren Schwere des Krankheitsbildes weder Zeit noch Möglichkeiten vorhanden, bei schon bekannter Hyperthyreose besteht auch keine zwingende Notwendigkeit dazu. Der Hormonspiegel im Blut ist meistens stark, zuweilen aber nur wenig erhöht, das Serumcholesterin ist fast immer extrem niedrig. Auch in der Klinik muß man sich ganz auf den körperlichen Status stützen, wobei sich die folgende *Einteilung der hyperthyreoten Krise nach Schweregraden* auch hinsichtlich der Therapiemaßnahmen bewährt hat:

Stadium I: Tachykardie über 150 Schl./min mit eventuell Herzrhythmusstörungen, Hyperthermie, Adynamie, Durchfälle, Dehydratation, starker Tremor, Unruhe, Agitiertheit, Hyperkinesie
Stadium II: Symptome von Stadium I + Bewußtseinsstörungen, Stupor, Somnolenz, psychotische Reaktionen, örtliche und zeitliche Desorientiertheit
Stadium III: Symptome von Stadium I + Koma

Die Stadien I—III können noch unterteilt werden in jeweils a (Patient unter 50 Jahre alt) und b (Patient über 50 Jahre alt), wobei die Schweregrade mit jeweils b als gravierender anzusehen sind als die gleichen Schweregrade mit jeweils a. Im übrigen ist die Abgrenzung vom Stadium I gegen eine noch präkritische Krankheitssituation fließend.

Im einzelnen ist der Symptomenkomplex der Krise natürlich recht variabel in Abhängigkeit von Lebensalter, Vorschädigung von Organen und der vorangegangenen Therapie. Grundsätzlich besteht eine vermehrte Infektbereitschaft vor allem von Lungen und ableitenden Harnwegen, eine Struma und endokrine Augensymptome können vorhanden sein oder fehlen. Zumindest vom Schweregrad II ab sind Herz und Kreislauf gefährlich in Mitleidenschaft gezogen und es besteht oder droht ein Kreislaufkollaps. Der natürliche Krankheitsverlauf ist stets desolat und endet nach zunehmender, zunächst exzitatorischer, dann stupuröser Verwirrtheit und Herzinsuffizienz im Koma mit Kreislaufversagen.

Diese Verhältnisse lassen erkennen, daß bei bekannter Hyperthyreose der *Verhütung* einer möglichen Krise prinzipiell große Bedeutung beizumessen ist. Abgesehen von einer sorgfältigen Überwachung jeder medikamentösen Schilddrüsenbehandlung gehört insbesondere dazu, daß bei geplanten Resektionen hyperthyreoter Strumen mit antithyreoidalen Substanzen vorbereitet wird, nicht lebensnotwendige schilddrüsenferne Operationen bei noch hyperthyreoter Stoffwechsellage unterbleiben sowie mechanische Maßnahmen im Halsbereich einschließlich zu intensiver Drüsenpalpationen, Gymnastik oder Bindegewebsmassagen (z. B. wegen Halswirbelsäulen-Syndrom) und eine Medikation von jodhaltigen Mitteln unterlassen werden.

Die *Therapie* der hyperthyreoten Krise hängt von deren Schweregrad ab und findet unter Intensivpflegebedingungen statt. Wichtigste und erste Maßnahme ist in jedem Fall und nach Möglichkeit schon durch den einweisenden Arzt die Applikation von Nebennierenrindensteroiden in Form von täglich 100—200 mg Cortison oder Hydrocortison, die u. a. auch durch Hemmung schilddrüsenstimulierender Faktoren und des peripheren Thyroxinmetabolismus wirken. Bei gleichzeitig schwerer feuchter Herzinsuffizienz bevorzugt man Steroidderivate wie Prednison oder Prednisolon in gleichen Dosen. Als antithyreoidales Mittel steht Thiamazol intravenös in Tagesdosen von 120—240 mg zur Verfügung, und neuerdings hat sich die Zusatzmedikation von Lithium ausgezeichnet bewährt. Anders als die übrigen thyreostatischen Medikamente hemmt es schnell und selektiv die Proteolyse des Jodthyreoglobulins, so daß der thyreogene Nachschub an Hormonen stagniert. In Form seines Azetats peroral oder als Chlorid intravenös über 6—8 Tage hin in nicht höheren Tagesdosen als 1 g appliziert, sind auch ohne Kontrolle des Lithiumspiegels keine unangenehmen Nebenwirkungen zu erwarten und lohnt sich der Einsatz insbesondere bei durch Jod ausgelöster Krise. Hat man beim Schweregrad I den Eindruck einer Besserung innerhalb von 1—2 Tagen, so reduziert man im Laufe der Tage kontinuierlich die Steroiddosen, um sie nach weiteren 2—3 Wochen abzusetzen. Ein schnelleres Absetzen kann von Nachteil sein. Die Dosis des antithyreoidalen Medikamentes wird ebenfalls langsam reduziert und unterhalb von 100 mg Thiamazol täglich wieder oral bzw. auch als Carbimazol oder Propylthiouracil gegeben. Perchlorate sind für die Krisenbehandlung ungeeignet, weil sie eine unter Umständen notwendig werdende Jodtherapie erschweren und dabei überdies ihre eigene Wirkung sofort verlieren.

Eine Jodtherapie ist *zusätzlich* zu der soeben beschriebenen Basisbehandlung dann indiziert, wenn letztere innerhalb von 1—3 Tagen keinen Effekt erkennen läßt bzw. eine bereits fortgeschrittene oder schon komatöse Krise vom Stadium II oder III vorliegt. Ihre Wirkung beruht darauf, daß schon physiologischerweise bei einem Blutjodid von über 50—100 $\mu g^0/_0$ unter Umgehung der Hypophyse auf direktem homöostatischem Wege sehr schnell eine zuverlässige und komplette Blockade der thyreoidalen Hormonsynthese sowie überdies auch eine schnelle Reduktion der Hormoninkretion einsetzen. Bei Hyperthyreosen muß zwar der Blutjodidspiegel zu diesem Zweck höher sein, doch genügen in jedem Fall maximal 3—4 Ampullen Endojodin zu 2,0 cm³ (à 0,236 g Jod als Proloniumjodid) in zwei Tagesportionen. Man reduziert erst nach entschiedener Besserung des Krankheitsbildes über etwa 1—2 Wochen hin bis zum Absetzen des Jods. Höhere Joddosen wirken nicht stärker, unterhalten aber eine gegebenenfalls sehr die übrige Therapie störende erhebliche Trachealsekretion. Auf diese Weise wird die Jodbehandlung kaum jemals weniger als 2, eher 3, selten mehr Wochen dauern. Es empfiehlt sich überdies, die Steroidmedikation diejenige von Jod überdauern zu lassen, während das für die Gabe von antithyreoidalen Substanzen eine Conditio sine qua non darstellt. Abgesehen von einer Jodallergie gibt es keine Gegenindikation gegen diese hocheffektive Therapieform, die bei einer kontinuierlichen Verschlechterung des Befindens nicht unterbrochen und bei einer erneuten Verschlechterung nach vorübergehender Besserung mit wieder höherer Dosis fortgesetzt werden sollte.

Spätestens wenn eine Krise vom Schweregrad II nicht in 1—2 Tagen zu beherrschen ist oder der Schweregrad III vorliegt, sind erweiterte Notfallmaßnahmen durch Charcoal-Hämoperfusionen, kontinuierliche oder intermittierende Plasmapherese oder Peritonealdialyse erforderlich, um dem Organismus möglichst schnell große Mengen von bereits sezernierten Schilddrüsenhormonen zu entziehen. Dies um so mehr, als die notwendige Thromboembolieprophylaxe mit Heparin zu einem erheblichen Anstieg der Serumkonzentrationen an freien und damit wirksamen Schilddrüsenhormonen führt.

Je nach Herz-Kreislaufbefunden, Wärmehaushalt und Infektsituation sind schon bei leichteren, erst recht natürlich bei voll ausgebildeten Krisen stets weitere unspezifisch-additive Maßnahmen vonnöten. Solange noch ein Schlagvolumenhochdruck ohne Herzinsuffizienz besteht, sind 1—3 mg Reserpin oder ca. 0,1 mg/Std eines β-Rezeptorenblockers i.v. (z. B. Visken) von großem Nutzen, letzteres aber nur bei gleichzeitiger Digitalisierung. Diese ist grundsätzlich auch bei nicht manifester Herzinsuffizienz angezeigt, während Strophantin oder Digitaloide nicht den gleichen Erfolg haben. Keineswegs ist das thyreogen geschädigte Herz weniger empfindlich oder gar refraktär gegenüber Digitalis als ein auf anderer Basis insuffizientes Herz — vorausgesetzt, daß die Schilddrüse speziell behandelt wird. Insofern unterliegt die Digitalisierung in der hyperthyreoten Krise keinen speziellen Gesichtspunkten. Beim Vorliegen eines Kreislaufkollapses muß man Noradrenalin und gegebenenfalls Hypertensin zu Hilfe nehmen. In Anbetracht der Erfahrung, daß ungewöhnlich viele Krisenpatienten letztlich an einer Lungenembolie versterben, hat sich die prophylaktische Heparinbehandlung durchgesetzt, die bei protrahierten Krankheitszuständen auch durch eine Cumarinmedikation ersetzt werden kann.

Bei Temperaturen über 38 °C rektal ist stets mit einer bronchopneumonischen oder pyelitischen Affektion zu rechnen und entsprechend zu behandeln, auch wenn man an eine krisenbedingte zentrale Hyperthermie denkt. Selbst bei normalen Körpertemperaturen sollte man wegen einer möglichen Anergie und aus prophylaktischen Erwägungen heraus grundsätzlich Antibiotika geben. Keineswegs lohnt sich das Warten auf ein Antibiogramm, allenfalls kann man das zunächst gewählte Mittel (am ehesten ein Breitbandpenicillin) später dem Testergebnis entsprechend austauschen. Sofern man wegen einer hochgradigen Erregung auf lytische Maßnahmen mit z. B. Promethazin (Atosil), Haloperidol, Pecazin (Pacatal), Alimemazin (Theralene), Hydergin (nie Chlorpromazin) angewiesen zu sein glaubt, sollte man auf die gleichzeitige Verabreichung von Reserpin verzichten, welches sich am ehesten noch mit Methylphenobarbital (Prominal), Phenobarbital (Luminal), Diazepan (Valium) oder Chloralhydrat verträgt. Bei Durchfällen gibt man Opium. Trotz eines Infektes ist bei entschieden hyperthermischer Situation stets eine Unterkühlung durch feucht-kalte Kompressen auf Leisten, Achselhöhlen, Herzgegend und Extremitäten oder besser ein Temperaturzelt mit der Möglichkeit einer gleichzeitigen Sauerstoffzufuhr angebracht. Schon der parenteralen Medikation wegen sind Dauerinfusionen unerläßlich, die das Elektrolytspektrum berücksichtigen und den starken Flüssigkeitsverlust über

Darm, Haut und Atemluft ausgleichen, gegebenenfalls auch eine hohe Kalorienzufuhr gewährleisten müssen.

Nicht erfolgversprechend sind Therapieversuche durch eine Sympathikusblockade im Halsmarkbereich und sog. Hormonantagonisten, die speziell die Wirkung von Thyroxin und Trijodthyronin in der Körperperipherie blockieren können (einige Hormonanaloge oder 3,5-Dijodthyroessigsäure). Es ist auch schon in einer hyperthyreoten Krise mit Erfolg die Struma reseziert oder eine therapeutische Radiojoddosis verabreicht worden, ohne daß dies als Bereicherung der Behandlungsmöglichkeiten angesehen werden kann. Immerhin ordnet sich bei schon bekannter Hyperthyreose ausnahmsweise eine anfängliche und adäquate Radiojoddosis auf längere Sicht hin schon einmal vorteilhaft in den Therapieplan ein, weil Krisenzustände wochenlang dauern können, der Strahleneffekt in dieser Zeit wirksam wird und dann zwanglos den Übergang in die unkomplizierte Weiterbehandlung der Hyperthyreose markiert. Insbesondere auch aufgrund eigener, sehr günstiger Erfahrungen braucht man die Bedenken anderer Autoren gegen eine ^{131}J-Therapiedosis in der Krise nicht zu teilen. Im übrigen kommt dieses Verfahren ohnehin nur bei Krisen vom Schweregrad I und dann in Betracht, wenn Vorbefunde vorhanden sind und darüber hinaus nicht etwa wegen Übelkeit oder abdomineller Beschwerden die Radiojoddosis erbrochen werden könnte!

Grundsätzlich ist festzustellen, daß erst nach Beherrschung der hyperthyreoten Krise erwogen werden kann, ob als spezielles Therapieverfahren die Dauermedikation von antithyreoidalen Mitteln, ein nukleares oder ein operatives Verfahren zu wählen ist. Keineswegs werden diese Erwägungen dann durch eine vorangegangene hochdosierte Jodbehandlung so eingeschränkt, wie es des öfteren als Motiv gegen diese Therapieform angeführt wird. Nach Beherrschen einer postoperativen Krise wird man allerdings in jedem Fall monatelang medikamentös antithyreoidal weiterbehandeln, ehe man sich über die Chancen und Voraussetzungen einer Radiojodtherapie informieren kann.

Die Mortalität der hyperthyreoten Krise ist infolge der angeführten und aus pathogenetischen Gründen bewußt polypragmatisch ausgerichteten Behandlung geringer geworden, liegt aber immer noch bei 30—50% (im eigenen Krankengut beträgt sie 37,5% mit 18 Todesfällen unter 48 Krisenpatienten).

Literatur zu Kap. 7: 2, 7, 10, 17, 22, 23, 24, 27, 28, 30, 31, 38, 39, 44, 49, 51, 53, 57, 60, 65, 66, 67, 70, 71, 72, 73, 78, 79, 80, 99, 100, 107, 108, 109, 111, 114, 117, 118, 120, 126, 130, 132, 148, 149, 151, 157, 160, 170, 172, 173, 183, 188, 190, 191, 192, 197, 202, 203, 206, 210, 220, 221, 229, 230, 231.

8. Blande (euthyreote) Strumen

8.1 Definition und Pathogenese

Als blande Struma bezeichnet man jede nicht entzündliche und nicht maligne, sichtbar und tastbar vergrößerte Halsschilddrüse mit insgesamt ausreichender (euthyreoter) Hormonproduktion sowie an dystopischer Stelle (z. B. im Mediastinum oder Ovar) gelegenes Schilddrüsengewebe. Dabei ist das Wort „Kropf" länger bekannt als der von A. von Haller (1708—1777) erstmals synonym benutzte Ausdruck „Struma". Die blande Struma ist in allen Gegenden der Erde die häufigste endokrine Krankheit und war schon über 2 Jahrtausende vor Christi in Indien bekannt. Sind mehr als 10% der Bevölkerung davon betroffen, so spricht man von endemischem, ansonsten von sporadischem Kropfvorkommen. Obgleich beide den gleichen therapeutischen Problemen und Erwägungen unterliegen, unterscheiden sie sich hinsichtlich Ätiologie, Pathogenese und soziologischer Bedeutung.

Als allgemein gültiges pathogenetisches Prinzip steht im Mittelpunkt der Kropfentstehung eine vermehrte Stimulierung der Schilddrüse durch TSH. Sie ist die Reaktion des intakten Regulationssystems der Schilddrüse auf eine initial quantitativ oder qualitativ ungenügende Versorgung des Organismus mit Schilddrüsenhormonen, die folgende Ursachen haben kann:

— Thyreoidale Ursachen (angeborene Defekte der Hormonsynthese, exogener Jodmangel, strumigene Substanzen in Nahrung, Wasser und als Medikamente)
— Extrathyreoidale Ursachen (Hemmung der Hormonverwertung im Organismus durch andere Hormone, vermehrter Hormonbedarf, Jodverluste).

Das TSH stimuliert dann die Schilddrüse zur Mehrproduktion ihrer beiden Hormone, die sie jedoch in Anbetracht der unter a. und b. genannten Umstände nur durch Hyperplasie leisten kann. Es darf als Regel gelten, daß sich eine einmal vorhandene Struma spontan nicht wieder zurückbildet. In Abhängigkeit von Lebensalter und anderen Faktoren ist diese Hyperplasie zunächst meist diffus, später in zunehmendem Maße knotig oder auf dem Boden lokal präformierter Drüsenprozesse von Anfang an solitär-knotig. Durch regressive und exsudative Veränderungen entstehen Zysten. Alle diese kropfigen Gewebsreaktionen der Schilddrüse beruhen auf dem gleichen pathogenetischen Vorgang einer vermehrten TSH-Stimulierung, modifiziert durch die Eigenarten der ursächlichen exogenen (z. B. Jodmangel, Einwirkung strumigener Substanzen) oder endogenen Faktoren (z. B. Nieren- und Gonadenfunktion). Von einem gewissen Stadium ab kann sich der Gewebsumbau ohne thyreotrope Einflüsse verselbständigen und bei proliferativen Gewebsveränderungen sogar der hypophysären Regulation entziehen, z. B. bei der Entwicklung eines autonomen Adenoms.

Neben dieser regulationsabhängigen Kropfpathogenese gibt es sporadisch seltene spezielle Ursachen der Entstehung einer blanden und am ehesten knotigen Struma:

— Eine postthyreoiditische Zyste nach vorangegangener fokaler Thyreoiditis
— eine traumatisch oder hämorrhagisch bedingte intrathyreoidale Blutung mit sich anschließender Organisation oder Zystenbildung
— eine Amyloidose oder Hämochromatose des Drüsengewebes bei entsprechenden systemischen Stoffwechselstörungen sowie insbesondere
— *dystopisch gelegene Strumen* (pulmonal, mediastinal, im Ovar, am Zungengrund) als Resultat einer kongenitalen Entwicklungsstörung mit oder ohne Vorhandensein einer normal großen oder auch kropfigen Schilddrüse an regulärer Stelle des Halses. Diese dystopischen Strumen neigen infolge des Druckes umgebender Gewebe zu regressivem Umbau, können aber auch autonom oder unter dem Einfluß von TSH wachsen und je nach Lokalisation zu bedrohlichen Komplikationen führen.

8.1.1 Endemische Strumen

Endemisch kommen Strumen nicht nur im Hochgebirge (Alpen, Anden, Himalaja, Jugoslawien, Afrika), sondern auch im Mittelgebirge (hierzulande Schwarzwald, Schwäbisch Alb, Thüringen, Hunsrück und Pfalz) sowie im Flachland und sogar an Meeresküsten mit zum Teil ausgesprochenem Jodreichtum vor (Niederlande, Polen, USA, Japan, Finnland, Australien). Im letztgenannten Fall ist die Jodinkorporation mit der Nahrung (vorwiegend Fisch) und Wasser so groß, daß die Hormonsynthese der Schilddrüse wie unter dem Einfluß jodhaltiger Medikamente durch den hohen Blutjodidspiegel direkt homöostatisch behindert und das Organ dann reaktiv durch TSH stimuliert wird. In den übrigen Endemiegebieten sind Strumen häufig mit einem Kretinismus vergesellschaftet und weitgehend auf exogene Ursachen zurückzuführen: Jodmangel oder/und strumigene Noxen tierischer und pflanzlicher Herkunft in Wasser und Nahrung (Urochrome von Haustieren, Zyanate, insbesondere Goitrin und Progoitrin aus Kohl- und Rapsarten). Aus diesem Grund werden beide Geschlechter nahezu gleich häufig betroffen und ergeben sich sozial-hygienische Maßnahmen der Kropfprophylaxe (s. S. 150).

Wenn man die Kropfeinteilung nach der neueren Nomenklatur der WHO und dementsprechend eine noch nicht sicht-, aber soeben tastbare Schilddrüsenvergrößerung bereits als Struma der Größe I definiert, dann ist auch die Bundesrepublik Deutschland ein Endemiegebiet: Von Norden nach Süden nimmt die Kropfhäufigkeit der Bevölkerung von 4% in Schleswig-Holstein über 8% in Niedersachsen/Bremen, 15% in Nordrhein-Westfalen, 19% in Hessen und Rheinland-Pfalz, 21% in Baden-Württemberg bis 32% in Bayern zu bei einer Jodausscheidung (= Jodaufnahme) von gebietsabhängig 15—70 µg gegenüber dem von der WHO für optimal gehaltenen Jodbedarf von 150—200 µg täglich. Bei dieser Einschätzung der Situation mit berechtigter Forderung nach einer gesetzlichen Jodsalzprophylaxe in der Bundesrepublik ist aber zu berücksichtigen, daß von den registrierten Kropfträgern 81,9% nur eine tast-, nicht sichtbare Struma der Größe I hatten.

Die Pathophysiologie der endemischen Strumen ist nicht einheitlich, vorwiegend aber gekennzeichnet durch ein vermindertes Blutjodid bei einer Ausscheidung von weniger als 40 µg Jod täglich im Harn. Diese Konstellation kann nur als exogener

Jodmangel interpretiert werden, so daß eine solche Schilddrüse stark jodavide ist, um wenigstens das geringe Angebot soweit als möglich auszunutzen. Die Struma selbst bleibt trotzdem arm an Jod, setzt es unter Umständen beschleunigt um und enthält überwiegend Monojodtyrosin, jedoch nur einen geringen Hormonvorrat in pathologisch strukturiertem Thyreoglobulin. Das Spektrum des meistens relativ niedrigen Hormonspiegels im Blut ist häufig zugunsten von Trijodthyronin verschoben, die Belastung mit TRH hat einen überschießenden TSH-Anstieg zur Folge als Ausdruck einer subklinisch-hypothyreoten Stoffwechseltendenz. Ist die Hormoninkretion schon während der Fetalzeit völlig ungenügend, so resultiert als irreversibler Schaden ein Kretinismus (s. S. 45). Gleichartige intrathyreoidale Veränderungen liegen aufgrund strumigener Faktoren auch in Abwesenheit eines exogenen Jodmangels vor. Ein solcher Kropf ist dann eher subnormal jodavide, so daß zuviel Jod über die Nieren eliminiert wird.

8.1.2 Sporadische Strumen

Sporadisch vorkommende Strumen bevorzugen in einer Relation von 4 : 1—8 : 1 das weibliche Geschlecht und sind sehr weitgehend auf endogene, im Detail und im Einzelfall recht wenig bekannte Faktoren zurückzuführen. Eine konstitutionelle Bereitschaft ist unverkennbar, hereditäre Komponenten sind wahrscheinlich, jedoch nur bei den seltenen Ausnahmen mit Jod- und Hormonfehlverwertungen zu belegen. Es handelt sich dann um Jodisationsdefekte wie bei hypothyreoten kongenitalen Strumen (s. S. 51) und Anomalien des Hormontransportes im Blut auf dem Boden spezifischer Dysproteinämien. Regelrecht genetisch fixiert wäre überdies allenfalls die Tendenz zur Erkrankung der Schilddrüse, nicht diejenige zu einer bestimmten Drüsenveränderung wie der blanden Struma. Am wichtigsten und am häufigsten realisiert sind zweifellos extrathyreoidale endokrine Faktoren, die sich dahingehend auswirken, daß je $1/4$—$1/3$ aller blanden Strumen sich um die Zeit der Pubertät, der Gravidität und im Klimakterium manifestieren. Beispiele dafür sind auch die unter einem vermehrten Einfluß von Wachstumshormon zustandekommenden Strumen bei der Akromegalie und beim Cushing-Syndrom.

Pathophysiologisch spielt bei sporadischen Strumen ein exogener Jodmangel keine Rolle. Blutjodid und Jodausscheidung sind normal, letztere ist aufgrund extrathyreoidaler hormoneller Einflüsse, z. B. von Hypophyse und Nebennierenrinden auf die Nieren, besonders bei juvenilen und graviden Kropfträgern oft vermehrt. Ein erhöhtes TSH-Potential fehlt nur in Spätstadien der Kropfentwicklung und bei den schon erwähnten selteneren speziellen Kropfformen. Die Beziehungen zwischen dem Spektrum der Jodverbindungen in der Struma und dem thyreoidalen Jodumsatz lassen vier Typen voneinander abgrenzen, so daß bei in vivo-Untersuchungen mit radioaktivem Jod beliebige Befundkonstellationen mit normaler oder leicht erniedrigter Hormonkonzentration im Blut registriert werden können. Dazu gehören auch Verschiebungen der Relation von Thyroxin zu Trijodthyronin. Bei etwa 10% der sporadischen Strumen sind Besonderheiten gegeben durch z. B. die Entwicklung eines autonomen Adenoms mit Neigung zur hyperthyreoten Entgleisung sowie durch die langzeitige Einwirkung regulär oder nebenher antithyreoidal wirksamer Medikamente bei iatrogenen Strumen. Im letzteren Fall können je nach der Art der einwirkenden Substanz schon die Jodaufnahme blockiert oder beschleunigt und die folgenden Syntheseschritte in der Drüse an verschiedenen Stellen gehemmt sein, so daß bei anhaltender Medikation stets eine Minderproduktion von Hormonen zur vermehrten TSH-Einwirkung mit Gewebshyperplasie Anlaß gibt und gelegentlich dabei eine Hypothyreose resultiert. Zuweilen geschieht dies im Rahmen einer dann stets reversiblen Jodfehlverwertung, wie sie sonst nur angeboren (s. S. 51) oder bei der Immunthyreoiditis vorkommt (s. S. 161).

Auf völlig andere Weise wie soeben beschrieben kann sehr selten einmal ein langdauerndes Überangebot von Jod (in Medikamenten gegen Asthma, Bronchitis, Lues, Hypertonie) zur Kropfbildung führen: Der dadurch zustandekommende hohe intrathyreoidale Jodidspiegel hemmt direkt homöostatisch und im Effekt wie eine antithyreoidale Substanz die Hormonsynthese des Organs, welches dann unter der reaktiv vermehrten TSH-Stimulierung hyperplasiert (obgleich in der Mehrzahl der Fälle ein hoher intrathyreoidaler Jodidspiegel TSH inaktiviert und deshalb eine Hyperplasie ausbleibt — wahrscheinlich hängt es von der Höhe des intrathyreoidalen Jodidspiegels und vom betroffenen Compartment im Verlauf der Hormonsynthese ab, ob eine Gewebshyperplasie resultiert oder nicht).

In Endemiegebieten sind blande Strumen häufiger knotig und im Durchschnitt größer als bei sporadischem Vorkommen. Darüber hinaus aber bestehen hinsichtlich des körperlichen Beschwerdekomplexes und der Symptomatik keinerlei Unterschiede, so daß *Diagnostik und Therapie für den einzelnen Kropfträger unabhängig von der Kropffrequenz in einer Gegend unter den gleichen Gesichtspunkten stehen.* Das gilt auch in Hinsicht auf die verschiedenen Kropfursachen mit der selbstverständlichen Konsequenz, bekannte individuelle Kropfnoxen, z. B. Medikamente, zu eliminieren bzw. durch Zufuhr kleiner Mengen von Jodid zu paralysieren.

8.2 Beschwerdekomplex und Symptome

Diese beschränken sich auf den Lokalbefund. Sie sind rein mechanisch bedingt und reichen von belanglosen Mißempfindungen im Halsbereich bis zu schweren und lebensbedrohlichen Zwischenfällen in Form von oberer Einflußstauung und Trachealkollaps. Ein Globusgefühl ohne sichtbare oder bei nur mäßiger Vergrößerung der Schilddrüse ist meistens nicht durch diese bedingt, sondern durch extrathyreoidale Faktoren (Hypotonie, Hypertonie, latenter Eisenmangel, psychogen). Andererseits können schon relativ kleine Knoten Phonationsstörungen und eine Neigung zu ständigem Räuspern unterhalten, ohne etwa damit eine Indikation zur Operation abzugeben. Schwankungen der Kropfgröße, etwa in Abhängigkeit von der Tageszeit und vom Menstruationsrhythmus (größer abends und ante menstruationem), sind durchblutungs- und nicht irgendwie funktionsbedingt und ein prognostisch gutes Zeichen hinsichtlich des Erfolgs einer medikamentösen Therapie. Die häufigsten Begleit- und Folgeerscheinungen einer größeren Struma sind eine Trachealeinengung mit Tracheomalazie und Atemnot (eventuell sog. Kropfasthma), eine schnarrende sonore Heiserkeit durch Rekurrensparese (besonders häufig bei Rezidivstrumen) und eine obere Einflußstauung. Ein sog. „Kropfherz" gibt es nicht, nachdem die früher so bezeichneten kardialen Komplikationen als Ausdruck eines Cor pulmonale erkannt sind, wie es bei allen die oberen Luftwege stenosierenden Prozessen mit Hypoventilation zustande kommt. Es ist in keiner Weise kropfspezifisch. In gleichem Sinne sind koronare Sensationen mit interkurrenten Rhythmusstörungen aufzufassen, obgleich sie gelegentlich durch den Druck der Struma auf den Halssympathikus und Karotissinus zurückzuführen sind, sich dementsprechend unter der kropfverkleinernden Medikation von Schilddrüsenhormonen bessern (und nicht, wie häufig befürchtet, verschlechtern).

Der blande Strumen mindestens ebenso häufig wie Hyperthyreosen begleitende, insgesamt aber seltene Haarausfall ist möglicherweise darauf zurückzuführen, daß im Verlauf regressiver Gewebsprozesse Spuren hormonell inaktiver Jodverbindungen auf dem Lymphweg die Drüse verlassen und direkt oder auf immunologischem Wege selektiv die Haarbälge der Kopfhaut schädigen.

8.3 Einteilung und Diagnostik der blanden Strumen

Ihrer Lokalisation und Beschaffenheit nach sind zu unterscheiden:

1. Halsstruma (gegebenenfalls mit nach substernal reichendem Anteil)
   1.1. diffus
   1.2. einknotig
      1.2.1. Zyste, Blutung, hormonell inaktives Gewebe: szintigraphisch kalt
      1.2.2. Adenom: szintigraphisch warm
      1.2.3. autonomes Adenom ohne Hyperthyreose: szintigraphisch heiß
   1.3. mehrknotig
      1.3.1. Zysten, Blutungen, hormonell inaktives Gewebe: szintigraphisch kalt
      1.3.2. Adenome, hormonell aktives Gewebe: szintigraphisch warm
      1.3.3. autonome Adenome ohne Hyperthyreose: szintigraphisch heiß
2. Dystopische Struma
   2.1. mediastinale oder pulmonale Struma (gegebenenfalls Teratom)
   2.2. Struma ovarii
   2.3. Zungengrundstruma.

Bei einer Halsstruma mit substernalem Anteil spricht man auch von einer sog. Tauchstruma. Jede in der Einteilung angeführte Strumaform ist zusätzlich zu beurteilen

(1) nach ihrer Größe I—III (Abb. 5; S. 22 ff.) und in Zusammenhang damit

(2) nach dem Vorliegen örtlicher Komplikationen im Halsbereich (Gefäß- und/oder Weichteilstauung, kollaterale Schwellungszustände, Trachealkomplikationen, Rekurrenzparese) sowie danach,

(3) ob es sich um eine Erst- oder *Rezidivstruma* handelt.

Von diesen Positionen, dazu noch von der Art etwaiger Begleitkrankheiten hängt die Therapie der blanden Struma ab, sofern ihre euthyreote Natur gesichert ist. Dementsprechend ist die Diagnostik der blanden Struma ausgerichtet auf die örtlichen Verhältnisse im Hals- bzw. Kropfbereich einerseits sowie auf die Stoffwechselsituation andererseits. Beide sind unabhängig voneinander, *d. h. aus Form und Beschaffenheit einer Struma kann nicht auf ihre Funktion geschlossen werden.*

8.3.1 Lokalisationsdiagnostik

Sie beinhaltet Inspektion und Palpation, stets auch Szintigraphie und gegebenenfalls eine Röntgenuntersuchung mit Breischluck zur Darstellung des Verlaufs von Ösophagus und Trachea. Nur selten und bei Operationsindikation sind insbesondere bei Rezidivstrumen weitere Spezialaufnahmen nötig. Eine *diffuse Struma* kann durchaus asymmetrisch und knollig sein (Kolloidstruma), ohne daß man dann von Knoten sprechen sollte. Das Szintigramm kann dabei sogar eine unterschiedliche Aktivitätsverteilung zeigen, die nicht im Sinne „kalter" Bezirke als malignomverdächtig interpretiert werden darf. *Knoten* sind auch szintigraphisch erst bei mehr als Haselnußgröße dann als solche zu bezeichnen, wenn ihre Konsistenz deutlich vom umgebenden unauffälligen oder diffus-vergrößerten Gewebe abzugrenzen ist. Von einem *Solitärknoten* spricht man nur, wenn bis auf einen einzeln tastbaren, mehr oder weniger großen Knoten die übrige Schilddrüse auch szintigraphisch unauffällig bzw. nicht vergrößert oder gar nicht dargestellt ist. Der Solitärknoten selber kann sich als „heiß", „warm" oder „kalt" charakterisieren lassen, ohne daß damit etwas über die Funktion der gesamten Drüse ausgesagt ist. Diese kann auch bei einem solitären szintigraphischen Aktivitätsmaximum durchaus normal sein, so daß ein solcher Befund allein keineswegs etwa eine Hyperthyreose belegt — sog. autonomes Adenom ohne Hyperthyreose. Begleitende Lymphknotenschwellungen sind immer malignomverdächtig, auch wenn das Szintigramm keine „kalten" Bezirke erkennen läßt. Erweist es einen solitären Knoten als szintigraphisch „kalt", so ist ebenfalls an die Möglichkeit eines Malignoms zu denken und in dieser Hinsicht weiter zu untersuchen bzw. bei der Therapie Rechnung zu tragen, obgleich in einem unausgewählten Krankengut nur ca. 2% solcher Knoten bösartig sind. Beides, Lymphknotenschwellungen und/oder szintigraphisch „kalter" (oft auch „warmer") Solitärknoten stellen jedoch eine nahezu absolute Indikation zur *Feinnadelpunktion mit Zytodiagnostik* dar. Erweist sich dabei der Knoten als Zyste, so ist damit ein Malignom weitestgehend, aber nicht völlig sicher ausgeschlossen, für diesen Fall aber die Zystenentleerung auch eine zusätzliche, unter Umständen zu wiederholende Therapiemaßnahme. Ein szintigraphisch „kalter" Bezirk ohne Tastäquivalent oder in einer größeren Struma ist von sich aus keineswegs malignomverdächtig, allenfalls zusammen mit anderen Symptomen wie etwa Lymphknotenschwellungen (s. auch S. 170).

Kann man den unteren Kropfpol spontan oder beim Schlucken umgreifen, bleibt oder wird also dabei das Jugulum für einen tastenden Finger frei, so liegt kein substernaler Drüsenanteil vor. Aufgrund von Röntgenuntersuchungen werden zu häufig substernale Strumen diagnostiziert, weil einerseits nach unten sich verjüngende Begleitschatten falsch interpretiert werden und andererseits bei größeren Strumen Verschattungen dieses Bereichs durch *vor* das Sternum hinabreichende Drüsenanteile vorgetäuscht werden. Sitzt indessen eine Struma ohne oder trotz beim Schlucken annähernd umgreifbarer, glatter unterer Pole so tief, daß in dieser Lage Stauungszeichen bestehen oder intrathorakal solche zu vermuten sind, so liegt eine *Tauchstruma* vor. Sie kann sowohl asthmoide Atembeschwerden unterhalten als auch bronchitisch-asthmatische Erkrankungen aggravieren wie eine *echt nach substernal oder mediastinal reichende Struma*. In einem solchen Fall ist palpatorisch nie ein unterer Drüsenpol festzustellen, das Jugulum ausgefüllt und durch Röntgenbild oder/und Szintigramm die Situation weiter zu klären. Eine Verschattung im Röntgenbild wird dabei nie vermißt, während das Szintigramm einen solchen nach kaudal reichenden Kropfanteil — auch ohne Halsstruma — belegen kann (Abb. 5 i, k; S. 25), aber nicht muß (Abb. 5 l; S. 27). Oft lassen jedoch im letztgenannten Fall nach unten zu unscharfe und fransenhafte Konturen, die nicht mit dem Tast- oder Röntgenbefund in Übereinstimmung zu bringen sind, das Vorliegen einer substernalen Struma vermuten. Das dystopisch gelegene Kropfgewebe ist dann durch die intrathorakalen Druck- und Bewegungsverhältnisse regressiv so erheblich verändert, daß es trotz benigner Beschaffenheit nicht mehr am Jodumsatz teilnimmt.

Ausschließlich *dystope Strumen*, d. h. mediastinal, intrapulmonal (intrathorakal) oder etwa im Ovar gelegenes Schilddrüsengewebe, sind nur aufgrund eines Röntgenbildes oder Tastbefundes zu vermuten oder dann szintigraphisch zu belegen, wenn sie am Jodumsatz teilnehmen. Die Diagnose ist häufig erst operativ möglich.

Komplikationen im Bereich des Halses und der oberen Thoraxapertur kommen vor als

Verlagerung und/oder Einengung von Trachea und/oder Ösophagus mit daraus resultierendem
Stridor oder Dyspnoe, in einer
Rekurrensparese mit Heiserkeit oder intermittierenden Phonationsbeschwerden (auffällig erstmals bei längerem Sprechen und beim Singen) und in einer
oberen Einflußstauung der Weichteile und/oder Gefäße bis hin zum Trachealkollaps.

Um derartige Komplikationen nicht zu übersehen, müssen die obere Brustpartie wie auch Schultern und Arme inspiziert werden, weil gelegentlich nur ein Arm oder nur eine Brustseite in Form von Lymphödem oder Venenzeichnung betroffen ist. Im Kopfbereich sind Lidödeme ebenso zu beachten (Abb. 5 i; S. 25) wie z. B. ein Horner-Syndrom infolge Drucks einer umschriebenen Kropfpartie auf den Halssympathikus (Abb. 5 l; S. 27).

Bei *Rezidivstrumen* sind alle lokalisatorischen Untersuchungen besonders sorgfältig auszuführen und es ist zu bedenken, daß innere Narbenzüge und -flächen bei Röntgenuntersuchungen Verschattungen ergeben, die nicht als Struma aufgefaßt werden dürfen. Sie können auch ihrerseits Anlaß zu Stauungen, kollateralen Weichteilschwellungen oder Verziehungen z. B. der Trachea geben, ohne daß die ermittelten Komplikationen dann auf ein Strumarezidiv bezogen werden dürfen. Ein genauer Eindruck von diesen Verhältnissen ist für die Therapiewahl wichtig, die gerade bei Rezidivstrumen ohne ein Szintigramm nie optimal sein kann. Dabei stellt sich dann öfter als erwartet nicht tastbares Schilddrüsengewebe im Bereich des ehemaligen Ductus thyreoglossus dar, welches bei unterlassener Rezidivprophylaxe (s. S. 143) postoperativ unter der vermehrten TSH-Einwirkung stimuliert oder bei früheren szintigraphischen Untersuchungen durch einen kropfig vergrößerten Isthmus übersehen wurde (Abb. 24 b; S. 146).

8.3.2 Funktionsdiagnostik

Die euthyreote Funktion einer Struma ist anhand schilddrüsenferner körperlicher und Laboratoriumsuntersuchungen zu belegen. Bei der großen Mehrzahl blander Strumen besteht über ihre euthyreote Natur von vornherein kein Zweifel, weil Beschwerden und Symptome einer Hyper- oder Hypothyreose fehlen. Man darf sie natürlich nicht „hinein" fragen, denn über Herzklopfen, Unruhe und Schlafstörungen haben viele berufstätige oder im Haushalt mit Kindern engagierte und überforderte Frauen zu klagen, im prä- und klimakterischen Lebensalter kommen extrathyreoidal bedingt Hitzegefühle und unmotiviertes, insbesondere auch nächtliches Schwitzen hinzu. Man sollte auch stets daran denken, daß schon in einem ausgewählten Krankengut nur etwa jede 30. Struma hyperthyreot ist und die Relation zwischen blander und hyperthyreoter Struma unter der Gesamtbevölkerung auf jeden Fall entschieden über 50 : 1 liegt.

Nichtsdestoweniger ist es unerläßlich, auch bei aufgrund körperlicher Befunde zweifelsfrei euthyreoter Stoffwechsellage als Basis für die auch bei kleinsten Strumen erforderliche Therapie und deren Verlaufskontrolle Laboratoriumsmethoden heranzuziehen. In erster Linie empfehlenswert sind Hormonanalysen im Blut zusammen mit einem T_3-in vitro-Test bzw. entsprechenden Parametern sowie unbedingt ein Szintigramm, weil ohne Kenntnis der szintigraphischen Strumastruktur eine zielgerechte Behandlung nicht möglich ist. Je nach Lebensalter und Fragestellung speziell auch unter dem Gesichtspunkt einer eventuellen Radiojodtherapie kombiniert man das Szintigramm mit einem Radiojod-Zweiphasenstudium, während im jüngeren Lebensalter und bei kleinen diffusen Strumen meistens mit einem Technetium-Szintigramm und ohne ^{131}J-Zweiphasenstudium auszukommen ist.

Verläßliche anamnestisch-körperliche Kriterien, die für eine euthyreote Kropffunktion sprechen, sind

(1) seit Monaten gleichgebliebenes, zunehmendes oder bei schlechtem Appetit abnehmendes Körpergewicht,
(2) eine trockene oder feuchte, kühle bis kalte Hautbeschaffenheit, insbesondere eine Akrozyanose bei Menschen vor dem 50. Lebensjahr,
(3) eine Neigung zum Frieren bzw. eine gute bis sehr gute Wärmetoleranz sowie
(4) normale oder niedrige Blutdruckwerte mit kleiner Amplitude, eine respiratorische Arrhythmie und ein orthostatischer Blutdruckabfall.

Der Herzschlagfolge, Besonderheiten im Elektrokardiogramm, einem Fingertremor oder Klagen über Angstgefühle, Depressionen, Stimmungsschwankungen und koronaren Beschwerden kommt bei Anwesenheit der soeben angeführten Symptome dagegen keine differentialdiagnostische Bedeutung zu. Die erforderlichen Laboratoriumsuntersuchungen stehen unter folgenden Gesichtspunkten.

(1) Normale Werte für PBI und Serumthyroxin belegen die euthyreote Stoffwechselsituation, sofern nicht erhebliche Diskrepanzen zum körperlichen Status bestehen. In diesen Fällen ist eine zusätzliche Trijodthyroninanalyse erforderlich, wobei jedoch erhöhte Werte insbesondere bei relativ niedrigem Serumthyroxin und PBI nicht für eine Hyperthyreose sprechen. Nur bei Konkordanz eines klinisch verdächtigen Status und entschieden erhöhtem Serumtrijodthyronin ist eine Hyperthyreose wahrscheinlich und sollte die Diagnose durch ein Radiojod-Zweiphasenstudium definitiv geklärt werden. Erhöhte Werte für PBI und Serumthyroxin können durch die gleichzeitige Einnahme von östrogenhaltigen Kontrazeptiva oder anderen Medikamenten, welche die Transportverhältnisse der Schilddrüsenhormone im Blut beeinflussen, bedingt sein. Durch eine Zusatzanalyse von TBG oder den T_3-in vitro-Test läßt sich die Situation klären und eine euthyreote Stoffwechsellage belegen. Ist nur das

PBI erhöht bei normalem Serumthyroxin, so muß an eine Jodfehlverwertung und das Vorliegen einer immunthyreoiditischen Komponente gedacht und sollte ein Radiojod-Zweiphasenstudium zur Abklärung hinzugezogen werden. Die gleiche Konsequenz ergibt sich, wenn an früher verabreichte jodhaltige Röntgenkontrastmittel oder anderweitige Medikamente als Ursache für erhöhte Werte von PBI und gelegentlich auch, je nach Bestimmungsmethode, Serumthyroxin gedacht werden muß.

(2) Ein ^{131}J-Zweiphasenstudium sollte insbesondere bei knotigen, obligatorisch bei solitärknotigen Strumen absolviert werden, um eine hyperthyreote Entgleisungstendenz, die sich als Beschleunigung des thyreoidalen Jodumsatzes trotz normaler Werte für PBI und Serumthyroxin sowie Serumtrijodthyronin äußert, nicht zu übersehen. Bei erhöhten Werten von PBI und Serumthyroxin kann das Ergebnis eines Zweiphasenstudiums in Form einer Suppression des thyreoidalen Jodumsatzes die Situation als durch vorangegangene Jodgaben bedingt klären. Erweist sich der thyreoidale Jodumsatz als beschleunigt bei erhöhtem PBI und normalem oder relativ niedrigem Serumthyroxin, so spricht das für eine meistens durch eine Immunthyreoiditis unterhaltene Jodfehlverwertung der Struma. Da Rezidivstrumen nach Möglichkeit nicht erneut operiert werden sollten, ist in diesen Fällen stets ein Radiojod-Zweiphasenstudium angezeigt, um zugleich die Möglichkeit einer Radiojodtherapie abschätzen zu können.

(3) Eine TRH-Belastung mit TSH-Bestimmungen im Blut ist erforderlich, wenn ohne Radiojod-Zweiphasenstudium bei jüngeren Patienten eine Entscheidung zwischen eu- und hyperthyreoter Stoffwechsellage getroffen werden soll. Natürlich darf die Untersuchung nicht unter der Einwirkung einer Schilddrüsenhormonmedikation erfolgen, weil der dann negative Ausfall des Testes zu falschen Schlüssen Anlaß gibt.

Da es im Zweifelsfall beim Vorliegen einer Struma stets um die Abgrenzung einer eu- von einer hyperthyreoten Stoffwechsellage geht, sind unspezifische Laboratoriumsuntersuchungen, wie Cholesterinbestimmungen im Blut, Achillessehnenreflexzeit oder eine Grundumsatzbestimmung, unbrauchbar. Letztere ergibt gerade bei Strumen mit Beeinflussung der pulmonalen Ventilation falsch erhöhte Werte, wobei sich eine Fehldiagnose mit der Konsequenz einer antithyreoidalen Medikation zum Nachteil des Patienten auswirkt.

8.4 Therapie der blanden Strumen

Von den drei für blande Strumen zur Verfügung stehenden Behandlungsverfahren, nämlich

(1) Langzeitmedikation von Schilddrüsenhormonen,
(2) Operative Kropfresektion sowie
(3) Strahlentherapie mit ^{131}J oder (selten) Hochvoltqualitäten

hat jedes seine fest umrissene Indikation, die sich aus der Größe und Beschaffenheit der Struma, dem Lebensalter und der besonderen Situation (Gravidität, Begleitkrankheiten) des Patienten ergibt. Trotzdem kommt unabhängig von diesen Faktoren der Dauermedikation von Schilddrüsenhormonen eine Bedeutung als *Basisbehandlung* zu, während reines Jod selbst in Jodmangelgebieten therapeutisch unbrauchbar ist und lediglich zur sozialmedizinisch wichtigen Kropfprophylaxe seinen Wert hat. Die Behandlung einer einmal vorhandenen Struma mit Jod hingegen ist zwar möglich, birgt aber das erhebliche Risiko der Hyperaktivierung (Basedowifizierung) und gilt bis auf eine einzige Indikation als obsolet.

Diese Ausnahmeindikation stellt die *Neugeborenenstruma* dar, die auf während der Schwangerschaft wirksame exogene Noxen (strumigene Substanzen und Medikamente aller Art) zurückzuführen ist. Hier bewährt sich die Verabreichung von täglich 0,1—0,5 mg Kalium jodatum für einige Wochen, auch bei einer nach der ersten erfolgreichen Behandlungsserie innerhalb von Wochen nochmals rezidivierenden Struma. Bleibt sie aber auch dann nicht in Regression oder wird sie innerhalb von maximal 4—6 Wochen unter der Jodmedikation nicht kleiner, so besteht der dringende Verdacht auf eine kongenital-hereditäre Struma mit Fermentdefekten und Jodfehlverwertung (sporadischer Kretinismus — s. S. 45), die dann mit Schilddrüsenhormonen behandelt und deren Träger regelmäßig und sorgfältig hinsichtlich Wachstum und Entwicklung kontrolliert werden muß.

In letzter Zeit scheint es sich zu bewähren, im Anschluß an eine effektive medikamentöse Hormontherapie von insbesondere kleinen und am ehesten Juvenilenstrumen nach völliger Regression derselben statt mit Schilddrüsenhormonen noch jahrelang mit kleinen Dosen von ca. 0,1—0,2 µg Jodid weiter zu behandeln. Diese Form der Medikation stellt keine eigentliche Jodbehandlung, sondern quasi eine Prophylaxe dar, deren Wert sich allerdings erst nach vieljähriger Erfahrung erweisen wird, heute noch nicht verbindlich abgeschätzt werden kann. Immerhin lohnt sich nach genügend anfänglichen Eindrücken ein entsprechendes Engagement, das allerdings genau wie eine Hormonbehandlung in 12monatlichen Abständen durch Kontrollen der Dosierung und Effektivität überwacht werden müßte.

8.4.1 Strumatherapie mit Schilddrüsenhormonen

Sie beruht darauf, daß unabhängig von ätiologischen Faktoren die im Mittelpunkt der Kropfpathogenese stehende vermehrte Ausschüttung von TSH blockiert wird. Das geschieht über eine durch die Medikation forcierte Anreicherung der Schilddrüsenhormone in den Rezeptorzellen des Hypophysenvorderlappens unter Umgehung des suprahypophysären, hypothalamischen Zentrums. Wahrscheinlich stimulieren sie dort die Synthese einer labilen Substanz, die den Effekt des TRH aus dem Hypothalamus und damit auch die TSH-Bildung hemmt. Zu diesem Zweck sind L-Trijodthyronin und L-Thyroxin oder eine Kombination von beiden gleich brauchbar, wobei in Abhängigkeit von Strumagröße und -beschaffenheit 0,25—0,3 mg L-Thyroxin oder 0,1 mg L-Trijodthyronin pro Tag einen komplett suppressiven Effekt dieser Art ausüben. Die Schilddrüse wird dann nicht mehr stimuliert, kolloidarm und kleiner. Ihre Hormonproduktion ist überflüssig, der Hormonbedarf des Organismus wird durch die Medikation gedeckt. Auf lange Sicht hin, wie bei einer Strumatherapie erforderlich, gilt das allerdings nur für L-Thyroxin und eine Hormonkombination mit überwiegend L-Thyroxin, nicht für eine alleinige L-Trijodthyroninmedikation. Diese ist aus nicht völlig geklärten Gründen, aber empirisch sicher für eine befriedigende Behandlung ungeeignet.

Hinsichtlich ihrer kropfverkleinernden Wirkung sind folgende Dosen der in Betracht kommenden Hormonpräparate vergleichbar:

L-Thyroxin + L-Trijodthyronin 0,1 mg+0,02 mg (oder +0,01 mg)
L-Thyroxin 0,15 mg
Thyreoidea sicca 0,1 g.

Obgleich die meisten Erfahrungen mit der Thyreoidea sicca gesammelt wurden und diese seit 1890 sehr erfolgreich zur Kropftherapie benutzt wurde, ist die Hormonkombination hier deshalb zuerst genannt, weil sie ihrer genau bekannten, konstanten und den physiologischen Inkretionsverhältnissen etwa entsprechenden Zusammensetzung wegen zuverlässiger auch als nur L-Thyroxin allein wirkt. Andere Autoren sehen allerdings keine nennenswerten Unterschiede zwischen der Effektivität dieser beiden Möglichkeiten. Die Thyreoidea sicca läßt sich nicht genau standardisieren, einzelne Chargen oder gar Präparate verschiedener Firmen weichen in ihrer Wirkung trotz gleicher Aktivitäts- oder Mengenangaben erheblich voneinander ab. Andererseits enthält sie zusätzlich zu etwa 0,04% ihres Trockengewichtes an L-Trijodthyronin und L-Thyroxin (in stets unbekanntem Mischungsverhältnis!) noch in etwa doppelter Größenordnung Hormonvorläufer, die nach sofortiger Dejodierung im Organismus als Jodid an der Struma zur Wirkung kommen. Bei manchen, z. B. bei Juvenilen- und endemischen Strumen kann deshalb die Droge den synthetischen Präparaten überlegen sein — entsprechend dem gegenüber einer alleinigen Hormonanwendung oft besseren Effekt bei Zusatzmedikation von 0,05—0,15 mg Jodid täglich.

Je nach Kropfgröße und -beschaffenheit sowie Körperstatur liegt die übliche Tagesdosis, die gut toleriert wird und einen mehr oder weniger befriedigenden Effekt hat, bei 0,05—0,25 mg L-Thyroxin bzw. 0,06—0,24 mg L-Thyroxin/L-Trijodthyronin ($^{1}/_{2}$—2 Tabletten) bzw. 0,05—0,2 g Thyreoidea sicca. Die geringsten genannten Hormondosen sind gegebenenfalls vor dem 14. Lebensjahr angebracht, noch kleinere Dosen zweifellos unwirksam. Sehr wohl, aber doch nur ausnahmsweise kann es erforderlich sein, wegen echter koronarer Beschwerden oder einer Herzrhythmusstörung (deshalb vor Behandlungsbeginn stets komplett untersuchen und EKG anfertigen) mit einer kleineren Dosis zu beginnen und sie je nach Verträglichkeit zu steigern. Unter Umständen bewährt sich die Zusatzmedikation von Koronardilatantien, während wegen des Risikos bei den sehr häufig hypotonen Patienten mit variköesem Beschwerdekomplex keine β-Rezeptorenblocker gegeben werden sollten. Schwierigkeiten gibt es gelegentlich auch bei asthenischen, übererregbaren Personen, so daß Sedativa angebracht sein können. Eine Hypertonie, Herzinsuffizienz oder anderweitige Krankheiten einschließlich des Diabetes mellitus haben indessen keinen Einfluß auf die Hormondosierung oder die Indikation zur Hormontherapie, müssen natürlich medikamentös versorgt sein. In etwa 10% der Fälle sind höhere als die genannten Tagesdosen erforderlich und vom etwa 20. Lebensjahr ab gilt die Regel, daß diese um so höher sein sollten, je jünger und dicker ein Patient und je größer seine Struma ist. Das Hormonpräparat soll in der Regel morgens nach dem Frühstück in einer einzigen Dosis eingenommen werden, ohne daß gegen eine Aufteilung grundsätzlich etwas einzuwenden wäre. Trotz geringfügig besserer Resorptionsquote im Nüchternzustand ist auf diesen Verabreichungsmodus kein besonderer Wert zu legen.

Ein erster Effekt stellt sich bei optimaler Dosierung meistens innerhalb von etwa 6 Monaten, bei zögernder Dosierung und bei einem Drittel der Fälle ohnehin erst später oder nach 1 Jahr ein. Da es sich um eine Langzeit- bzw. Dauertherapie handelt, besteht meistens kein Grund einerseits zu besonderer Eile mit der Steigerung der Dosis, andererseits zum Abbrechen einer vermeintlich erfolglosen Therapie früher als nach mindestens einjähriger Medikation. Häufig und bei Rezidivstrumen (zu denen es nicht erst kommen sollte — s. Rezidivprophylaxe S. 143) grundsätzlich wird man die Hormonmedikation lebenslang beibehalten müssen, zum mindesten sie aber nicht gerade während der Zeiten endokriner Belastung, wie Pubertät, Abschluß des Wachstumsalters und Klimakterium, versuchsweise abbrechen. Das gilt par excellence für *Schwangerschaft und Stillperiode,* weil in diesen Zeiten nicht nur die mütterliche Struma unter vermehrten Wachstumsimpulsen steht, sondern auch die kindliche Schilddrüse durch die Kropfnoxe der Mutter hyperplasieren und eine kongenitale Struma entstehen kann. *Jede Kropfträgerin muß gerade während einer Schwangerschaft besonders konsequent und eher höher dosiert als vorher mit Schilddrüsenhormonen behandelt werden oder eine solche Therapie in dieser Zeit beginnen und später beibehalten.* Im übrigen paralysiert diese Medikation erwiesenermaßen die erhöhte Abortneigung von kropfigen Schwangeren mit relativ niedrigem Spiegel an Schilddrüsenhormonen.

Die Kontrolle der Hormontherapie erfolgt in anfänglich etwa 4—6monatlichen, nach erreichter optimaler „Einstellung" in etwa jährlichen Abständen, bei hinsichtlich Effekt und Verträglichkeit unbefriedigendem Verlauf auch öfter. Sie ist unerläßlich, da es *keine Alternative für diese Basistherapie der blanden Struma gibt* und diese auch nach einer eventuellen Operation oder Radiojodtherapie fortgesetzt werden muß! Man überprüft Halsumfang, Tastbefund, Körpergewicht und subjektives Befinden, darf dabei aber selbst bei alleiniger Hormonmedikation nicht etwa alle nachteiligen Angaben oder zwischenzeitlich auftretenden, neuen Beschwerden auf die Hormonbehandlung oder die Struma beziehen. Unverzichtbar sind deshalb objektive Kontrollparameter in Form der Serumspiegel von Thyroxin (möglichst 9,0 bis 12,0 $\mu g\%$), PBI (möglichst 6,0—8,0 $\mu g\%$), TSH (unter 1,0 $\mu E/ml$) und T_3-in vitro-Test (normal), weniger geeignet ist der Trijodthyroninspiegel. Genauer ist das Ergebnis einer TRH-Belastung, die unter einer optimal dosierten Medikation zu keinem oder nur einem geringen Anstieg von 2—4 $\mu E/ml$ führen sollte. Trotz etwa gleicher pathophysiologischer Basis nicht mit diesem Parameter übereinstimmend und ihm deutlich überlegen ist für die Kontrolle der Hormontherapie und -dosierung zweifellos das Ausmaß der Suppression des thyreoidalen Jodumsatzes im ^{131}J-Zweiphasenstudium optimal, noch zumal es eine sichere Information über eine etwa unregelmäßige oder vertrödelte Einnahme des Präparates gibt. Es ist für Patienten und Arzt stets gleichermaßen überzeugend und psychologisch nützlich, wenn auf diese Weise unmißverständlich ein Versäumnis dokumentiert werden kann. Die Suppression braucht nicht komplett zu sein, sollte am ehesten 10—15% der maximalen Jodaufnahme bzw. weniger als ein Drittel des Ausgangswertes vor Therapiebeginn betragen. Unter diesen Umständen können, gute Verträglichkeit vorausgesetzt, ohne weiteres auch erhöhte Werte für Serumthyroxin, PBI oder Serumtrijodthyronin in Kauf genommen werden.

Am besten sprechen diffuse Strumen auch erheblicher Größe (Abb. 23), fast ebensogut mehrknotige und auch Rezidivstrumen geringerer Größe (bis II) auf die Hormonbehandlung an. In ca. 80% der geeigneten Fälle (d. h. aller Fälle, bei denen nicht von vornherein eine operative Resektion oder eine Radiojodtherapie indiziert sind —

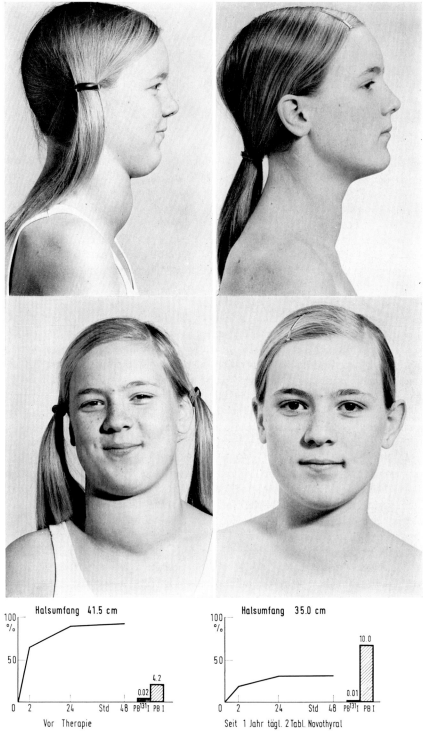

a Blande Juvenilenstruma II.–III. Grades vor und unter der Behandlung mit tgl. 2 Tabl. eines Kombinationspräparates von Thyroxin und Trijodthyronin (0,1+0,02 mg)

Therapie der blanden Strumen

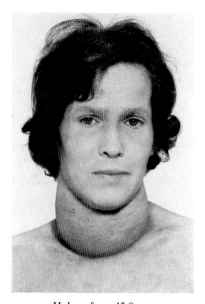
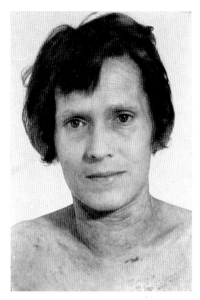

Halsumfang 43,0 cm   Halsumfang 32,0 cm

b Diffuse blande Struma der Größe III vor und unter der Behandlung mit tägl. 0,1 g Thyreoidea siccata. (Erika V., 41 Jahre, langständige Struma, chronische Pyelonephritis)

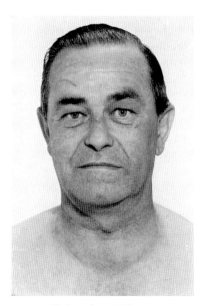
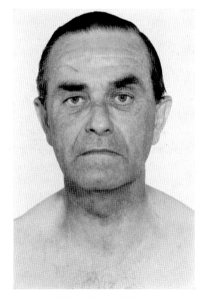

Halsumfang 46,0 cm   Halsumfang 40,0 cm

c Diffuse blande Struma der Größe II vor und unter der Behandlung mit tägl. 0,1 mg L-Thyroxin. (Hans M., 60 Jahre, obere Weichteilstauung)

Abb. 23. Behandlung der blanden Strumen mit Schilddrüsenhormonen

s. weiter unten) läßt sich bei jahrelanger Therapie eine erhebliche Verkleinerung oder ein Verschwinden der Struma erreichen. In weniger als 50% der Fälle dagegen läßt sich bei einknotigen Strumen ein befriedigender Erfolg erzielen, dabei entgegen einer immer noch verbreiteten Meinung relativ häufiger bei szintigraphisch „kalten" als bei szintigraphisch „warmen" Knoten! So gut wie nie hingegen reagieren szintigraphisch „warme" oder „heiße" Solitärknoten mit trotz normaler Hormonproduktion beschleunigtem Radiojodumsatz, die sich dadurch und durch eine mangelhafte Suppressibilität als autonom erweisen und im Laufe der Zeit auch zu hyperthyreoten Schüben neigen (s. Solitärknoten S. 148). Eine solche Entwicklung ist medikamentös kaum zu verhindern. Andererseits lassen sich aber bei supprimierbaren Solitärknoten dieser Art durchaus eine mäßige Verkleinerung erreichen und insbesondere eine weitere Größenzunahme über kritische Zeiten hinweg verhüten.

Das nahezu einzige Risiko der Langzeitmedikation von Schilddrüsenhormonen bei Trägern blander Strumen stellt die unter einer sorgfältigen Kontrolle nur außerordentlich selten vorkommende *Hyperthyreosis factitia* dar. Sie resultiert aus der Überdosierung jedweden Hormonpräparates, so daß das Hormonangebot an die Körperperipherie zu groß ist. Die Schilddrüse selber ist dabei ruhiggestellt, wenn nicht völlig inaktiv mit komplett supprimiertem Jodumsatz. Das Ereignis ist nur ausnahmsweise gravierend, die Patienten sollten darüber informiert sein. Es ist natürlich nicht etwa jede Gewichtsabnahme, jede gesteigerte Erregbarkeit oder jede Zunahme der Herzschlagfolge bereits als Zeichen einer solchen Überdosierung zu interpretieren. Bei gesicherter Diagnose jedoch genügt eine Reduktion der Hormondosis oder das vorübergehende Absetzen des Präparates für 1—3 Wochen (wegen der langen Halbwertzeit der Hormonabwanderung aus dem Blut kein Risiko), um die verdächtigen Symptome zum Verschwinden zu bringen. Selbstverständlich bedarf die Schilddrüse eines solchen Patienten keiner zusätzlichen Therapie, antithyreoidale Substanzen bleiben vielmehr kontraindiziert.

Eine ausgesprochene Rarität stellt die regelrechte Aktivierung einer euthyreoten Struma durch die Behandlung mit Thyreoidea sicca dar. Durch synthetische Hormonpräparate ist ein solcher — auch *Basedowifizierung* genannter — Vorgang gar nicht möglich. Mit dem Trockenpulver jedoch gelangt, wie schon erwähnt, eine gewisse Jodidmenge an der Schilddrüse zur Wirkung, die diese offenbar trotz Suppression ihres Jodumsatzes zu aktivieren vermag. Dann allerdings ist eine regelrechte Hyperthyreosetherapie erforderlich. Praktisch spielt jedoch ein solches Vorkommnis wegen seiner Seltenheit keine Rolle: In der ganzen Weltliteratur ist es nur vereinzelt beschrieben worden. Man rechnet damit, daß in solchen Fällen die Schilddrüse schon vor Behandlungsbeginn eine Neigung zur hyperthyreoten Entgleisung aufgewiesen hatte, die diagnostisch nicht erkennbar gewesen war. In gleicher Weise auswirken kann sich bei dieser Art Strumen trotz auch prüfbarer Suppression durch die Hormonbehandlung eine anderweitige, insbesondere einmalige Jodzufuhr z. B. in Form eines Röntgenkontrastmittels oder Darmantiseptikums! Dann natürlich ist die Basedowifizierung nicht dem Hormonpräparat zur Last zu legen.

Wie oben erwähnt, ist die *Hormontherapie grundsätzlich bei allen blanden Strumen indiziert — sie kann nie von Nachteil, allenfalls erfolglos sein.* Sie sollte der geplanten Operation einer großen blanden Struma vorangehen, weil sie diese bereits verkleinert und damit die Operationsbedingungen verbessert sowie zwanglos in die ohnehin sich anschließende, obligatorische Rezidivprophylaxe überleitet und darüber hinaus aus einer etwaigen postoperativen Hypothyreose vorbeugt (s. S. 143). Im gleichen wie letztgenannten Sinne sollte sie sich einer Radiojodtherapie anschließen, noch zumal sie eine Struma in jedem Fall noch zusätzlich verkleinert.

Hauptindikation für eine alleinige Hormontherapie stellen die Juvenilenstrumen jeder Größe und Beschaffenheit (mit Ausnahme solitärer Knoten — s. S. 148) sowie die diffusen und mehrknotigen Erst- und Rezidivstrumen der Größe I und II in den übrigen Lebensaltern dar. Das gilt in besonderem Maße für die selbst noch größeren *iatrogenen Strumen,* die unter der Medikation beabsichtigt oder unbeabsichtigt antithyreoidal wirkender Medikamente aufgetreten oder größer geworden sind und gelegentlich mit hypothyreoten Stigmata einhergehen (Abb. 16; S. 70). Ein aufgrund fehlerhafter Indikation appliziertes antithyreoidales Medikament muß natürlich abgesetzt werden, während nebenher strumigene andere Medikamente, wie manche Antirheumatika, Tuberkulostatika, Antikonvulsiva und insbesondere Lithium, auch Jod (z. B. in Asthmamitteln), beibehalten bleiben können, wenn das wegen des Grundleidens unbedingt erforderlich ist. Im allgemeinen aber wird man auf andere Präparate übergehen. Je älter ein Kropfträger, desto eher kommt nach dem 40. Lebensjahr, bei Rezidivstrumen auch früher, eine Radiojodtherapie besonders dann in Betracht, wenn es sich um eine knotige oder rezidivierte Struma der Größe II oder III handelt.

Neben Schilddrüsenhormonen sind als Zusatzmedikation gelegentlich Vitamin A (Vogan, Arovit) und um die Zeit des Klimakteriums herum Östrogene empfohlen worden. Aufgrund theoretischer Erwägungen und auch einiger weniger, allerdings nicht unwidersprochen gebliebener experimenteller Belege ist eine solche Begleitbehandlung speziell bei der Juvenilenstruma oder bei gleichzeitig Haarausfall oder Östrogenmangelerscheinungen auch nur geringer Art durchaus sinnvoll und von Vorteil.

Obgleich Derivate der Schilddrüsenhormone, insbesondere Trijodthyroessigsäure und Trijodthyropropionsäure, auch von uns erfolgreich für die Kropftherapie versucht worden sind, gibt es keine entsprechenden Handelspräparate. Sie scheinen auch keine nennenswerten Vorteile gegenüber den Schilddrüsenhormonen zu haben. D-Thyroxin ist zur Kropftherapie ebenso ungeeignet wie zur Substitutionsbehandlung, es hemmt die TSH-Inkretion nicht.

8.4.2 Strumaresektion

Sie ist zwanglos die Therapie der Wahl bei Kröpfen der Größe III und bei eindeutigen, auch kleineren Tauch- oder echt nach substernal wachsenden Strumen mit entsprechenden Komplikationen, nicht etwa nur Mißempfindungen im Halsbereich (Einflußstauung, Tracheomalazie, Trachealkollaps — Abb. 5 g—l, Abb. 24). Je bedrohlicher die Situation und je dringlicher die Operation, die gerade bei derartigen Situationen einer gründlichen Voruntersuchung und -behandlung von Herz und Kreislauf bedarf, desto eher kann man auch ohne eine spezielle hormonelle Vorbehandlung oder bei entsprechender Erfahrung nach einer präoperativen „Plummerung" zur schnellen Verkleinerung der dann derberen und weniger durchbluteten Struma operieren. Ansonsten sollte in allen diesen Fällen dem Eingriff eine Behandlung mit Schilddrüsenhormonen vorangehen, wie sie unter 8.4.1 dargestellt ist und die Operationsbedingungen verbessert, zugleich in die Rezidivprophylaxe überleitet. Besteht aus extrathyreoidalen Gründen eine Inoperabilität (Herz- und Kreislaufkrankheiten, Status varicosus mit Thromboserisiko, Adipositas, schwer einstellbarer Diabetes mellitus usw.), so wird man sich auf eine Hormonbehandlung beschränken müssen und ihr nach Möglichkeit bei entsprechenden, szintigraphisch und durch Radiojod-Zweiphasenstudium zu ermittelnden Voraussetzungen eine Radiojodtherapie voranschikken (s. S. 146). Auch mittelgroße und nicht nur knotige Strumen können durchaus eine Indikation zur Strumaresektion darstellen, wenn die alleinige Hormonbehandlung ineffektiv oder nur mit Schwierigkeiten zu praktizieren ist, erhebliche lokale Beschwerden nicht unter Kontrolle zu bringen sind oder mit einer Tendenz zur hyperthyreoten Entgleisung zu rechnen ist. Je nach Lebensalter konkurriert mit dieser Indikation eine Radiojodtherapie.

Eine weitere Indikation zur Operation ist der szintigraphisch „kalte" und nicht entzündliche Solitärknoten, sofern sich ein Malignomverdacht durch die Aspirationszytologie nicht mit Sicherheit ausräumen ließ und er auf eine etwa 6 Monate lange Hormontherapie nicht mit einer Verkleinerung reagiert hatte oder sogar größer wurde. In dieser Hinsicht besteht auch bei zystischer Komponente ein erheblicher Ermessensspielraum, der allerdings während des Wachstumsalters erheblich eingeschränkt ist: Trotz fehlender klinischer Anhaltspunkte sind in diesem Lebensalter szintigraphisch „kalte" Solitärknoten ungleich häufiger als bei Erwachsenen papilläre Adenokarzinome. Wenn während der Operation eine solche Situation durch Schnellschnitt und Histologie bestätigt wird, erfolgt zwangsläufig auch bei palpatorisch intaktem kontralateralen Lappen, erst recht aber bei ebenfalls knotigen Veränderungen desselben eine totale Thyreoidektomie. Eine ganze Reihe von erfahrenen Schilddrüsentherapeuten beschränkt sich auch heute noch bei derlei Situationen auf eine Hemithyreoidektomie, so daß man keine allzu verbindlichen Richtlinien statuieren sollte. Ein szintigraphisch „warmer" oder „heißer", aber nicht hyperaktiver Solitärknoten spricht insbesondere dann nicht auf eine alleinige Behandlung mit Schilddrüsenhormonen an, wenn er sich durch einen beschleunigten Jodumsatz auszeichnet. Man wird je nach Größe und Konsistenz gerade bei einem derben Knoten dieser Art auf einen hormonellen Therapieversuch verzichten können und ihn ektomieren, während eine typische Kropfresektion unter diesen Umständen allenfalls dann indiziert erscheint, wenn sich wider Erwarten die restliche Schilddrüse in situ ebenfalls als knotig erweist. Auch diese Knoten sind zuweilen, wenn auch nur sehr selten, kanzerös oder präkanzerös im Sinne eines früher sog. invasiven Adenoms (welches heute zu den Karzinomen gerechnet wird). Nach dem 40. Lebensjahr kommt als Alternative zur Operation bei jodaviden Strumen durchaus eine Radiojodtherapie in Betracht.

Ähnlich wie blande Juvenilenstrumen (abgesehen von Solitärknoten) grundsätzlich nur nach genügend langer ineffektiver oder ungenügend effektiver Hormonbehandlung oder bei örtlichen Notfallkomplikationen schnell oder bald operiert werden sollten, stellen *Rezidivstrumen* besondere Anforderungen an differentialtherapeutische Erwägungen. Der größeren Risiken von postoperativer Tetanie und Rekurrensparese wegen (in bis zu 30% der Fälle gegenüber insgesamt ca. 5% der Fälle bei Erstoperationen) sind sie in erster Linie der mekamentösen und Radiojodtherapie vorbehalten. Örtliche Beschwerden allein reichen in keinem Fall aus, diesen Grundsatz zu verlassen: Sie nehmen nach Zweit- oder gar Drittoperationen im Zweifelsfall eher zu.

Eine absolute, aber sehr seltene Indikation zur Operation stellen eine *Zungengrundstruma* oder *Ovarialstruma* mit mechanischen Beschwerden oder Blutungsneigung dar. Das gleiche gilt für anderweitig *dystopische Strumen,* bei denen der eventuelle Nutzen einer operativen Entfernung gegen das Ausmaß des Eingriffs abgewogen werden muß. Bei Abwesenheit von Kompressionssymptomen oder speziellen Risiken wird man eher zurückhaltend bleiben. Ist nebenher eine gesunde Schilddrüse an normaler Stelle des Halses vorhanden, so entfällt die Notwendigkeit einer Nachbehandlung. Andernfalls betreibt man *grundsätzlich nach jeder Schilddrüsenoperation eine Rezidiv- und Hypothyreoseprophylaxe.*

8.4.2.1 Prophylaxe der Rezidivstruma

In Anbetracht der Kropfpathogenese ist es verständlich, daß mit einer Strumaresektion die Ursache des Kropfleidens nicht beseitigt ist. Es wird der größte Teil des hormonbildenden Gewebes entfernt und der verbliebene Rest soll die Tätigkeit der gesamten kropfigen Schilddrüse übernehmen. Zwangsläufig steht deshalb dieser Rest nun unter der durch erhöhte TSH-Spiegel im Blut auch nachweisbar vermehrten TSH-Stimulierung. Unabhängig von der Operationsmethode (es gibt keine Unterteilung in echte und Pseudorezidive — bei ungenügender Resektion spricht man von postoperativ persistierender Struma), abhängig aber vom Kropftyp, kommt es bei einem mehr oder weniger großen Prozentsatz von Patienten zum Kropfrezidiv. Je jünger ein Kranker, desto eher, und bei diffusen Strumen häufiger als bei knotigen, entsteht innerhalb von 5—20 Jahren erneut eine Struma, bei im Jugendalter operierten Kropfträgern in mindestens 80% der Fälle!

Aus ganz einfachen Erwägungen geht hervor, daß eine Rezidivprophylaxe nur in der Verabreichung von Schilddrüsenhormonen bestehen kann. Selbst in Endemiegebieten, in denen man einen exogenen Jodmangel als Kropfursache anschuldigt und eine Zeitlang mit einer postoperativen Jodmedikation als Prophylaxe auszukommen meinte, ist dieses Verfahren als wirkungslos erkannt, verlassen und durch die lebenslange Hormonmedikation ersetzt worden. Im Idealfall gibt man Dosen, welche die unzureichende Hormonproduktion eines nicht TSH-stimulierten Drüsenrestes so weit ergänzen, daß damit der Hormonbedarf des Organismus gedeckt ist. Letzterer beträgt etwa 0,1—0,2 mg Schilddrüsenhormon täglich, so daß die Dauerdosis erfahrungsgemäß am besten etwas unterhalb dieser Größenordnung der zur Kropftherapie üblichen Dosen liegt. Ebenso wie bei dieser ist L-Trijodthyronin allein auf längere Sicht hin ungeeignet zur Rezidivprophylaxe. Darüber hinaus hat es einen gewissen Sinn, trotz Hormonzufuhr — sofern man nicht eine „volle Ersatz"-Dosis wählt und damit den Drüsenrest völlig ruhigstellt — diesem gleichzeitig eine geringe Menge Jodid anzubieten unter der Vorstellung, daß dem Kropfleiden ein endo- oder exogener Jodmangel zugrunde liegt und eine Mindestzufuhr an Hormonbausteinen für den Drüsenrest gewährleistet sein sollte. Es ist für das Zusammenspiel der endokrinen Drüsen und die zum Teil schnell notwendige Anpassung an Belastungs- und Entspannungssituationen sicherlich nicht gleichgültig, ob der Organismus nur durch zugeführte Schilddrüsenhormone im Stoffwechselgleichgewicht gehalten wird — wie hier freiwillig bei der „volle Ersatz"-Dosis, zwangsläufig aber bei der Hypothyreose — oder ob ein durch Zufuhr zwar abgeschirmter, aber doch auf Schonniveau funktionierender Drüsenrest gegebenenfalls noch in Aktion treten kann. Aus diesem Grund mag man zur Rezidivprophylaxe den synthetischen Hormonpräparaten, vorzugsweise einer Kombination von L-Thyroxin und L-Trijodthyronin, 0,05—0,1 mg Jod täglich hinzufügen

(Jodetten, Jodid-Tabletten). Überzeugend oder empirisch erwiesen ist es indessen nicht, ob dieses Verfahren einen zusätzlichen Vorteil gegenüber der reinen Hormonanwendung bietet.

Es gibt keine Erkrankung oder andere Situation als Grund, die Rezidivprophylaxe zu unterlassen oder zu unterbrechen. Ist sie versäumt worden, so lohnt sich ihr nachträgliches Einsetzen noch zu jedem beliebigen Zeitpunkt nach einer Operation, zumal die Hormonmedikation die wichtigste und häufigste Therapieform eines schon entwickelten Rezidivkropfes darstellt. Wie diese darf sie bei Frauen gerade während einer Schwangerschaft und Stillzeit nicht etwa unterbrochen, sondern sollte eher höher dosiert werden, um unter anderem dem Risiko einer kongenitalen fetalen Struma vorzubeugen. Im übrigen muß sie der geeigneten und unter Umständen wechselnden Dosierung wegen in regelmäßigen Abständen durch geeignete Parameter, wie Hormonbestimmung einschließlich des TSH-Spiegels im Blut, überwacht werden.

Mit der Rezidivprophylaxe wird zugleich verhindert, daß sich infolge zu ausgiebiger Resektion oder trophischer bzw. immunologisch bedingter Schädigung des belassenen Drüsenrestes eine postoperative Hypothyreose oder gar ein komplettes Myxödem entwickelt. Deren Substitution wird quasi vorweggenommen. Selbst wenn die Hormondosis unter diesem Aspekt zu niedrig angesetzt wurde, sind die erfahrungsgemäß oft jahrelang verkannten und fehldiagnostizierten Ausfallserscheinungen nie so belastend für den Organismus wie im unbehandelten Zustand.

Ebenfalls verhindert wird durch die Rezidivprophylaxe mit Schilddrüsenhormonen die nach einer Operation blander Strumen zwar seltene, aber immerhin vorkommende Entwicklung einer postoperativen endokrinen Ophthalmopathie. Dieses, am ehesten noch nach einer Operation hyperthyreoter Schilddrüsen gefürchtete, therapeutisch nur schwer beeinflußbare Augenleiden entsteht bei allerdings vorhandener immunogener Disposition im Rahmen der postoperativ veränderten Relationen zwischen Hypophysenvorderlappen und Schilddrüse (s. S. 77). Dabei stellt eine postoperativ länger anhaltende hypothyreote Phase gelegentlich die auslösende Ursache für das Auftreten einer solchen endokrinen Ophthalmopathie dar, so daß mit einer sorgfältigen, spätestens postoperativ eingeleiteten Hormonmedikation auch dieser Faktor recht zuverlässig auszuschalten ist. Bei trotzdem ersten Anzeichen davon ist umgehend eine stoßartige Steroidmedikation entsprechend dem Therapieplan bei dieser Erkrankung indiziert.

8.4.2.2 Postoperativer Hypoparathyreoidismus (Tetanie)

Mit einer Häufigkeit von etwa 1—2% kommt es nach erstmaligen Kropfoperationen zu einem postoperativen Hypoparathyreoidismus (Tetanie). Er ist keineswegs immer auf eine Mitresektion der Nebenschilddrüsen, sondern ebenso häufig auf eine nur passagere Behinderung der Blutversorgung dieser Organe zurückzuführen und dann reversibel. Hinzukommt, daß eine schon präoperativ bestehende relative (Belastungs-)Insuffizienz der Nebenschilddrüsen als Folge des Operationstraumas vorübergehend manifest wird und dann ebensowenig als postoperative Tetanie aufzufassen und definitiv zu behandeln ist wie im gleichen Sinne nach einer Operation zunehmende tetanoide Symptome und Beschwerden bei vegetativ und vasolabilen Personen mit Normokalziämie. Im letzten Fall behandel man lediglich eine Zeitlang mit Kalzium und Sedativa. Voraussetzung für die Diagnose eines postoperativen Hypoparathyreoidismus ist deshalb ein Serumkalzium von weniger als 3,5 mval, wobei manifeste tetanische Symptome erst unterhalb von 3,0 mval bei gleichzeitiger QT-Verlängerung im Elektrokardiogramm auftreten. Die Sulkowitsch-Probe auf Kalziumausscheidung im Harn ist für diagnostische Zwecke zu ungenau, unter der Therapie aber verwertbar. Je nach dem Schweregrad reichen die tetanischen Sensationen von uncharakteristischen schmerzhaften Muskelspasmen im Bauch- (Splanchnotetanie), Brust- (Angina pectoris tetanica, Dyspnoe) und Extremitätenbereich über migränöse Kopfschmerzen, Parästhesien und andere Sensibilitätsstörungen bis zu typischen Karpopedalkrämpfen bei erhaltenem Bewußtsein und ohne Hyperventilation.

Eine parathyreogene Tetanie tritt in der Regel 2—3 Tage nach einer Kropfresektion, selten schon früher oder erst später auf. Sie wird in diesem Stadium als akut bezeichnet und soll zunächst nicht mit Vitamin D oder AT-10, sondern während der ersten 14 Tage nur mit Injektionen von Kalziumglukonat (10,0 cm³ einer 10%igen Lösung enthalten 89 mg Kalziumionen) in 6—12stündigen Abständen behandelt werden. Selten sind Infusionen von 600 mg Kalziumionen in 3—4 Std nötig. Die bedrohlichen Krampfanfälle verschwinden dabei immer, man gibt zusätzlich eine kalziumreiche, aber phosphatarme Kost. Sie enthält keine Milch oder Milchprodukte, zusätzlich jedoch Kalzium-Brausetabletten und Aluminiumhydroxid, um die Phosphatresorption im Darm zu behindern. Praktisch wird dabei jeder Patient innerhalb von Tagen beschwerdefrei, ausnahmsweise sind darüber hinaus Kortikosteroide oder Magnesium oder Elektrolytgemische von Nutzen. Für die weiteren therapeutischen Überlegungen ist die Tatsache von Bedeutung, daß belassene und nur passager trophisch gestörte Epithelkörperchen unter dem Anreiz einer Hypokalziämie zur Regeneration neigen. Um diese Entwicklung nicht zu behindern, setzt man die soeben geschilderte Therapie nach etwa 1—2 Wochen zunächst langsam wieder ab. Bleiben dann tetanische Erscheinungen dauerhaft aus, so hatte es sich nur um einen *akuten passageren Hypoparathyreoidismus* gehandelt.

Treten erneut die alten Symptome wieder auf, so liegt mit größter Wahrscheinlichkeit eine parathyreoprive oder durch definitive Ernährungsstörung der Epithelkörperchen bedingte *chronische Tetanie* vor und muß dauerhaft substituiert werden. Dazu sind Vitamin D (D_3) sowie Dihydrotachysterin (AT-10) geeignet, beide von gleichwertiger Wirkung. Man beginnt mit 1—2mal 15 mg Vitamin D oder gleichen Mengen AT-10 oral in der 1. Woche oder mit einem einmaligen Stoß von etwa 60 bis 90 mg und richtet die weitere Dosierung nach dem Verhalten von Serumkalzium und Sulkowitch-Probe im Harn (soll negativ oder schwach positiv sein). In jedem Fall sollte die Kost kalziumreich und phosphatarm sein, so daß man die Medikation von dreimal täglich Aluminiumhydroxid, gegebenenfalls auch Kalzium-Brausetabletten zunächst für 1—3 Wochen wieder aufnimmt. Der substitutive Bedarf ist im einzelnen Fall sehr unterschiedlich. Eine Überdosierung ist wegen der Risiken einer Hyperkalziämie mit Niereninsuffizienz unbedingt zu vermeiden, Patienten mit Nierenerkrankungen und insbesondere Nephrolithiasis müssen dementsprechend sorgfältig eingestellt und überwacht werden. Das Serumkalzium muß ansonsten zunächst wöchentlich, später monatlich bis mehrmonatlich kontrolliert werden. Es soll zwischen 4,5 und 5,0 mval liegen.

8.4.3 Strahlenbehandlung

Heute kommt vorwiegend Radiojod (^{131}J) in Betracht, während eine externe Röntgen- oder Hochvoltbestrahlung nur ausnahmsweise bei älteren Patienten dann einmal zusammen mit Schilddrüsenhormonen angezeigt sein kann, wenn eine sehr große, inoperable Struma der Größe III mit örtlichen Komplikationen wegen szintigraphisch überwiegend „kalter" Gewebsbereiche bei ungenügendem Jodspeicherungsmaximum der Radiojodtherapie nicht zugängig ist (Abb. 24). Man wählt dann Herddosen von

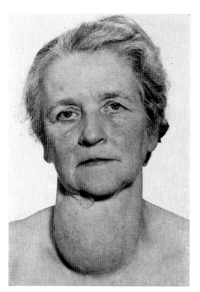
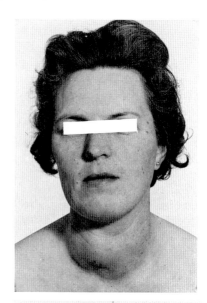
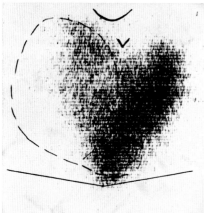
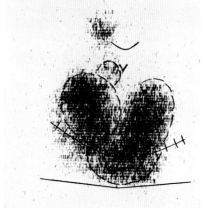

a Blande Knotenstruma der Größe II—III mit szintigraphisch sehr unterschiedlicher Aktivitätsverteilung und „kalten" Bezirken (Elisabeth K., 58 Jahre). Therapie: Kropfresektion und lebenslang Schilddrüsenhormone

b Blande knotige Rezidivstruma der Größe II mit szintigraphisch gleichmäßiger Aktivitätsverteilung in allen Kropfbezirken (Waltraud W., 40 Jahre). Therapie: Radiojod und Schilddrüsenhormone

Abb. 24. Typische Indikationen für Operation und Radiojod bei blanden Strumen

3000—4000 rad. Voraussetzung für eine Isotopentherapie ist eine genügende und einigermaßen gleichmäßige Jodanreicherung im Kropfgewebe, die nur mittels Szintigramm und ^{131}J-Zweiphasenstudium festzustellen ist (kleine bis mittelgroße szintigraphisch „kühle" Bezirke sind bei großen Strumen üblich und können für die Indikation unberücksichtigt bleiben). Liegen entsprechende Voraussetzungen mit einem Jodspeicherungsmaximum von wenigstens 30% der Dosis und mehr vor, so stellt die sog. Radioresektion eine gute und risikolose Behandlung bei folgenden Situationen dar:

(1) Strumen, die ihrer Größe und begleitender Komplikationen wegen eigentlich hätten operiert werden sollen, wegen extrathyreoidaler Krankheit oder überzeugender anderweitiger Motive jedoch nicht operiert werden können. Das Alterslimit wird dabei nur deshalb höher angesetzt als bei Hyperthyreosen, weil bei der hohen Frequenz blander Strumen der Isotopenverbrauch ein nicht vertretbares Ausmaß annehmen würde. Eine Ausnahme machen der Risiken einer Zweitoperation wegen die

(2) insbesondere knotigen und größeren Rezidivstrumen mit unter anderem aktivierten ektopischen Drüsenpartien z. B. im ehemaligen Ductus thyreoglossus oder Lobus pyramidalis, die erfahrungsgemäß kaum so gut wie kleinere diffuse Stumpfhyperplasien auf eine alleinige Behandlung mit Schilddrüsenhormonen ansprechen (Abb. 24).

(3) Solitäre Knoten mit normalem oder beschleunigtem thyreoidalen Jodumsatz, welch letzterer trotz derzeit euthyreoter Stoffwechsellage mit entsprechenden peripheren Parametern auf eine Tendenz zur hyperthyreoten Entgleisung hinweist, sofern der betreffende Patient jenseits des etwa 35. Lebensjahres (im Zweifelsfall und bei besonderen Gegebenheiten auch früher) nicht operiert werden kann oder will. Eine Hormonbehandlung sollte dann aber versucht worden sein und sich als ineffektiv oder unverträglich erwiesen haben — beides ist relativ häufig der Fall.

Anders als bei Hyperthyreosen besteht bei allen diesen Strumen kein zwingender Grund zur Fraktionierung der Radiojodtherapie, noch zumal anschließend nach Möglichkeit Schilddrüsenhormone im üblichen Sinne der Kropftherapie appliziert werden sollten. Die Tatsache indessen, daß von verschiedenen Autorengruppen mit 7000 bis 30 000 rep/g geschätztes Kropfgewebe gleich befriedigende Erfolge erzielt wurden, sollte Veranlassung zu einer zunächst nicht allzu hohen Dosis sein. Sie liegt unserer Erfahrung nach vorteilhafterweise bei 10 000 rep/g geschätztes Kropfgewebe und beträgt je nach Kropfgröße etwa 10—50 mCi. Ungefähr die Hälfte der Patienten benötigen dann nach 6—9 Monaten — früher ist der Strahleneffekt nicht abschätzbar — eine zweite Dosis. Die maximal mögliche Einzeldosis hängt im übrigen auch mit der Umgangsgenehmigung des betreffenden Therapeuten zusammen, so daß unter Umständen erheblich mehr als zwei Radiojoddosen appliziert werden müssen. Jeweils zwischen zwei Applikationen und nach Abschluß der Strahlentherapie gibt man wie nach einer operativen Strumaresektion Schilddrüsenhormone, um auch auf diese Weise die Struma weiter zu verkleinern und einer etwaigen postradiationellen Hypothyreose vorab zu begegnen. Eine solche resultiert aber in höchstens 2—3% der Fälle, noch zumal euthyreotes Kropfgewebe wegen so gut wie immer vorhandener regressiver Gewebsveränderungen entgegen früheren Berechnungen entschieden strahlenresistenter als hyperthyreotes Drüsengewebe ist. Einzeldosen über 10 mCi ^{131}J kombiniert man, wenn keine Kontraindikation dagegen besteht (Glaukom, akute und subakute Entzündungen, Ulkusleiden usw.), vorteilhafterweise mit einem Stoß von Steroidderivaten (etwa je 1 Woche lang 25, 20, 15, 10 und 5 mg Prednison oder Prednisolon täglich), um einem nicht seltenen passageren Anschwellen der Struma etwa 1—2 Wochen nach der Dosisgabe vorzubeugen. Das gilt besonders für nach substernal reichende oder eintauchende Strumen, die sonst gelegentlich unangenehme Stauungserscheinungen verursachen könnten.

Ein mit Radiojod behandelter Patient sollte wissen, daß sich der Schrumpfungsprozeß seiner Struma über ein bis mehrere Jahre erstreckt und ein schneller Effekt die Ausnahme darstellt. Überdies ist chirurgischerseits zu wenig bekannt, daß — völlig anders als nach einer vorangegangenen externen Kropfbestrahlung — nach einer Radiojodtherapie jederzeit und ohne Nachteil noch operiert werden kann, wenn dies erforderlich oder erwünscht sein sollte. Wegen der geringen Reichweite der β-Strahlen des inkorporierten Radiojods kann es zu keinen extrakapsulären Verwachsungen kommen. Mit gutem Grund befürworten sogar manche Chirurgen bei größeren, nicht eilig zu operierenden Strumen eine dem Eingriff dann natürlich einige Monate vorangehende Isotopenbehandlung, weil infolge der damit erreichten innerdrüsigen Fibrosierungsprozesse eine geringere Blutungsneigung und überdies eine schon deutliche Verkleinerung der Struma resultieren.

8.4.4 Der blande Solitärknoten

Er bietet in Abhängigkeit vom Lebensalter des Patienten stets besondere Probleme, die bei den einzelnen Therapieverfahren schon erwähnt, hier aber ihrer Bedeutung wegen nochmals zusammengefaßt werden sollen. Je schneller ein solcher nicht entzündlicher und nicht maligner Knoten entstanden und je weicher er ist, desto besser sind die Chancen einer rein medikamentösen Therapie. Etwa begleitende oder vorbestehende Lymphknotenschwellungen deklarieren das gesamte Geschehen als malignomverdächtig und zwingen nach gründlicher Voruntersuchung einschließlich Feinnadelpunktion und Zytologie (gegebenenfalls mit Lymphknotenexzision, aber ohne Probeexzision aus dem Knoten selber) zur Operation entsprechend der Behandlung von Schilddrüsenmalignomen (s. S. 176, 182). Ohne begleitende Lymphknotenschwellungen ist ein Solitärknoten im Jugendalter statistisch etwa fünfmal häufiger ein Adenokarzinom als im Erwachsenenalter (weil Juvenilenstrumen meistens diffus und der Hyperplasietendenz jugendlichen Gewebes wegen nur selten knotig sind). Die Wahrscheinlichkeit eines kanzerösen Befundes wächst mit dem Nachweis einer im Kindes- oder Jugendalter absolvierten externen Röntgenbestrahlung des Halsbereichs wegen Tonsillen-, Lymphknoten- oder Thymushyperplasie. Man muß deshalb gegebenenfalls die Eltern speziell danach fragen.

Aufgrund dieser Situation sind eine *komplette Jodstoffwechseldiagnostik einschließlich Szintigraphie und darüber hinaus eine Zytodiagnostik mittels Feinnadelpunktion obligatorisch*. Auf diese Weise können sich ergeben:

(1) Ein szintigraphisch „warmer" Knoten mit normalem oder beschleunigtem Radiojodumsatz bei regulärem Hormongehalt des Blutes (z. B. Abb. 5 c; S. 22). Meistens handelt es sich dann um ein Adenom oder Zystadenom, bei dem die Aspirationsbiopsie diese Vermutung bestätigen kann bzw. zugleich das Absaugen von Zysteninhalt erlaubt. Es schließt sich dann die übliche Kropftherapie mit Schilddrüsenhormonen an, für den

Fall eines zystischen Prozesses initial kombiniert mit einem etwa 4 Wochen dauernden Stoß mit einem Steroidderivat. Hat sie nach 6—12 Monaten keinen Erfolg oder wird der Knoten während dieser Zeit eher größer, so läßt man ihn ektomieren oder betreibt bei älteren Patienten eine Radiojodtherapie. Eine Operation ist natürlich zwingend, wenn die Nadelbiopsie einen zweifelhaften oder malignomverdächtigen Befund ergibt.

(2) Ein szintigraphisch „heißer" Knoten mit normalem oder beschleunigtem Jodumsatz bei regulärem Hormongehalt des Blutes. Nach TSH stellt sich weiteres Drüsengewebe dar, Suppressionstest und TRH-Belastung fallen positiv oder negativ aus. Bei diesen Situationen liegen ein autonomes Adenom oder ein Adenom mit Übergang in Autonomie vor. Vom hyperthyreoten Adenom unterscheidet sich der Befund nur durch die nachweisbar noch normale Hormonproduktion, wobei aber häufig anamnestisch Anhaltspunkte für intermittierend abgelaufene hyperthyreote Schübe ermittelt werden können, mit solchen auch im weiteren Verlauf zu rechnen ist. Hier lohnt sich keine Feinnadelpunktion mit Zytodiagnostik, obgleich 1—2% auch dieser Knoten dann am ehesten „okkult" im Zentrum maligne Veränderungen bieten, die durch eine Punktion ohnehin nicht erfaßt werden. Eine medikamentöse Therapie ist nur selten erfolgreich, doch kommt es gelegentlich auch ohne Therapie im weiteren Verlauf durch beginnende regressive Veränderungen zur spontanen Verkleinerung, zum Verlust der Autonomie oder sogar zum Schwinden des Knotens. Insbesondere vor dem 25. Lebensjahr kann man durchaus ohne oder unter einer probatorischen Hormonmedikation abwarten, ansonsten und bei älteren Patienten den Knoten jederzeit ektomieren, wobei mit diesem Vorgehen auch die Radiojodtherapie konkurriert. In allen diesen Fällen bleibt es eine noch umstrittene Ermessensfrage, ob sich anschließend die von uns bevorzugte lebenslange Rezidivprophylaxe mit Schilddrüsenhormonen lohnt, ob sie obligatorisch oder überflüssig ist.

(3) Ein szintigraphisch „kalter" Knoten (Abb. 31; S. 183) mit normalem oder leicht beschleunigtem Jodumsatz bei regulärem Hormongehalt des Blutes ohne Anhalt für eine fokale Thyreoiditis (s. S. 154). Ergeben sich zytologisch malignomverdächtige Zellatypien, so muß operiert werden, wobei dann das Ausmaß der Operation vom Ergebnis eines Schnellschnittes abhängt (s. Kap. 10). Mit einer je nach Selektion des Krankengutes wechselnden Häufigkeit von 75—96% erweist sich der szintigraphisch „kalte" Solitärknoten als benigne, vorwiegend regressiv-degenerativ oder auch zystisch verändert. Im letztgenannten Fall entleert man bei der Feinnadelpunktion möglichst vollständig das seröse oder sanguinolente, häufig schokoladenfarbene Exsudat und der Versuch einer rein hormonell-medikamentösen Therapie lohnt sich. Etwa 30 bis 40% von weniger als 1 Jahr bestehenden Knoten bis zu Gänseeigröße reagieren mit einer Verkleinerung oder völligen Regression — ein Effekt, der das Fortsetzen der Medikation und einen Verzicht auf aktive Behandlungsmaßnahmen rechtfertigt. Wird der Knoten innerhalb von 3—6 Monaten jedoch nicht kleiner oder sogar größer, so muß er desto eher ektomiert werden, je jünger der Patient ist. Das weitere Vorgehen richtet sich dann nach Histologie und besteht ohnehin in der postoperativen Dauermedikation von Schilddrüsenhormonen.

Ein psychologischer und taktischer, stets aber ausreichender Grund für eine baldige operative Entfernung auch eines unverdächtigen Solitärknotens jeder szintigraphischen Beschaffenheit sind eine persistierende Kanzerophobie des Patienten oder auch sein dringender Operationswunsch: Kein Solitärknoten läßt sich selbst bei noch so subtiler und umfassender Diagnostik mit 100%iger Sicherheit als benigne belegen. Das kann natürlich andererseits kein Grund sein, jeden oder auch nur jeden szintigraphisch „kalten" Solitärknoten operieren zu lassen!

8.4.5 Prophylaxe der endemischen Struma

Sie ist kein im eigentlichen Sinne ärztliches, sondern ein sozial-hygienisches Problem und hat nichts mit den Gesichtspunkten der Behandlung einer endemischen Struma zu tun. Auf der Basis einerseits einer sinnvollen Wasserhygiene mit Beseitigung strumigen wirkender Substanzen, ist andererseits unabhängig von der arealweise zweifellos unterschiedlichen Ätiologie der endemischen Struma eine Versorgung der gefährdeten Bevölkerung mit einem täglichen Jodminimum von etwa 0,2 mg erforderlich. Zu diesem Zweck wird durchwegs Salz jodiert und teils auf freiwilliger, teils auf gesetzlicher Basis zum Verkauf geboten. Die Jodierungsrate des Kochsalzes ist in einzelnen Ländern sehr verschieden und reicht von 10 mg/kg Salz (z. B. in Brasilien, Frankreich, Jugoslawien, Rußland, Schweiz, Ungarn) bis 100 mg Jod/kg Salz (z. B. in Kanada, Südamerika, Schweden). In Deutschland gibt es bisher selbst in Gebieten starker Kropfendemien keine gesetzliche Jodprophylaxe, doch wird sie von allen Sachkennern übereinstimmend angestrebt und durchzusetzen versucht. Ihr Sinn ist, sowohl während des fetalen Lebens wie auch während der Wachstumszeit durch das physiologische Jodangebot zunächst an die Mutter und dann an das Kind der Schilddrüse genügend Bausteine für die Hormonsynthese zur Verfügung zu stellen und auf diese Weise jedweder Kropfnoxe zu begegnen. Erfolgreich ist eine solche Jodprophylaxe insbesondere dahingehend, daß, wenn auch nicht sobald die Kropffrequenz, so auf jeden Fall die Frequenz des häufig damit vergesellschafteten Kretinismus schnell und drastisch gesenkt wird.

Literatur zu Kap. 8: 2, 9, 14, 15, 19, 21, 30, 45, 47, 56, 62, 72, 75, 83, 102, 115, 119, 123, 124, 125, 127, 129, 130, 131, 132, 136, 148, 153, 154, 158, 172, 183, 186, 187, 193, 200, 202, 205, 216, 217, 220, 225, 230, 231.

9. Schilddrüsenentzündungen und seltene Schilddrüsenerkrankungen

Schilddrüsenentzündungen und die unmittelbaren Folgen davon sind mit ca. 3% aller Schilddrüsenkrankheiten nicht so selten, wie man es vor dem diagnostisch sehr ergiebigen Einsatz von Punktionszytologie und immunologischen Methoden angenommen hatte. In einem durch Zuweisung ausgewählten Krankengut liegt ihre Frequenz bei 5%. Noch höhere Zahlen kommen im Sektionsgut dadurch zustande, daß partielle lymphomatöse Infiltrationen für den Ausdruck einer immunologischen Entzündung gehalten werden, ohne daß klinisch eine solche oder ein anderer lokalentzündlicher Prozeß mit Ausgang in Lymphzelleninfiltrationen vorgelegen hätte. Andererseits stimmt mit dieser Diskrepanz die Erfahrung überein, daß trotz möglicher Diagnostik so manche Schilddrüsenentzündung nicht oder nicht rechtzeitig erkannt wird, weil die oft sogar recht eindrucksvollen und speziellen Symptome nicht genügend bekannt sind. Die *Einteilung* orientiert sich an Verlauf und Pathogenese, wobei *jede Entzündungsform die Schilddrüse partiell (fokal) oder komplett (diffus) betreffen kann und dies auch in der individuellen Diagnose enthalten sein muß:*

1. Akute Thyreoiditis (diffus oder fokal)
    1.1. eitrig
    1.2. nicht eitrig (bakteriell, viral, strahlenbedingt, traumatisch)
2. Subakute Thyreoiditis (diffus oder fokal)
    2.1. infektiös
    2.2. parainfektiös
3. Chronische Thyreoiditis
    3.1. lymphozytär (Autoimmunthyreoiditis)
        3.1.1. ohne Struma (atrophisch)
        3.1.2. mit Struma
    3.2. fibrös
    3.3. perithyreoidal
    3.4. spezifisch (Tuberkulose, Lues)

Die de Quervain-Thyreoiditis stellt eine durch Riesenzellen gekennzeichnete und nicht isoliert aufzuführende Untergruppe der subakuten Thyreoiditis dar, die Riedel-Struma entspricht der perithyreoidalen Thyreoiditis und die Struma Hashimoto der Autoimmunthyreoiditis mit Struma.

Befällt die Entzündung eine schon kropfig vergrößerte Schilddrüse, so kann man von *Strumitis* sprechen mit der grundsätzlichen Konsequenz, daß wenigstens von diesem Zeitpunkt an neben der Entzündungsbehandlung eine Medikation von Schilddrüsenhormonen im Sinne einer Kropftherapie einzusetzen hat. Für jede diffuse und auch fokale Schilddrüsenentzündung gilt, daß selbst trotz und in vermehrtem Maße natürlich ohne Therapie durch definitiven Parenchymverlust eine *postentzündliche Hypothyreose* resultieren kann. Aus diesem Grund sind nach Ablauf einer Entzündung über wenigstens 1—2 Jahre hin in mehrmonatlichen Abständen Kontrolluntersuchungen hinsichtlich der Schilddrüsenfunktion erforderlich, um gegebenenfalls rechtzeitig eine dann lebenslange Substitutionsbehandlung einleiten zu können (s. Kap. 5).

Postentzündliche Hyperthyreosen sind ausgesprochene Raritäten und dürfen nicht mit den gelegentlich zu Beginn einer Schilddrüsenentzündung vorkommenden passageren Hyperthyreosen mit einer ganz speziellen Pathogenese (s. weiter unten) verwechselt werden. Sie sind entsprechend ihrer Kropfgröße und -beschaffenheit ohne Zusammenhang mit ihrer Ätiologie zu diagnostizieren und behandeln.

9.1 Akute Thyreoiditis

Sie ist am häufigsten *bakteriell* und damit hämatogen oder lymphogen, dann im Rahmen eines nachweisbaren extrathyreoidalen Infektes verursacht. Dabei kann es sich um einen Allgemeininfekt mit Lungen- oder Abdominalbefall oder, häufiger, um eine Tonsillitis, Sinusitis, Pharyngolaryngitis mit thromboembolischen Komplikationen handeln. In eitriger Form kommt sie fokal mit Neigung zur Abzedierung, nicht eitrig auch diffus vor, und typischerweise manifestiert sie sich nach dem originären febrilen Infekt mit einem zweiten Fieberanstieg durch akut starke Schmerzen beim Betasten, Schlucken und Kopfbewegungen. Der betroffene Drüsenbezirk (fokale Form), seltener die ganze Drüse (diffuse Form) ist angeschwollen, es findet sich ein kollaterales heißes Ödem, gelegentlich mit Hautrötung (Abb. 25). Die Halslymphknoten können teils durch den genuinen Infekt, teils von der Schilddrüse ausgehend beteiligt sein und sind dann druckschmerzhaft (maligne Lymphome sind indolent). Die Blutkörperchensenkungsgeschwindigkeit ist stets stark beschleunigt, auch die üblichen hämatologischen und serologischen Entzündungszeichen werden selten vermißt. So gut wie immer überdauert trotz Behandlung der Prozeß der Thyreoiditis den Erstinfekt. Je nach der Virulenz der Erreger kann es zur eitrigen Einschmelzung eines Drüsenbezirks mit Fluktuation, auch zur spontanen Perforation kommen.

Bei einer *viralen* Ätiologie ist die Symptomatik meistens weniger eindrucksvoll als bei der eitrigen Entzündungsform, insbesondere kann die Thyreoiditis die Erstmanifestation des Allgemeininfektes sein, der darüber hinaus nicht selten asymptomatisch verläuft. Auch hier können Lymphknotenschwellungen hinzutreten, kann sich ein intrathyreoidaler seröser Erguß, nie ein Abszeß entwickeln. Die BSG ist nur mäßig oder gar nicht beschleunigt, zuweilen findet sich eine Lymphopenie. Art und Verlauf dieser Entzündungsform ähnelt der seltenen *Strahlenthyreoiditis* nach Verabreichung einer Radioioddosis wegen blander Struma oder Hyperthyreose. Wenn, dann tritt sie bei kleinen und diffusen Strumen eher diffus, bei größeren und knotigen Strumen eher fokal auf. So gut wie immer kann sie durch eine Kombination der Radioioddosis mit einem sich anschließenden über 3—4 Wochen hinziehenden Stoß mit einem Steroidderivat verhütet werden.

Immer plötzlich und fokal als Erguß entwickelt sich die ebenfalls sterile, sog. *traumatische Thyreoiditis* nach Zerrung, Reflexbewegung des Halses oder Schlag darauf durch Lymph- oder Blutgefäßruptur mit seröser Exsudation oder Blutung. Histologisch finden sich an den Grenzen des betroffenen Drüsenbezirks der Resorption dienende Entzündungsphänomene, die zur Einordnung dieser Strumaform unter die Thyreoiditis Anlaß gaben. Gelegentlich begegnet man einem solchen Ereignis im Zusammenhang mit einem ebenso plötzlich auftretenden Hartspann im Nackenbereich bei nachweisbar rheumatischer Diathese, und eine solche traumatische Thyreoiditis imponiert „entzündlicher", als man es ihrer Entstehung nach annehmen würde.

Eine spezielle Komplikation jeder akuten, diffus oder fokal vorkommenden Thyreoiditis kann darin bestehen, daß der entzündete Drüsenbezirk infolge von Follikel- und Gefäßrupturen einen Teil seines Hormonvorrates in die Blutbahn verliert. Geschieht das im Verband von Jodthyreoglobulin oder Jodproteinen, so hat dies keine funktionellen Konsequenzen — dementsprechend sind bei erhöhtem PBI die Werte für Thyroxin und Trijodthyronin sowie insbesondere die Indices für deren freie Anteile normal. Geschieht es indessen in Form von Hormonen als freie Aminosäuren, so resultiert durch das vermehrte Hormonangebot an den Organismus eine *passagere Hyperthyreose*. In diesem Fall sind neben dem PBI auch das Serumthyroxin und -trijodthyronin erhöht, der T_3-in vitro-Test und die Indices für freie Hormone entsprechend verändert. Bei diffusem Entzündungsbefall fällt dann die Diskrepanz dieser Befunde zu einem verlangsamten oder sogar fehlenden thyreoidalen Jodumsatz im Radiojod-Zweiphasenstudium auf, bei fokaler Entzündung kann das gleiche zutreffen oder aufgrund des verkleinerten thyreoidalen Jodraums sogar beschleunigt Radiojod umgesetzt werden.

In gleicher Weise wie bei der entzündlich bedingten passageren Hyperthyreose kann der thyreoidale Jodumsatz bei stabil bleibender euthyreoter Stoffwechselsituation verändert sein in Kombination dann mit entsprechend normalen, peripheren hormonellen Parametern. Insofern tragen letztere nicht zur Diagnostik der Thyreoiditis bei, während ein möglichst mit Radiojod und nicht mit Technetium geschriebenes Szintigramm das Ausmaß eines fokalen Entzündungsprozesses in Form eines „kalten" Bezirks oder, bei entsprechendem Tastbefund, Knotens erkennen läßt. Mit Hilfe der Feinnadelpunktion, die bei serös-exsudativen oder traumatischen Prozessen auch kurativ einzusetzen ist, lassen sich Diagnose und Entzündungstyp zusätzlich sichern als unter Umständen wichtigste Basis für spezielle medikamentöse Therapiemaßnahmen. Im fraglichen Fall ist dadurch auch eine Abgrenzung gegen maligne Prozesse möglich.

Mit immunologischen Prozessen hat eine akute Schilddrüsenentzündung zunächst nichts zu tun, so daß zum mindesten während deren Dauer keine erhöhten Titer von Schilddrüsenautoantikörpern zu finden sind. Daß sich ein Immungeschehen anschliessen und eine spätere lymphomatöse Infiltration verursachen kann, ist über einen weiteren subakuten Verlauf möglich, aber selten.

Die *Therapie* der akuten Thyreoiditis sollte so schnell wie möglich einsetzen, weil dann am ehesten eine komplikationslose Abheilung zu erwarten ist. Sie besteht in zunächst Bettruhe und je nach dem Lokalbefund kalten bzw. Eisumschlägen auf den Hals und grundsätzlich Antiphlogistika (vorzugsweise Salizylate, Phenylbutazon, Tanderil, Novalgin) u. a. zur Resorptionsförderung. Bei hinsichtlich der Form der Thyreoiditis unklarer Situation, bei eitrigen, bakteriellen und auch viralen Prozessen sind Antibiotika (vorzugsweise ein Breitbandpenicillin) indiziert, bei sicher traumatischer oder strahlenbedingter Genese kann man darauf verzichten und sofort stoßartig

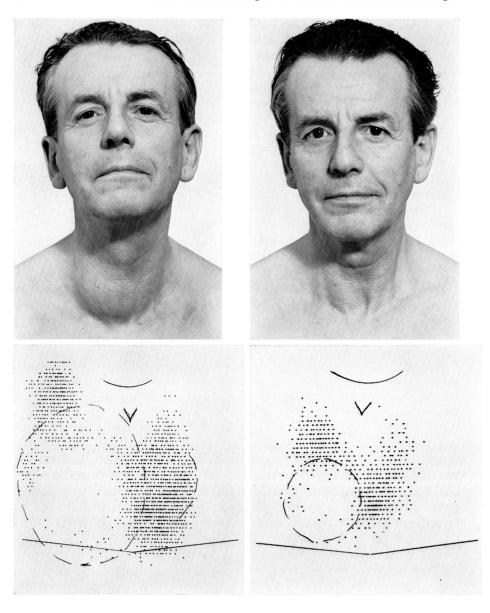

24. 10. 1973
22,0 ml gelbliche Flüssigkeit.
Normaler thyreoidaler Jodumsatz.
BSG 24/50 mm
Zitronengroßer Tastbefund

13. 11. 1973
20,0 ml gelbliche Flüssigkeit.
Unter Prednison und T_4/T_3 supprimierter thyreoidaler Jodumsatz.
BSG 8/18 mm
Hühnereigroßer Tastbefund

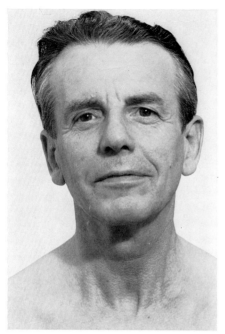

Abb. 25. Akute fokale Thyreoiditis. Seit 4 bis 6 Wochen Zunahme des Halsumfanges und örtliche Beschwerden, ansonsten Wohlbefinden, gelegentlich Kopfschmerzen (Kurt T., 62 Jahre).

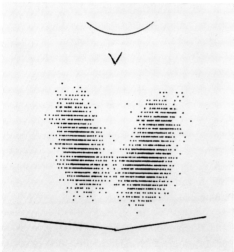

22. 5. 1974
BSG 3/7 mm
Kein pathol. Tastbefund mehr

über mehrere Wochen hin Steroidderivate in rückläufiger Dosierung geben, die bei bakteriellen oder viralen Prozessen erst nach sicherem Abklingen der akuten Entzündungszeichen mit Rückgang auch der Blutkörperchensenkungsgeschwindigkeit eingesetzt werden sollten. In diesen Fällen hemmen sie reaktive Bindegewebsprozesse und damit die Entwicklung einer postentzündlichen Hypothyreose. Wenn nicht schon zu diagnostischen Zwecken, so ist bei Verdacht auf eitrige oder auch nur seröse Einschmelzungen unter Umständen mehrfach eine Punktion mittels Kanüle 1 angebracht, um nach Möglichkeit Inzisionen und auch Fistelbildungen zu vermeiden. Sollte auf diese Weise eine Abszedierung nicht beherrscht werden oder sich doch später eine Fistel bilden, so ist ohne eine operative Intervention nicht auszukommen (bei über 200 eigenen Fällen von akuter Thyreoiditis war das, vorwiegend dank der Nadelpunktion, nur zweimal erforderlich). Zum mindesten im Initialstadium, d. h. über längere Wochen hin ist bei eindeutigem Tastbefund eine Zusatzmedikation von Schilddrüsenhormonen in Form von täglich 0,05—0,15 mg L-Thyroxin oder der entsprechenden Dosis eines Kombinationspräparates indiziert, um das entzündete Organ zu entlasten und gegen reaktiv vermehrte thyreotrope Impulse abzuschirmen. In Abhängigkeit vom weiteren Verlauf und den Ergebnissen der insbesondere szintigraphischen Laboratoriumskontrollen, die in 2—3monatigen Abständen zum mindesten über 1 Jahr hin erforderlich sind, wird man die Hormonmedikation unterbrechen oder definitiv einstellen, um die nach abgeklungenen Entzündungsprozessen einsetzende und dann durch die endogene TSH-Stimulierung geförderte Restitution des Parenchyms nicht zu behindern. Andererseits stellt sich um etwa die gleiche Zeit herum insbesondere nach diffusem Entzündungsbefall heraus, ob eine definitive Hypothyreose einsetzt oder nicht. Wenn ja, dann wird es bei einer lebenslangen Substitutionstherapie bleiben.

Die seltene, durch Hormonverlust aus entzündeten Drüsenbezirken resultierende *passagere Hyperthyreose* manifestiert sich am ehesten zwischen der 2. und 6. Krankheitswoche und wird zusätzlich zu der soeben geschilderten Therapie symptomatisch behandelt, auf keinen Fall mit antithyreoidalen Substanzen, mit Radiojod oder operativ. Da eine febrile oder hochfebrile akute Thyreoiditis klinisch der temperaturbedingten Stoffwechselsteigerung wegen durchaus einige hyperthyreoseverdächtige und vorher nicht vorhandene Symptome, wie Fingertremor, Schwitzen, Herzpalpitationen und Unruhe, unterhalten kann, läßt sich eine etwaige Hyperthyreose unter diesen Umständen nur durch entsprechend veränderte in vitro-Parameter belegen.

9.2 Subakute Thyreoiditis

Sie ist histologisch durch granulomatöse Gewebsveränderungen und Riesenzellen gekennzeichnet und stellt mit größter Wahrscheinlichkeit die Reaktion auf einen möglicherweise spezifischen Virusinfekt dar. Sie hat damit und auch durch ihren oft monatelang nicht progredienten Verlauf einen grundsätzlich anderen Charakter als die akute Thyreoiditis, abgesehen von deren viraler Form (manche Autoren sehen keine derartigen speziellen Unterschiede und fließende Übergänge zwischen akuten und subakuten Thyreoiditiden). Dem entspricht eine relative Häufigkeit der Erkrankung nach Mumps, Masern und grippoiden Infekten. Die Erkrankung macht sich 2 Wochen und mehr nach einer solchen Infektion oder ohne einen erkennbar vorangegangenen allgemeinen Infektbefall nach banalen Prodromalien, wie Abgeschlagenheit, Niederdruck und Leistungsknick, in Form von Mißempfindungen im Halsbereich bemerkbar. Diese können sehr streng lokal oder recht diffus als Ausstrahlungen in Schultern, Ohren, Kopf und Nacken angegeben werden und mit subfebrilen oder ohne Temperaturerhöhungen einhergehen. Die Schilddrüse braucht nicht vergrößert oder druckschmerzhaft zu sein, obgleich letzteres meist wenigstens vorübergehend und anamnestisch eruierbar der Fall ist. Nicht selten ist bei fokalen Prozessen der Tastbefund ein- oder mehrknotig, so daß an ein Malignom gedacht werden muß. Dies auch deshalb, weil etwaige Knoten szintigraphisch „kalt" persistieren können, sich aber dann meistens als zystisch erweisen. Gelegentlich finden sich anfangs auch noch katarrhalische Erscheinungen im Gebiet von Rachen, Ohrtuben oder Konjunktiven.

Nie vermißt werden eine erhöhte Blutkörperchensenkungsgeschwindigkeit durch Vermehrung der α_2-Globuline, eher schon eine Leukozytose oder Linksverschiebung im Differentialblutbild. Wesentlich seltener als bei der akuten Thyreoiditis kann es durch Hormonverluste der Drüse zu einer initialen, passageren Hyperthyreose kommen. Bezeichnend hingegen und relativ häufig sind initial wie auch im weiteren Verlauf kurzdauernd phasenhafte Hyperthyreoseschübe, während welche sich schilddrüsenstimulierende Immunglobuline nachweisen lassen. In anderen Fällen finden sich Übergänge in hypothyreote Spätfolgen mit Beziehungen zum HLA (Human Leukocyte Antigen)-System (Typ Bw 35). Ansonsten sind die funktionellen Jodstoffwechsel- und szintigraphischen Befunde die gleichen wie bei akuten Prozessen. Destruktive Schilddrüsenautoantikörper sind nicht nachweisbar. Wenn irgend möglich, sollte die Diagnose durch eine Feinnadelpunktion mit Zytologie gesichert werden. Sie muß natürlich einen knotigen oder schmerzhaften Drüsenbezirk treffen, um ergiebig zu sein. Dabei kann sich bei schon länger bestehenden Prozessen durchaus eine zystische Komponente ergeben.

Die *Behandlung* erfolgt, abweichend vom Vorgehen bei einer akuten Thyreoiditis, gerade im noch febrilen oder subfebrilen Stadium mit hoher Blutkörperchensenkungsgeschwindigkeit und gelegentlich auch Leukozytose möglichst schnell mit Steroidderivaten (Abb. 26). Es bewähren sich Prednison, Prednisolon oder Methylprednisolon in Anfangsdosen von 30 bis ausnahmsweise auch 50 mg täglich, abfallend über 4—6 Wochen hin auf etwa 15 mg täglich. Der Erfolg ist so gut wie immer eindrucksvoll mit erheblicher Besserung, wenn nicht bereits kompletter Remission des Lokalbefundes, Normalisierung von Körpertemperatur und hämatologisch-serologischen Veränderungen. Von diesem Zeitpunkt ab bleibt man noch über 4—8 Wochen hin bei weiter reduzierbaren Tagesdosen von 15—5 mg Prednison, um nach Möglichkeit eine Restitutio ad integrum zu erreichen. Das ist in vielen Fällen erfolgreich, unabhängig davon, ob es sich um einen diffusen oder fokalen Drüsenprozeß gehandelt hatte. Andernfalls besteht eher als nach akuten Entzündungen das Risiko eines Überganges in eine Hypothyreose oder einen regressiv veränderten Drüsenknoten bzw. eine Zyste bei erhaltener Euthyreose infolge des unversehrten Drüsenrestes. Man bricht die Behandlung mit Steroidderivaten frühestens nach 2—3 Monaten ab und kombiniert sie anfangs mit einem Antibiotikum, schon um bei den relativ hohen Dosen extrathyreoidale, subklinische und unter Umständen nicht bekannte Entzündungsherde (an Gallenblase, Nieren, Nasennebenhöhlen usw.) nach Vermögen abzuriegeln. Je nach Situation, z. B. bei gleichzeitiger Osteoporose, sollte neben Glukokortikoidderivaten für 2—3 Wochen eines der modernen Anabolika gegeben werden. Bewährt hat sich darüber hinaus für die ersten Wochen die zusätzliche Medikation von Salizylaten, Phenylbutazon oder Tanderil in mittleren bis kleinen Dosen. Wie bei akuten Prozessen hängt es vom weiteren Verlauf ab, ob und wann man gegebenenfalls zusätzlich intermittierend oder dauerhaft auf Schilddrüsenhormone übergehen sollte (s. S. 156).

Die derartige Behandlung einer subakuten Thyreoiditis muß in zunächst wenigstens monatlichen Abständen durch Jodstoffwechselkontrollen einschließlich Szintigramm überprüft werden, wenn sie optimal sein und alle Verlaufsmöglichkeiten be-

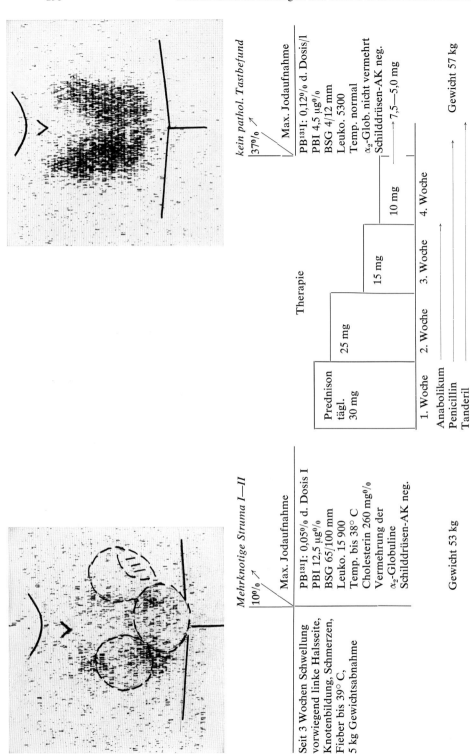

Abb. 26. *Subakute Thyreoiditis* (Frau Gertrud S., 35 Jahre)

rücksichtigen soll. Die Ausbildung einer definitiven postthyreoiditischen Zyste kann man dabei zuweilen durch rechtzeitige und auch wiederholte Entleerung mittels Punktion verhindern, bei unbefriedigendem, protrahiertem Verlauf die Steroiddosen interkurrent wieder anheben. Grundsätzlich ist etwa 3 Monate nach vermeintlichem Abklingen *aller* Krankheitserscheinungen eine komplette Schilddrüsenkontrolle einschließlich Szintigramm erforderlich. Nur bei völliger Normalisierung aller, auch szintigraphischer Befunde kann man auf die weitere Überwachung verzichten.

9.3 Chronische Thyreoiditiden

Ihrer speziellen Pathogenese wegen ist hier die eher häufige Autoimmunthyreoiditis von den Raritäten der fibrösen, perithyreoidalen, tuberkulösen und luetischen Entzündungsform abzugrenzen.

9.3.1 Lymphomatöse Autoimmunthyreoiditis

Sie ist zwar in ihrer kropfigen Form bereits 1912 anhand von vier Fällen von Hashimoto als Struma lymphomatose beschrieben, aber erst nach 1956 als autoimmunologische Krankheit erkannt und seither weiter abgeklärt worden. Damals war aufgefallen, daß diese Kropfform ungewöhnlich häufig mit einer ansonsten nicht erklärbaren Vermehrung der γ-Globuline im Blut einhergeht, und daß diese Hypergammaglobulinämie mit der Anwesenheit von zirkulierenden Autoantikörpern gegen Schilddrüsengewebe korreliert. Nach derzeitigen Kenntnissen stellt sich die Pathogenese der Erkrankung entsprechend der Abb. 27 dar.

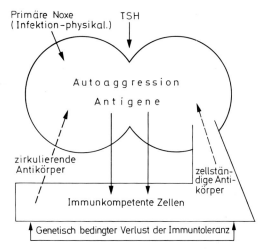

Abb. 27. Die Pathogenese der Immunthyreoiditis. Unter der Mitwirkung von TSH schädigt eine primäre, wahrscheinlich infektiös-virale oder physikalische Noxe die Schilddrüsenfollikel, so daß Zellbestandteile oder/und Kolloid(-fraktionen?) als Antigen im ubiquitären retikuloendothelialen System u. a. der Schilddrüse selber deshalb eine spezifische Antikörperproduktion induzieren können, weil die dafür (immun-)kompetenten T-Zellen aus genetisch determinierten Gründen ihre sog. Immuntoleranz verloren haben. Es entstehen zirkulierende und zellständige Antikörper, von denen erstere methodisch nachweisbar, letztere für die autoaggressive Wirkung an der Schilddrüse verantwortlich sind

Ihre Ätiologie ist unbekannt, zweifellos aber mit (Virus?-)Infekten als Manifestationsfaktor in Zusammenhang zu bringen. Die beanspruchten einschlägigen Theorien gehen davon aus, daß bei genetischer Prädisposition im Verlauf des Fetallebens die normalerweise während dieser Zeit reifende und an das lymphozytäre System gebundene Kontrolle über eigen- und fremdimmunologische Mechanismen verlorengeht, so daß exogene Faktoren, wie Viren oder Toxine, zu autoimmunologischen Prozessen Anlaß geben können (die durch zahlreiche Einzelbefunde gestützten Theorien ähneln denen der Pathogenese von Erkrankungen des rheumatischen Formenkreises analog der auch klinischen Verwandtschaft von prima vista so unterschiedlichen Krankheiten). Die Autoantikörper sind gerichtet

— gegen Jodthyreoglobulin (Kolloid) in der Schilddrüse: zirkulierende Antikörper, methodisch registrierbar
— gegen zelluläre Bestandteile der Thyreozyten (Zellkerne, Mikrosomen): vorwiegend zellständige Antikörper, nicht mit den üblichen Methoden zu erfassen.

Die Anwesenheit zirkulierender Schilddrüsenautoantikörper im Blut läßt sich durch verschiedene Reaktionen nachweisen, von denen zur Zeit

— der passiven Hämagglutination von mit Thyreoglobulin beladenen Erythrozyten nach Boyden,
— dem Latex-Tropfen-Test und
— einer Komplementbindungsreaktion

praktische Bedeutung zukommen (s. Kap. 3). Mit den beiden ersteren werden als Antigen Thyreoglobulin, mit der letztgenannten Reaktion ein mikrosomales Antigen der Schilddrüsenzelle nachgewiesen. Wegen ihrer hohen Empfindlichkeit benutzt man die Hämagglutination als Suchtest und akzeptiert Titer von 1 : 25 000 und höher als spezifisch und beweisend für das Vorhandensein solcher zirkulierender Schilddrüsenautoantikörper. Dabei besteht durchaus Klarheit darüber, daß eigentlich nur dem routinemäßig noch nicht möglichen Nachweis von zellständigen Autoantikörpern eine pathogenetisch überzeugende Bedeutung zukäme, und daß zirkulierende Antikörper nur eine sekundäre Rolle zu spielen brauchen. So kommen denn auch Titer von 1 : 25 000 und mehr vor bei

ca. 2—8% von Schilddrüsengesunden,
ca. 5—20% von blanden Strumen,
ca. 30—50% von Hyperthyreosen und
80—90% von Immunthyreoiditiden und deren Folgezuständen, vorwiegend Hypothyreosen.

Diese Verteilung stimmt auffallend mit der Häufigkeit von diffusen und follikulären lymphozytären Infiltraten in der Schilddrüse bei diesen Krankheiten überein. Die Rundzellenansammlungen gelten als das morphologische Substrat autoimmunologischer Reaktionen, sie behindern funktionell und durch Kompression die Follikelverbände und führen zu deren Destruktion. Auch überschießende, maligne Entwicklungen in dieser Richtung kommen vor (malignes Lymphom, Lymphosarkom — s. Kap. 10). Andererseits besteht hinsichtlich der Pathogenese eine enge Verwandtschaft zu jener Hyperthyreoseform, die ohne oder mit diffuser Struma und mit einer endokrinen Ophthalmopathie einhergeht (s. Kap. 7): Sie wird unterhalten durch spezifisch

Schilddrüsen- und gegebenenfalls Orbitalgewebe *stimulierende* Immunglobuline, deren Entstehung ebenso einer, allerdings andersartigen und auch genetisch fixierten Aberration immunkompetenter Zellen anzulasten ist wie die der *autoaggressiv-destruktiven* Antikörper bei einer Immunthyreoiditis. Demzufolge kommen auch Übergänge zwischen beiden Krankheitsformen der Schilddrüse in beiderlei Richtung vor. Bezeichnenderweise ist eine Immunthyreoiditis relativ häufig mit Erkrankungen kombiniert, die ebenfalls eine immunologische Pathogenese haben, vornehmlich mit solchen des rheumatischen Formenkreises, Diabetes mellitus, anaciden Magenaffektionen und perniziöser Anämie.

Das *Krankheitsbild* der Immunthyreoiditis verläuft primär-chronisch, afebril und manifestiert sich in

nicht-kropfiger, atrophischer oder
kropfiger, hypertrophischer Form.

Die *nicht-kropfige Form* wird als häufige, wenn nicht häufigste Ursache der erworbenen Hypothyreose angesehen. Die *kropfige Form* — Struma lymphomatosa — macht etwa 2—5% aller euthyreotischen Strumen aus (Abb. 28). Beide Formen bevorzugen das weibliche Geschlecht und sind gekennzeichnet durch meist diffuse, seltener fokale Infiltrate aus Lymphozyten und Plasmazellen mit regelrechter Lymphfollikelbildung. Die Drüsenfollikel sind deshalb in ihrer Ernährung schwer geschädigt und gehen vielfach zugrunde. Dadurch erklärt sich die Funktionseinbuße der Drüse mit Minderinkretion von Hormonen in Richtung Hypothyreose. Am ehesten am Anfang, wesentlich seltener im Verlauf einer Immunthyreoiditis kann es zu subakuten Entzündungsschüben oder zu einer hyperthyreotischen Phase mit gegebenenfalls endokriner Ophthalmopathie kommen. Ansonsten schränkt die Drüse entweder quantitativ ihre Hormonsynthese aufgrund der Follikelverluste ein (mit Laboratoriumsbefunden, die für eine Hypothyreose sprechen) oder sie reagieren mit einer sog. *Jodfehlverwertung*. Da dies relativ häufig der Fall ist, eine Jodfehlverwertung andererseits bei nicht vergrößerten, euthyreoten Schilddrüsen nicht vorkommt und unter den üblichen blanden Strumen eine ausgesprochene Rarität darstellt, ist hiermit ein diagnostischer Anhaltspunkt gegeben. Es handelt sich um die gleichen Anomalien der thyreoidalen Hormonsynthese, die hereditär-kongenital bedingt beim sporadischen Kretinismus vorkommen (s. S. 51). In weitaus den meisten Fällen liegt ein sog. *Jodisationsdefekt* vor, der mit einem Depletionstest zu entlarven ist: Die Schilddrüse kann das angereicherte Jodid nicht in organische Bindung überführen, es läßt sich mit Perchlorat wieder eliminieren. Das ^{131}J-Zweiphasenstudium bietet unauffällige Ergebnisse bei starker ^{131}J-Avidität; Thyroxin, Trijodthyronin und PBI im Serum sind niedrig oder erniedrigt mit konkordantem Ausfall des T_3-in vitro-Testes bzw. der entsprechenden Parameter. Die unspezifischen Laboratoriumsbefunde entsprechen dem Gesamtstoffwechsel. Seltener ist das sog. *NBEI-Syndrom*, d. h. der Verlust von jodhaltigen Proteinen aus dem Thyreoglobulinverband, die sich aus dem Blut nicht mit Butanol extrahieren lassen und hormonell inaktiv sind. Der thyreoidale ^{131}J-Umsatz ist im Zweiphasenstudium stark beschleunigt, das PBI durch NBEI erhöht (Gefahr einer Fehldiagnose und Fehlbehandlung als Hyperthyreose!), Thyroxin, Trijodthyronin und der T_3-in vitro-Test sind jedoch normal bis subnormal. Grundumsatz und Serumcholesterin spiegeln die eu- oder leicht hypothyreote Stoffwechselsituation. Noch seltener als diese beiden Formen von Jodfehlverwertung sind bei einer Immunthy-

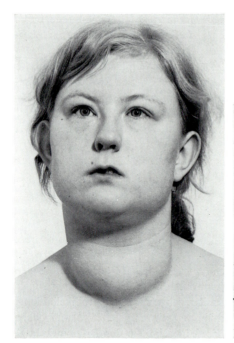
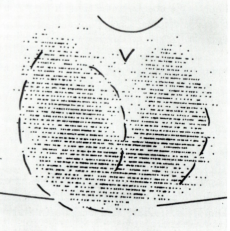

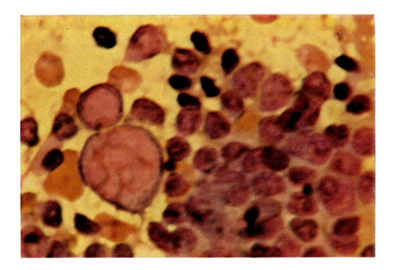

Abb. 28. Immunthyreoiditis mit großer Struma (Ingrid K., 17 Jahre). Pastöser Habitus, Gewichtszunahme. Beschleunigter thyreoidaler Jodumsatz bei normalem PBI und Serumthyroxin. Autoantikörpertiter 1:2 500 000, Feinnadelpunktion mit Zytologie: Typische Lymphzelleninfiltrationen (später Übergang in Hyperthyreose und Strumaresektion mit postoperativer Rezidivprophylaxe)

reoiditis Defekte von Jodination, Koppelung der Hormonvorläufer und Dejodaseaktivität, während ein Proteasemangel bisher nicht beobachtet wurde.

Fallen also bei eu- oder hypothyreoter Stoffwechsellage mit oder ohne Struma bei Schilddrüsenuntersuchungen solche Anomalien auf, so besteht Verdacht auf eine Immunthyreoiditis. Verdächtig sind weiterhin die im allgemeinen derbe und nicht selten in sich knollige, nicht aber regelrecht knotige Beschaffenheit einer sich langsam entwickelnden Struma ohne begleitende Lymphknotenschwellungen oder Malignitätszeichen, wobei szintigraphisch eine recht unterschiedliche Aktivitätsverteilung mit „kühlen" bis „kalten" Bezirken registriert wird. Letztere entsprechen größeren lymphomatös alterierten Drüsenpartien ohne knotige Beschaffenheit, sie sind deshalb auch nicht auf einen damit zu koordinierenden Tastbefund zu beziehen. Bei der atrophischen Entzündungsform ist das Drüsenabbild unauffällig oder in Relation zur Körpergröße auffällig klein, dabei unter Umständen mit so ungleichmäßiger Aktivitätsverteilung, wie das bei einer gesunden Schilddrüse nie vorkommt. Anamnestischklinisch besonderen diagnostischen Wert haben diskrete oder schon eindrucksvolle, progrediente hypothyreote Beschwerden und Stigmata, wie Verlangsamung, Konzentrationsmangel, Neigung zum Frieren und zu Obstipation, Blässe, trockene Schleimhäute, Haut und Haare. Auch eine anderweitig nicht erklärbare leichte Anämie bei niedrigem Serumeisen und ungenügender Eisenresorption, erhöhte Werte von Blutkörperchensenkungsgeschwindigkeit und Serumfettfraktionen sowie eine Hypergammaglobulinämie mit gegebenenfalls auch vermehrt β-Globulinen und pathologischem Thymolwert sollten zum mindesten bei Kropfträgern nicht nur an eine Leberaffektion, sondern auch an eine Immunthyreoiditis denken lassen.

Besonders wichtig ist die rechtzeitige Diagnose im Jugendalter, weil die ansonsten unbemerkt schleichende Hypothyreose zu Wachstums- und Entwicklungsstörungen führt. Sie sind zwar nicht kretinistisch, hemmen aber doch vorübergehend Intelligenz und schulische Leistungen mit unter Umständen dauerhaften Nachteilen für das Kind (s. Abb. 14; S. 58). Man sollte deshalb gerade bei Kindern mit nachlassenden Leistungen und entsprechenden körperlichen Stigmata (pastös-lymphatischer Habitus) insbesondere dann eine Immunthyreoiditis in Erwägung ziehen, wenn eine Struma vorliegt.

Gesichert werden kann eine Immunthyreoiditis nur durch das typische Ergebnis einer Zytodiagnostik mittels Feinnadelpunktion und einen zugleich hohen Titer an Schilddrüsenautoantikörpern im Blut (letzterer allein genügt bei der atrophisch-hypothyreotischen Krankheitsform, weil dann eine Feinnadelpunktion nicht möglich ist).

So selten die Immunthyreoiditis ist, so wenig speziell sind die Gesichtspunkte ihrer *Therapie.* Wie bei jeder anderen euthyreoten oder hypothyreoten Struma ist bei der *kropfigen Form* die lebenslange Medikation von Schilddrüsenhormonen die Behandlung der Wahl, wobei Kombinationspräparate von L-Thyroxin und L-Trijodthyronin den Vorzug haben sollten. Die Tagesdosen liegen zwischen 0,12 und 0,36 mg (1 bis 3 Tabletten) täglich, sie müssen je nach Verträglichkeit und Effekt anhand von Kontrolluntersuchungen überprüft werden. Abweichend von manchen anderen Autoren halten wir auch bei kleinsten lymphomatösen, aber noch euthyreoten Strumen in jedem Fall diese hormonelle Therapie für lebenslang erforderlich, auch wenn noch keine Beschwerden bestehen. Sie ist dankbar, eher schneller und ausgiebiger kropfverkleinernd wirksam als bei einer blanden Struma und sollte auch bei anfangs sehr großen Strumen genügend lange (1—2 Jahre) praktiziert werden, ehe man sich gelegentlich zur Operation entschließt. Die Indikationen dazu sind die gleichen wie bei der blanden Struma, auch wenn sich postoperativ fast regelmäßig eine Hypothyreose anschließt, weil der belassene, lymphozytär durchsetzte Schilddrüsenstumpf zugrunde geht. Da die Nebenschilddrüsen davon in keiner Weise betroffen werden, stellt dieser Verlauf keinerlei Nachteil dar: Die ohnehin lebenslang beizubehaltende Medikation von Schilddrüsenhormonen erfüllt hier nicht ihren Zweck als Rezidivprophylaxe, sondern als Dauersubstitution!

Bei der *nicht-kropfigen Form* der Immunthyreoiditis, die im allgemeinen frühestens im Stadium einer beginnenden Hypothyreose zu erkennen ist, werden Schilddrüsenhormone in gleicher Form wie eben angegeben von vornherein als Dauersubstitution verabreicht. Alle weiteren Gesichtspunkte entsprechen denen der üblichen Hypothyreosebehandlung.

Obgleich es bei frühzeitiger Diagnose gelingt, im Sinne einer Immunsuppression durch die sorgfältig kontrollierte monatelange Medikation von Steroidderivaten (Prednison, Prednisolon, Methylprednisolon) mit oder ohne zugleich Schilddrüsenhormone eine deutliche und schnelle Verkleinerung der lymphomatösen Struma mit Normalisierung von entzündungsbedingten, nicht aber hormonellen Parametern zu erreichen, lohnt sich der Einsatz solcher Maßnahmen nicht. In Anbetracht der Defekt-Pathogenese exazerbieren nach in jedem Fall erforderlichem Absetzen der Steroidmedikation sämtliche Symptome und Phänomene einschließlich der Struma, so daß keine Vorteile gegenüber einer alleinigen Therapie mit Schilddrüsenhormonen resultieren. Sehr wohl aber hat der zusätzliche Einsatz eines auf 4—8 Wochen begrenzten Steroidstoßes mit Anfangsdosen bis zu 50 mg täglich seinen Sinn und eine bewährte Indikation dann, wenn initial oder unter der Schilddrüsenhormonbehandlung ein subchronischer Entzündungsschub oder ein Hyperthyreoseschub auftreten. Besonders im letztgenannten Fall mit etwa begleitender Ophthalmopathie ist ohne diese Maßnahme nicht auszukommen.

Auch der Einsatz einer Radiojodtherapie ist bei lymphomatösen Strumen nicht anders als bei blanden Kröpfen zu beurteilen, keineswegs kontraindiziert, wird sich aber dank der Effektivität einer Hormontherapie seltener als indiziert erweisen. Wie postoperativ so resultiert auch hier stets eine Hypothyreose, so daß mit Schilddrüsenhormonen kombiniert und substituiert werden muß.

9.3.2 Chronisch-fibröse Thyreoiditis

Sie ist ebenso eine Rarität wie die unter 9.3.3 genannte Riedel-Struma, von dieser aber dadurch unterschieden, daß sich die unspezifisch-schrumpfenden Entzündungsprozesse auf die Drüsen beschränken und die Kapsel nicht überschreiten. Der Krankheitsverlauf ist symptomen- und beschwerdearm. Hinweise auf immunologische Komponenten oder Lymphknotenschwellungen fehlen, die Bindegewebsveränderungen sind diffus-atrophisch bis kleinknotig-hyperplastisch und führen zur Parenchymschrumpfung mit erst sehr spät einsetzender Hypothyreose. Die funktionellen Parameter entsprechen der Stoffwechsellage, doch behandelt man unabhängig von dieser mit Schilddrüsenhormonen und stoßweise antiphlogistisch, unter anderem auch mit gelegentlichen Steroidstößen, Vitamin E und Vitamin A.

9.3.3 Chronisch-perithyreoidale (s. invasive) Thyreoiditis (Synonym: eisenharte Struma Riedel)

Ungleich seltener als ein Schilddrüsenmalignom ist sie nur schwer von einem solchen abzugrenzen. Sie bevorzugt das mittlere Lebensalter und das weibliche Geschlecht und zeichnet sich durch flache, bretthärte Infiltrationen über die Drüsenkapsel hinaus in die Halsregion mit Ummauerung von Nachbarorganen aus. Wenig oder keine Anhaltspunkte finden sich dafür, daß es sich um eine fortgeschrittene Form von subakuter Thyreoiditis bei besonderer Disposition handelt, und gelegentlich beschriebene hohe Titer von Schilddrüsenautoantikörpern beruhen wahrscheinlich auf sekundären, immunologischen Prozessen und haben keine pathogenetische Bedeutung. Andererseits bestehen Zusammenhänge mit generalisiert arteriitischen, sklerosierenden und fibrosierenden Prozessen z. B. in den Bereichen von Orbita, Tränendrüsen, Mediastinum und Retroperitonaeum. Pathologisch-anatomisch umschließt flächenhaft sklerosierendes Bindegewebe die bei Progredienz immer spärlicher werdenden Follikelinseln.

Die Erkrankung verläuft längere Zeit unbemerkt und schubweise, bleibt oft jahrelang stationär. Die Struma ist auch beim Betasten indolent, verursacht früher als andere Strumen gleicher Größe örtliche Komplikationen, insbesondere eine Rekurrensparese, Stridor, Adhäsionen und lokale Stauungserscheinungen. Es kann zu innerer oder äußerer Fistelbildung kommen. Allgemeine Entzündungszeichen sind wenig ausgeprägt, meistens besteht eine mittelstark beschleunigte Blutkörperchensenkungsgeschwindigkeit ohne Leukozytose. Durch zunehmenden Parenchymausfall kann es zu einer globalen Einschränkung der Hormonsynthese (nie zu einer Jodfehlverwertung) und zur mehr oder weniger schweren Hypothyreose kommen. Dementsprechend finden sich körperliche Symptome und Laboratoriumsergebnisse. Die Diagnose kann nur mittels Zytodiagnostik oder intra operationem gestellt werden.

Die *Therapie* besteht in einer Keilexzision des Isthmus, so daß zur Entlastung der Trachea die Drüsenlappen nach lateral kippen können. Nach Möglichkeit soll ausgiebiger reseziert werden, wobei allerdings von vornherein postoperativ mit narbigen Verziehungen und auch einer weiteren Progredienz der Entzündung zu rechnen ist und diese Tendenz das Ausmaß der Operation begrenzt. Manchmal können die Entzündungsprozesse durch eine Röntgenbestrahlung gehemmt werden, Radiojod kommt mangels Jodaufnahme der erkrankten Drüsenpartien nicht in Betracht. Stets indiziert sind jedoch, nicht erst bei schon vorhandener Hypothyreose, Schilddrüsenhormone wie bei der üblichen Therapie einer blanden Struma und gelegentliche Stöße mit Antibiotika und Steroidderivaten, insbesondere während vermeintlicher Schübe. Wegen der Seltenheit der Erkrankung fehlen genügend Erfahrungen, so daß eine gewisse Polypragmasie am Platze ist und wohl auch immunsuppressive Zytostatika versucht werden können.

9.3.4 Spezifische Thyreoiditis

Sie ist ein Sammelbegriff für die Beteiligung der Schilddrüse an systemischen Entzündungen, wie Tuberkulose und Lues (in anderen Ländern auch im Rahmen seltener, insbesondere parasitärer Infekte). Sie verläuft entweder asymptomatisch oder als Struma, je nach dem Stadium des Infektes mit diffusem oder fokalem Entzündungsbefall einschließlich auch eines Abscesses, Tuberkuloms oder Gummas. Der Befall geht zu Lasten des Drüsenparenchyms und je nach seinem Ausmaß können die Hormonproduktion reduziert sein und eine Hypothyreose resultieren. Spezielle Jodstoffwechselbefunde sind nicht zu erwarten. Die Diagnose gelingt nur in Kenntnis der Grundkrankheit, mit deren Therapie auch das spezifische Geschehen in der Schilddrüse abgedeckt ist. Darüber hinaus gibt man Schilddrüsenhormone, die Indikation zu operativ aktiven Maßnahmen hängt von der Größe einer Struma oder örtlichen Komplikationen sowie vom Verlauf der Grundkrankheit ab. Stets handelt es sich um sehr individuelle Entscheidungen.

9.3.5 Seltene Schilddrüsenerkrankungen

Sie umfassen die Beteiligung der Schilddrüse an systemischen, aber nicht entzündlichen Erkrankungen, wie *Sarkoidose, Lymphogranulomatose, Amyloidose, Leukosen und Mykosen*. Dabei treten sie klinisch in Erscheinung als blande, selten leicht hypothyreote Strumen von meistens asymmetrisch-knotiger Beschaffenheit mit szintigraphisch kalten Bezirken, die den am stärksten betroffenen Drüsenpartien entsprechen. Ein noch intakter Lappen oder nicht betroffener Drüsenbezirk ist bei erheblicher Ausdehnung eines solchen Prozesses häufig sehr weit verlagert. Jodstoffwechselbefunde bieten keine Besonderheiten und entsprechen der eu- oder schon hypothyreoten Stoffwechselsituation. Die Feinnadelpunktion mit Zytologie lohnt sich, gelegentlich handelt es sich um den pathologisch-anatomischen Überraschungsbefund bei einer Strumaresektion. Ansonsten ist die Situation nur in Kenntnis der Grundkrankheit richtig zu interpretieren und darauf auch die Therapie auszurichten. Auch hier sind zusätzlich Schilddrüsenhormone wie bei einer blanden Struma und in Abhängigkeit von deren Größe und von Komplikationen derselben eine Strumaresektion mit dann obligatorisch lebenslanger hormoneller Rezidivprophylaxe indiziert.

Literatur zu Kap. 9: 6, 11, 15, 30, 35, 66, 74, 127, 130, 131, 136, 150, 163, 171, 172, 176, 183, 184, 189, 198, 199, 207, 208, 224, 230, 231, 237.

10. Schilddrüsenmalignome

Bei der Schilddrüse bereitet die Abgrenzung maligner Veränderungen größere Schwierigkeiten als bei anderen Organen. Das liegt in erster Linie daran, daß hier die Bösartigkeit nicht so sehr nur von morphologischen Merkmalen als insbesondere von biologischen Eigenarten der Tumorzelle abhängt. Zu viele klinisch zweifellos gutartige Tumoren zeigen Gewebsdestruktionen und Gefäßeinbrüche (z. B. das früher sog. invasive Adenom), und histologisch eindeutig maligne Organteile können sich spontan zurückbilden, jahrelang latent bleiben oder, ähnlich einem Prostatakarzinom, erst bei der aus einem ganz anderen Grund erfolgten Sektion oder bei systematischen Drüsenschnitten nach einer Schilddrüsenoperation entdeckt werden. Man kann aber andererseits nicht nur solche Tumoren als Malignome bezeichnen, die sich erst dem Krankheitsverlauf nach als wirklich bösartig erweisen. Da das im Einzelfall oft nur eine Frage der Zeit ist, hält man sich trotz der genannten Einschränkungen an das histologische Bild und die meistens erfahrbare Wachstumsautonomie des Tumors als Malignomkriterium.

Der Grund für die Zusammenhänge zwischen Drüsenhyperplasie, benignen und malignen Tumoren ist die bis zu einem gewissen Stadium weitgehend gleichartige Pathogenese *aller* Wachstumsvorgänge der Schilddrüse: Sie stehen unter der Einwirkung des thyreotropen Hormons aus dem Hypophysenvorderlappen. Über eine diffuse Anpassungshyperplasie hinaus können bei langdauernder Stimulierung im Tierexperiment knotige und schließlich auch neoplastische Gewebsveränderungen herbeigeführt werden, die sich als autonom und damit als maligne erweisen. Trotz mancher Widersprüche kann man davon ausgehen, daß bei gegebener Disposition eine vermehrte Thyreotropineinwirkung auf die Schilddrüse als Co-Faktor ein wesentliches pathogenetisches Bindeglied zwischen benignen und malignen Drüsenveränderungen darstellt. Eine eindeutig genetische Determination liegt beim medullären C-Zellen-Karzinom vor. Hinsichtlich der neoplastischen Entdifferenzierung sind Erwägungen anzuführen, die peristatischen Faktoren eine mehr oder weniger erwiesene Rolle in der Krebspathogenese zuschreiben und klinische Bedeutung haben. So können in der Jugend vorgenommene therapeutische Strahlenapplikationen auf Brust, Hals oder Kopf wegen Lymphknotenschwellungen, Tonsillen- oder Thymushyperplasie den Anreiz oder die Neigung zur Metaplasie der Schilddrüsenzellen induzieren, und alle bisherigen Erfahrungen sprechen für diese Möglichkeit (die in allerdings ungleich geringerem Maße auch für die externe Strahlenbelastung einer Schilddrüse oder Struma von Erwachsenen gilt!). Darüber hinaus sollen sich chronische Schilddrüsenentzündungen in gleicher Weise auswirken können. Während die perithyreoidale Thyreoiditis zwar die Drüsenkapsel durchbricht, ansonsten aber keine malignen Tendenzen und Stigmata aufweist, sind die ohnehin außerordentlich seltenen Lymphosarkome in lymphomatösen Strumen häufiger gefunden worden, als es bei zufälliger Kombination zu erwarten gewesen wäre. Ein ursächlicher Zusammenhang ist aber damit keineswegs gesichert. Zahlreiche und große Zeiträume umfassende Untersuchungen führen entgegen früheren Vermutungen und auch tierexperimentellen Befunden zu dem Schluß, daß auch geographische und Ernährungsfaktoren einschl. eines Jodmangels keine Bedeutung für die Malignomentstehung haben (So ist z. B. die Frequenz an Schilddrüsenmalignomen in der Schweiz trotz hocheffektiver Jodprophylaxe der Struma seit Jahrzehnten nicht rückläufig).

Bösartige Schilddrüsentumore sind selten: Auf 1 Mill. Einwohner kommen 10 bis 30 Krankheitsfälle pro Jahr und unter allen Carcinomen machen die Schilddrüsenmalignome ca. 1% aus. Wenn auch okulte und latente Malignombefunde in nicht selektioniertem Autopsiematerial berücksichtigt werden, ergeben sich jedoch sehr unterschiedliche Häufigkeiten zwischen 1 und 5%. In einem durch Zuweisung ausgewählten chirurgischen und auch internistischen Krankengut liegt die Malignomfrequenz bei maximal 5% aller nicht-hyperthyreoten Strumen, unter Einbeziehung von nur ambulant untersuchten Kropfträgern ist sie mit unter 0,5% erheblich geringer. Am höchsten liegt sie mit 2 bis maximal 3% bei unausgewählten und szintigraphisch „kalten" Solitärknoten der Schilddrüse, während Angaben über noch höhere Frequenzen dieser besonderen Strumaform ausschließlich auf eine spezielle Selektion des jeweils bearbeiteten Krankengutes zurückzuführen sind — unter manchen Operationskontigenten bis zu 30%. Da derlei Angaben nicht auf die Gesamtbevölkerung übertragen werden können, sind sie nicht geeignet, aus ihnen spezielle therapeutische Schlüsse zu ziehen. Im übrigen sind entgegen früheren Angaben Rezidivstrumen nicht häufiger maligne als Erststrumen.

10.1 Einteilung und Stadien

Seit 1970 hat sich nach jahrzehntelangen Diskrepanzen in der Interpretation fraglich sarkomatös-anaplastischer Gewebsveränderungen zwischen europäischen und amerikanischen Pathologen die folgende Klassifizierung und auch Stadieneinteilung durchgesetzt, die auf den Vorstellungen und Vorschlägen des internationalen Krebskongresses der UICC von 1968 in Lausanne beruht unter Berücksichtigung weiterer Bearbeitungen seitens der Weltgesundheitsorganisation, der Sektion Schilddrüse der deutschen Gesellschaft für Endokrinologie und der zwischenzeitig erkannten Sonderstellung des C-Zellen-Karzinoms.

1. Karzinome
   1.1. Karzinome der Thyreozyten
      1.1.1. differenziert
         1.1.1.1. follikulär
         1.1.1.2. papillär
      1.1.2. undifferenziert
         1.1.2.1. kleinzellig
         1.1.2.2. spindelzellig
         1.1.2.3. polymorphzellig
   1.2. Karzinome der C-Zellen
      1.2.1. medullär
   1.3. Plattenepithelkarzinom

2. Sarkome
   2.1. Fibrosarkom
   2.2. andere Sarkome
3. Verschiedenartige Malignome
   3.1. Karzinosarkom
   3.2. malignes Hämangioendotheliom
   3.3. malignes Lymphom
   3.4. malignes Teratom
4. Nicht klassifizierbare maligne Tumoren
5. Tumorähnliche Veränderungen
6. Metastasen extrathyreoidaler Tumoren.

Nach dieser Klassifikation gelten alle eindeutig papillären Strukturen der Schilddrüse als maligne und auch follikulär gebaute Knoten sind bei Anwesenheit papillärer Anteile den papillären Karzinomen zuzuordnen. Unter dieser Voraussetzung machen ohne nennenswerte geographische Unterschiede die differenzierten Karzinome bei jeweils gleichen Teilen der beiden Typen etwa 60—75%, die undifferenzierten (anaplastischen) Karzinome etwa 15—30% und die übrigen Formen zusammen maximal 10% aller Schilddrüsenmalignome aus. Dabei sind Sarkome mit einer Frequenz von weniger als 1% ausgesprochene Raritäten, die medullären C-Zellen-Karzinome mit 3% und mehr eher häufiger, als zunächst vermutet. Insgesamt sind 95% aller Schilddrüsenmalignome Karzinome. Die früher sog. metastasierende Langhans-Struma ist ein follikuläres Karzinom (1.1.1.1.), das früher sog. metastasierende Adenom ein papilläres Karzinom (1.1.1.2.). Metastasen extrathyreoidaler Tumoren in der Schilddrüse stammen der Reihenfolge ihrer Häufigkeit nach aus Primärtumoren in Bronchien, Mamma, Nieren und Magen-Darm-Trakt. Andererseits ist die Schilddrüse ein bevorzugtes Absiedlungsgebiet für Melanome (ca. 40%), Mammakarzinome (ca. 20%) und Lungentumoren (ca. 10%). Der Anwesenheit von Onkozyten (sog. Hürthle-Zellen) kommt keine tumorspezifische Bedeutung zu, obgleich sie häufiger bei malignen als bei benignen Strukturen anzutreffen sind. Für manche Arbeitsgruppen gelten sie als praecancerös.

Ausgesprochene Raritäten sind *ektopisch entstandene Schilddrüsenmalignome* im Verlaufsgebiet des ehemaligen Ductus thyreoglossus bis hinunter zum Diaphragma. Sie liegen *stets* in der Medianen, während lateral am Hals festgestellte Knoten immer Lymphknotenmetastasen und entgegen früheren Ansichten nie Primärtumoren in fälschlicherweise „lateral aberriert" genanntem Schilddrüsengewebe darstellen.

Klinisch sind die Unterformen des undifferenzierten oder anaplastisch genannten Karzinoms ohne Belang, und die obige Einteilung hat den Vorteil, die relativ gut bekannten, engen Beziehungen zwischen Klinik und Histologie der Malignome zu berücksichtigen. So metastasieren von den differenzierten Karzinomen die follikulären vorzugsweise auf dem Blutweg, die papillären eher lymphogen. Letztere sind am geringsten progredient unter allen Schilddrüsentumoren, so daß sie häufig nur als potentiell maligne angesprochen werden können und auch die bei weitem längste Überlebensdauer haben. Die übrigen Karzinome wachsen vorzugsweise und schnell infiltrativ und metastasieren wahllos. Die nicht epithelialen Malignome sind durchwegs hochmaligne mit in jeder Hinsicht ungünstiger Prognose.

Funktionell sind auch die epithelialen Schilddrüsenmalignome hinsichtlich einer Hormonproduktion selbst dann inaktiv, wenn sie am Jodumsatz teilnehmen (wegen der Besonderheiten des C-Zellen-Karzinoms s. S. 176). Immerhin sind als seltene Ausnahmen von dieser Regel schon Hyperthyreosen durch ein hyperaktives follikuläres Schilddrüsenkarzinom und auch durch follikulär-karzinomatöse Fernmetastasen beschrieben worden. Wenn in einem operierten autonomen Adenom mit Hyperthyreose ein (meist okkultes) Karzinom festgestellt wird, so ist nicht dieses, sondern das übrige adenomatöse Gewebe hormonell hyperaktiv. Eher schon resultiert bei progredientem Tumorverlauf durch Destruktion gesunden Parenchyms eine Hypothyreose, meist allerdings erst im Spätstadium und iatrogen im Rahmen der Tumortherapie.

Entscheidend für ein möglichst gutes Behandlungsresultat ist eine *frühzeitige Diagnose,* die sich in erster Linie auf den lokalen Tastbefund, ergänzt durch röntgenologische, szintigraphische und bioptisch-zytologische Untersuchungen stützt und das Stadium der Tumorausdehnung festlegen muß. Es ist der internationalen Verständigung und Vereinfachung wegen nach dem TNM-System standardisiert und gekennzeichnet durch die Angaben 0—3 zu jeweils T (Primärtumor) und N (Noduli: Lymphknotenmetastasen) sowie 0—1 zu M (Fernmetastasen):

Stadien der Tumorausdehnung
(unabhängig vom Tumortyp)

T (Primärtumor)
  T0 nicht tastbar
  T1 kleiner solitärer Tumor, gut verschieblich
  T2 großer, die Drüse deformierender Tumor oder multiple Tumoren in beiden Lappen, gut verschieblich
  T3 in die Umgebung infiltrierter, fixierter Tumor
N (Befall regionaler Lymphknoten)
  N0 nicht nachweisbar
  N1 homolateral Lymphknoten, gut verschieblich
  N2 kontralateral oder bilateral Lymphknoten, gut verschieblich
  N3 verbackene Lymphknotenpakete
M (Fernmetastasen)
  M0 nicht nachweisbar
  M1 nachweisbar.

10.2 Klinik und Diagnostik

Ein Schilddrüsenmalignom unterhält meistens, aber nicht immer einen mehr oder weniger eindrucksvollen Tastbefund im Halsbereich. Bei fortgeschrittenem Tumorstadium (z. B. T3N2M0 oder 1) mit harten, unverschieblichen Infiltrationen, parathyreoidalen Lymphknotenschwellungen oder sogar Exulzerationen und anderweitigen lokalen Komplikationen ist prima vista an der Diagnose (und schlechten Prognose) kein Zweifel und geht es mehr um die Bestätigung sowie die Abklärung des Tumortyps. Anders und diagnostisch anspruchsvoller bis sogar außerordentlich schwierig sind Tumormanifestationen mit weniger auffälligem Lokalbefund oder nur als Solitärknoten der Schilddrüse (z. B. T1N0M0), als isoliert tastbarer parathyreoidaler

Lymphknoten (T0N1M0) oder röntgenologisch nachgewiesene Metastasierung ohne beim Tasten verdächtigen Schilddrüsenbefund (T0N0M1). In allen diesen Fällen, bei den erstgenannten wegen der Notwendigkeit einer möglichst frühen Diagnose, handelt es sich darum, an ein Neoplasma zu denken und unter diesem Gesichtspunkt die Situation zu klären.

Bei einer Erstuntersuchung *malignomverdächtig und Anlaß für spezielle einschlägige Untersuchungen* sind:

(1) Ein innerhalb von Wochen bis Monaten schnelles Strumawachstum, gegebenenfalls sogar unter einer bereits praktizierten Medikation von Schilddrüsenhormonen und vor allem in einknotiger Form. Mehr als die Hälfte aller Schilddrüsenmalignome äußern sich zunächst als solitäre Knoten. Das gilt besonders für Jugendliche, bei denen Knotenkröpfe wesentlich seltener, bei Manifestation aber mit einer etwa 5fach höheren Wahrscheinlichkeit maligne sind als bei Erwachsenen. Hochverdächtig ist ein solcher Tastbefund grundsätzlich, wenn sich anamnestisch eine vor dem 20. Lebensjahr durchgeführte therapeutische Röntgenbestrahlung der Kopf- oder Halsregion eruieren läßt. Man muß zugleich aber wissen, daß etwa 98% *aller* Solitärknoten und auch 96% *aller* szintigraphisch „kalten" Solitärknoten regressiven, zystischen oder entzündlichen, jedenfalls nicht malignen Gewebsveränderungen entsprechen! Abweichend von blanden Strumen beträgt der Sexualquotient bei malignen Strumen etwa 2 : 1, so daß prinzipiell die Knotenstruma des Mannes eher malignomverdächtig ist als die einer Frau. Abweichend von einer fokalen Thyreoiditis bestehen weder nennenswerte örtliche Schmerzen noch Fieber oder Leukozytose.

(2) Die auffallend derbe bis harte, höckrige und insbesondere unverschiebliche Beschaffenheit einer Struma.

(3) Indolente Lymphknotenschwellungen im Halsbereich, auch beim Tastbefund nach unauffälliger oder fehlender Struma. In unmittelbarer Nähe der Schilddrüse gelegen, handelt es sich dabei öfter als bekannt um die erste Metastase eines unter Umständen winzig kleinen Primärtumors in der Schilddrüse und nicht, wie man früher annahm, um die maligne Degeneration in einem dystopisch gelegenen Gewebskeim (sog. lateral aberriertes gesundes Schilddrüsengewebe gibt es nicht).

(4) Die folgenden, sonst nur bei größeren und knotigen oder entzündlichen Strumen zustande kommenden Beschwerden und Symptome sollten bei kleiner oder bei fehlender Struma an einen infiltrativen oder auch substernal lokalisierten malignen, möglicherweise auch metastatischen Prozeß denken lassen:

— Heiserkeit durch Rekurrensparese
— Horner-Symptomenkomplex
— Hals-, Ohren- oder Hinterkopfschmerzen (bedingt durch Druck auf den Hypoglossusnerven)
— renitente oder progrediente Schluckstörungen
— persistierende oder progrediente Lymph- oder Venenstauungen an Hals, Brust oder Armen ohne anderweitige Erklärung.

(5) An Allgemeinsymptomen sind ohne Spezifität alle diejenigen Auffälligkeiten zu registrieren, die generell auf einen Tumorbefall hinweisen können: Reduktion des Allgemeinzustandes und der Leistungsfähigkeit, Gewichtsabnahme, Anämie, Hypo-

siderämie, beschleunigte Blutkörperchensenkungsgeschwindigkeit, Vermehrung der α_2-Globuline im Blut, Hypoproteinämie. Ein bei diesen Gegebenheiten erhöhter Grundumsatz könnte auf einen Tumorstoffwechsel zurückzuführen sein und darf nicht die Ursache für die Fehldiagnose einer Hyperthyreose mit entsprechenden falschen therapeutischen Konsequenzen abgeben.

(6) Fernsymptome werden durch *Metastasen* verursacht, deren häufigste Lokalisation der Reihenfolge nach sind:
— Schädel
— Lungen
— Wirbelsäule
— Sternum
— Humerus
— Femur
— Rippen
— Beckenknochen.

Gelegentlich können rheumatoide Skelettschmerzen auf eine solche Metastase hinweisen. Ein ausgedehnter Metastasenbefall mit Beteiligung von über die Lunge hinaus auch viszeralen Organen und insbesondere der Leber wie auch des Gehirns ist in Zusammenhang mit einer Erstdiagnostik selten, bei unbefriedigender Therapie natürlich ein Endstadium.

Spezialuntersuchungen, die einen anamnestisch-körperlich verdächtigen Befund weiter klären oder ergänzen sollen, dürfen auf keinen Fall mit der Verwendung von Jod oder jodhaltigen Röntgenkontrastmitteln einhergehen, weil dadurch weitere und wesentliche diagnostische und therapeutische Maßnahmen entscheidend behindert werden. Unerläßlich sind:

(1) die Szintigraphie mit ^{131}J zur Lokalisation im Halsbereich sowie gegebenenfalls von jodspeichernden Metastasen (Abb. 29 und 30).

Ihre hohe diagnostische Dignität beruht darauf, daß Schilddrüsenkarzinome in Abhängigkeit von ihrem geweblichen Differenzierungsgrad zwar ^{131}J speichern können, stets und auch bei rein follikulären Strukturen (follikulär differenziertes Karzinom), aber weniger als gesundes Schilddrüsengewebe. Je größer der Anteil an papillär-karzinomatösen Strukturen, um so geringer ist die Jodavidität und bei allen undifferenzierten Karzinomen sowie den übrigen Malignomen fehlt sie ohnehin. Tumorprozesse sind also wie Zysten und benigne-regressive oder entzündliche Gewebsveränderungen szintigraphisch „kalt", schilddrüsenferne Metastasen follikulärer oder teilweise follikulärer Struktur wegen der nicht Jod speichernden Umgebung jedoch als Aktivitätsmaxima zusätzlich zu noch gesundem Schilddrüsengewebe am Hals darstellbar. Bei Verdacht auf solche Metastasen verabreicht man 5—10fach so hohe Testdosen wie zur üblichen Lokalisationsdiagnostik; Technetium kann in allen diesen Fällen das ^{131}J nicht ersetzen.

Die szintigraphische Darstellung schilddrüsenferner Metastasen mit ^{131}J beweist deren thyreogenen und zugleich weitgehend follikulär-karzinomatösen Gewebscharakter, eine fehlende Darstellung schließt diesen Zusammenhang oder nicht ^{131}J speichernde Metastasen eines Schilddrüsenmalignoms nicht aus. Im übrigen brauchen Metastasen keineswegs die gleiche Gewebsstruktur wie der Primärtumor repräsentie-

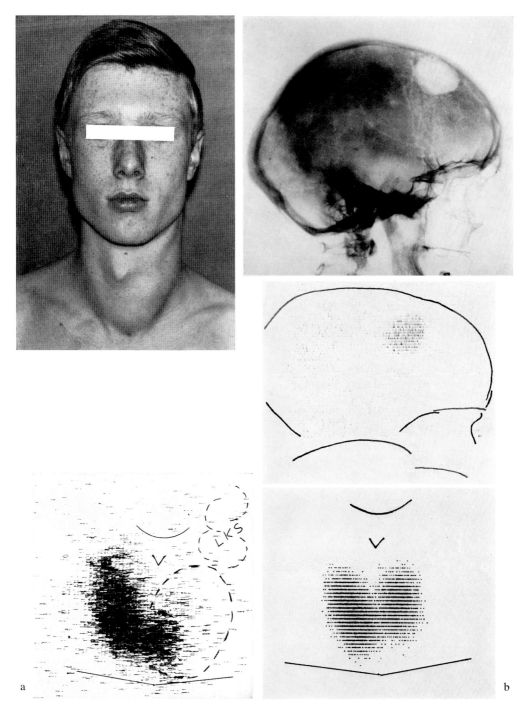

Abb. 29 a. Papilläres Adenokarzinom der Schilddrüse im Jugendalter (Erhard K., 17 Jahre). (Seit 2 Jahren Knotenbildung linke Halsseite, geringe örtliche Beschwerden, ansonsten Wohlbefinden.) Linker Schilddrüsenlappen kropfig vergrößert, szintigraphisch „kalt", am oberen Pol Lymphknotenschwellungen

Abb. 29 b. Follikuläres Karzinom der Schilddrüse als nicht tastbar kleiner Primärtumor mit jodspeichernder Metastase im Schädeldach

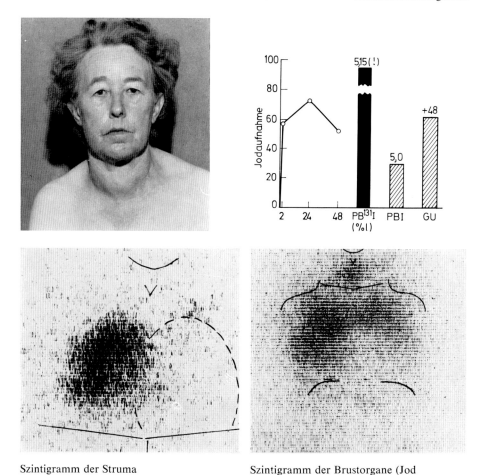

Szintigramm der Struma Szintigramm der Brustorgane (Jod speichernde Lungenmetastasen)

Abb. 30. Metastasierendes follikuläres Adenokarzinom der Schilddrüse (Therese D., 60 Jahre). Seit Jahrzehnten Struma, seit Monaten Größenzunahme, Gewichtsabnahme in 1 Jahr 10 kg. Rö.: Lungenmetastasen. BSG: 7/18 mm. Therapie: Strumektomie, anschließend Radiojod, Schilddrüsenhormone

ren. Im Halsbereich unterstützt der Nachweis „kalter", dem Tastbefund entsprechender Knoten den Malignomverdacht, während er durch eine gute szintigraphische Darstellbarkeit verdächtigen Gewebes zwar erheblich abgeschwächt, aber grundsätzlich nicht völlig ausgeräumt wird. Selbst große, dem Tastbefund nach aber dann stets auch sehr auffällige Knoten können einmal szintigraphisch „warm" sein und ausnahmsweise (mit einer Wahrscheinlichkeit von ca. 1%) kann sich sogar in einem relativ kleinen, szintigraphisch „heißen" Solitärknoten und bei Autonomie desselben mit Hyperthyreose ein Malignom verbergen. Je weniger klinisch verdächtig ein *Solitärknoten* der Schilddrüse ist, um so eher kann man ihn bei szintigraphisch „warmer" Natur für benigne und die Situation dadurch für geklärt halten. Das gilt nicht für

Solitärknoten im Jugendalter, die auch dann, wie darüber hinaus jeder szintigraphisch „kalte" Solitärknoten, einer Zytodiagnostik durch Feinnadelpunktion unterzogen werden müssen (Abb. 31). Dabei geht es um die Abgrenzung gegenüber den ungleich häufigeren, ebenfalls szintigraphisch „kalten", regressiv-degenerativen, zystischen und entzündlichen Knoten.

Versuche mit einer tumorspezifischen Lokalisation durch ^{32}P, ^{67}Ga und ^{197}Hg sind ebenso erfolglos geblieben wie die Sonographie, Thermographie und Angiolymphographie. Letztere ist wegen der Jodzufuhr sogar kontraindiziert.

(2) Die Zytodiagnostik mittels Feinnadelpunktion ist bei allen verdächtigen, schilddrüseneigenen Prozessen indiziert, die nicht ohnehin ihrer Ausdehnung wegen schnell operiert werden müssen. Das gilt desto konsequenter, je kleiner der Tastbefund ist und insbesondere beim szintigraphisch „kalten" Solitärknoten. Die Untersuchung führt dann in ca. 95% der Fälle zu einem für differentialtherapeutische Erwägungen entscheidenden und genügend sicheren Ergebnis. Es gibt so gut wie keine falsch positiven, im Zweifelsfall mit einer Wahrscheinlichkeit von weniger als 3—4% falsch negative Resultate — vorausgesetzt allerdings eine sehr gründliche Erfahrung des engagierten Zytologen. Je größer der verdächtige Prozeß, desto eher muß an mehreren Stellen und nicht nur Y-förmig punktiert werden. Dies gegebenenfalls mit dem Versuch, mittels der Kanüle No. 1 einen kleinen Gewebszylinder zu aspirieren und nach Fixierung histologisch zu kontrollieren. So gut wie nie mehr lohnt sich eine Biopsie mit speziellem Besteck (z. B. Silverman-Nadel). Ein parathyreoidaler oder weiter von der mehr oder weniger verdächtigen Schilddrüse entfernter Lymphknoten sollte nie punktiert, sondern zytologischer Interpretations- und anderer Schwierigkeiten wegen exzidiert werden.

(3) Röntgen- oder nuklearmedizinische Untersuchungen zur Metastasensuche betreffen die Lungen und die vorn genannten Skelettabschnitte, während sich eine Leberszintigraphie nicht lohnt.

(4) Eine Kehlkopfspiegelung soll neben der Beurteilung der Stimmbandbeweglichkeit gegebenenfalls Dislokationen, eine Drucksymptomatik, Epithelarrosionen oder gar einen Tumordurchbruch in den Kehlkopf hinein erkennen lassen.

(5) Funktionsuntersuchungen spielen in der Malignomdiagnostik so gut wie keine Rolle, obgleich sie grundsätzlich zur Beurteilung der hormonellen Leistung oder Restleistung der Schilddrüse mit heranzuziehen sind. Die üblichen Analysen von Thyroxin, Trijodthyronin und deren Bindungskapazität im Serum geben über die Stoffwechselsituation Auskunft, die erst im Spätstadium bei sehr infiltrativ wachsenden Malignomen hypothyreot wird. Bei tumorbedingt erheblicher Verminderung noch gesunden Schilddrüsengewebes leistet dieses unter TSH-Einfluß wie auch wegen eines dann verkleinerten Jodpools einen stark beschleunigten, aber quantitativ nur soeben ausreichenden thyreoidalen Jodumsatz, der als solcher im ^{131}J-Zweiphasenstudium erfaßt werden und gelegentlich auf einen malignen Prozeß hinweisen kann (die Befundkonstellation entspricht der eines postoperativ verkleinerten und ansonsten gesunden Drüsenrestes oder einer euthyreoten endokrinen Ophthalmopathie). Manche follikulären Karzinome und ihre Metastasen produzieren ein pathologisches jodhaltiges Protein, welches in die Blutbahn gelangt und dort als erhöhtes PBI und NBEI bei

normalem oder niedrigem Thyroxin und Trijodthyronin nachgewiesen und mit speziellen Methoden isoliert werden kann. Sie haben dann als Tumormarker eine praktische Bedeutung, können aber auch zu Fehlinterpretationen Anlaß geben.

Spezifische funktionelle Besonderheiten liegen ausschließlich beim medullären, sog. C-Zellen-Karzinom vor. Sie betreffen aber nicht die Produktion von Schilddrüsenhormonen, sondern die von Kalzitonin, welches stark vermehrt von den hormonell aktiven Tumorzellen gebildet und auch sezerniert wird (in der Anfangsphase der Tumorbildung braucht das noch nicht der Fall zu sein). Das schnell metastasierende, relativ weiche, markige und amyloidhaltige Tumorgewebe nimmt nicht am Jodumsatz teil, wird zunehmend kalzitoninreich und ist möglicherweise auch für eine begleitende Mehrinkretion von Serotonin und Prostaglandinen zuständig. Die erhöhten Serumspiegel von Kalzitonin lassen sich radioimmunologisch nachweisen, während die eigentlich zu erwartende Hypokalziämie durch einen sekundär-funktionellen Hyperparathyreoidismus (oder auch ein Nebenschilddrüsenadenom) verhindert wird. Besonders in der Anfangsphase soll sich der C-Zellen-Tumor durch Stimulierung der Kalzitoninproduktion mit Pentagastrin oder auch Kalzium, welches wahrscheinlich über eine endogene Gastrinstimulierung gleichartig wirkt, im Sinne einer Frühdiagnose nachweisen lassen — u. a. gelang dies bei vermeintlich gesunden Familienmitgliedern von operierten Trägern eines derartigen Neoplasmas, das offenbar autosomal-dominant vererbt wird. Mehr als die Hälfte der Kranken leiden unter intermittierender Diarrhöe, und über Erwarten häufig ist die Kombination mit einem Phäochromozytom oder anderen Adenomen im Rahmen einer multiplen endokrinen Neoplasie.

10.3 Therapie der Schilddrüsenmalignome

Sie kann nur als stationäre Klinikbehandlung begonnen werden, da bis auf völlig desolate Fälle entweder eine Operation oder eine Strahlentherapie oder eine Kombination beider Verfahren angezeigt ist. Hinzu gesellen sich medikamentöse Maßnahmen, ohne die auch eine Tumortherapie stets unvollständig bleibt. Die Indikationen zu diesem oder jenem Vorgehen können hier nur skizziert werden, da es im Einzelfall durch individuelle zusätzliche Faktoren durchaus variiert werden kann und muß. So ist etwa bei einem schwer kachektischen Patienten unter Umständen eine Bestrahlung oder eine Operation nicht zumutbar, letztere bei manchen kardiovaskulären und kardiopulmonalen Begleitkrankheiten oder thromboembolischer Diathese nicht durchführbar.

Grundsatzcharakter haben aber die folgenden Feststellungen:

(1) Initial ist bei Operabilität stets und sobald wie möglich eine Operation anzustreben.

(2) In Koordination mit weiteren Therapiemaßnahmen ist immer eine Dauermedikation von Schilddrüsenhormonen indiziert, um thyreotrope Wachstumsimpulse auf das Tumorgewebe zu paralysieren und darüber hinaus die spontan einsetzende oder iatrogen herbeigeführte Hypothyreose zu substituieren.

Die im Einzelfall oft problematischen Fragen nach Art und Umfang einer Operation sowie insbesondere nach zusätzlichen strahlentherapeutischen und nicht-hormonellen, medikamentösen Maßnahmen ergeben sich aus Tumortyp und -stadium.

10.3.1 Operation

Die in jedem Fall anzustrebende operative Versorgung ist zugleich mitentscheidend für die weitere Therapiewahl und hat dadurch auch differentialtherapeutische Bedeutung. Dabei sind insbesondere aufgrund der großen Erfahrungen amerikanischer Malignomchirurgen die Meinungen hinsichtlich des Ausmaßes einer Operation sehr geteilt. Sofern es sich nicht um eine Palliativoperation bei fortgeschrittenen Tumorstadien (ab T3N1M0 oder 1) oder um die möglichst totale Entfernung von tumorösem und gesundem Schilddrüsengewebe zum Zweck einer nachfolgenden Radiojodtherapie von jodspeichernden Metastasen handelt, gilt die Maxime „so radikal wie nötig, so schonend wie möglich". Was in diesem Sinne „nötig" bedeutet, wird unterschiedlich interpretiert. Da einige Autoren bei einseitigem und dort auch nur geringem Malignombefall in bis zu 80% der Fälle im kontralateralen, vermeintlich gesunden Schilddrüsenlappen mikroskopisch kleine Herde als Folge einer intrakanalikulären Tumorausbreitung finden, setzt sich in zunehmendem Maße die Tendenz durch, unabhängig von der Tumorform mindestens eine totale Thyreoidektomie auszuführen. Dem gegenüber stehen große Statistiken mit guten Erfahrungen und gemessen an radikalerem Engagement vergleichbar langen Überlebenszeiten bei sparsam einseitig operierten und zum Teil nicht einmal nachbestrahlten Patienten. Das gilt aber nur für die papillären, in etwas geringerem Maße auch für die follikulären Karzinome der Tumorstadien T1N0M0, T0N1M0 und T1N1M0, nicht für die übrigen Malignomformen. Die Entscheidung über das Ausmaß einer Operation schließt infolgedessen einen erheblichen Ermessensspielraum ein. Wenn aufgrund von intra- oder postoperativ aufgetretenen neuen Gesichtspunkten (wegen einer anderen als präoperativ konstatierten Tumorform oder -ausdehnung) nachoperiert werden soll, dann schnell in etwa 3—6 Tagen.

Bei größeren Halstumoren ist mit oder auch ohne operative Korrektur des Lokalbefundes wegen der Erstickungsgefahr und einer oft begleitenden Tracheomalazie relativ häufig die Indikation zur Tracheotomie mit Anlegen einer Trachealkanüle gegeben. Nur ausnahmsweise wird man diese später wieder entfernen können. Häufiger als bei Operationen gutartiger Strumen wird wegen der größeren Ausdehnung des Eingriffs ein postoperativer Hypoparathyreoidismus mit Tetanie riskiert, so daß man sich von vornherein darauf einstellen und gegebenenfalls rechtzeitig eine entsprechende Therapie anschließen muß (s. S. 144). In gleichem Sinne ist mit einer Rekurrensparese zu rechnen.

10.3.2 Nuklearmedizinische Therapie

Die metabolische ^{131}J-Therapie der Schilddrüsenmalignome bietet den einmaligen Vorteil einer selektiven Strahlenbehandlung unter Schonung der benachbarten Gewebe, so daß höhere und damit wirksamere Strahlendosen verabreicht werden können als bei der externen Strahlenapplikation. Die Indikation zur Radiojodtherapie ist gegeben, wenn postoperativ noch jodspeicherndes Schilddrüsengewebe im Halsbereich und/ oder jodspeichernde regionäre Lymphknotenmetastasen bzw. Fernmetastasen vorhanden sind oder im weiteren Krankheitsverlauf auftreten. Zum Nachweis dieser Voraussetzungen wird bereits 1—3 Wochen postoperativ ein ^{131}J-Stoffwechselstudium mit Ganzkörperszintigramm oder -profil durchgeführt. ^{99m}Tc ist zu diesem Zweck nicht geeignet, weil Schilddrüsenmalignome Jod und Technetium nicht immer gleichartig verwerten, tiefer liegende Herde sich besser mit ^{131}J erkennen lassen und eine Berechnung für die Radiojodtherapie (Dosimetrie) auf ^{131}J-Speicherungswerten beruht. Dieser Untersuchungen wegen darf ein operierter Patient zunächst noch keine Schilddrüsenhormone und insbesondere keine jodhaltigen Medikamente oder Röntgenkontrastmittel erhalten.

Ziele der Radiojodtherapie sind:

(1) Lokale Radioelimination von noch belassenem gesunden oder tumorösen Schilddrüsengewebe im Halsbereich, wobei auch nicht-jodspeichernde, intrathyreoidale Mikrometastasen auf diese Weise mit Tumordosen (100—300 mCi) zerstrahlt und extrathyreoidale Metastasen mit zunächst geringer Radiojodaufnahme einer weiteren Radiojodtherapie zugängig gemacht werden können.

(2) Behandlung von jodspeichernden Metastasen. Sie ist meist erst nach vollständiger operativer oder nuklearmedizinischer Ausschaltung der Schilddrüse möglich, noch zumal sich die Jodavidität von Tumormetastasen häufig dann erst feststellen läßt. Unter dieser Voraussetzung speichern je nach Krankengut 30—65% der Fälle mit Metastasen von differenzierten Karzinomen Jod, wesentlich seltener, aber immer wieder einmal auch solche von vorher histologisch nicht näher klassifizierten oder vermeintlich anaplastischen Tumorformen — unter anderem infolge des zuweilen unterschiedlichen Gewebsverhaltens (Multiformität) von Primärtumor und seinen Metastasen. Unter diesem Gesichtspunkt können auch unabhängig vom Tumortyp alle operierten Patienten dieser Art von Nachuntersuchung unterzogen werden.

Eine Radiojodtherapie kann nicht durchgeführt werden,

(1) wenn bei fehlender oder völlig ungenügender Jodavidität noch vorhandener primärer oder metastatischer Tumoren keine ausreichende Dosis zu erzielen ist und
(2) bei lokalen Komplikationen im Halsbereich, die vorrangig eine kurative oder palliative externe Strahlentherapie erfordern.

Die Dosimetrie einer Radiojodtherapie beinhaltet Berechnungen der prozentualen ^{131}J-Speicherung/g Gewebe und der effektiven Halbwertzeit des ^{131}J im zu bestrahlenden bzw. bestrahlten Gewebe. Dabei ist zu berücksichtigen, daß diese Halbwertzeit für die therapeutische Radiojoddosis wegen ihres zytoletalen Effektes deutlich kürzer ist als bei ihrer Vorausbestimmung mit einer Testdosis.

Die von ^{131}J ausgehende β-Strahlendosis beträgt z. B. bei einer Speicherung von 1% Radiojod/g Gewebe und einer Halbwertzeit von 7 Tagen etwa 53 000 rad/100 mCi. Die Dosis der γ-Strahlung macht weniger als 25% derjenigen der β-Strahlung aus. Nach Inkorporation von 100 mCi ^{131}J beträgt die Ganzkörperbelastung bei Speicherungsmaxima von 1—30% etwa 15—35 rad.

Nach operativer oder/und nuklearer Elimination der Schilddrüse folgt die Radiojodbehandlung von Metastasen mit Einzeldosen von 50—300 mCi in Abständen von 2—4 Monaten so lange, bis kein jodspeicherndes Gewebe mehr nachweisbar ist. Vor jeder Einzeldosis sind Kontrollen zur Dosisberechnung und im übrigen hämatologische Untersuchungen erforderlich, wobei strahlenbedingte Knochenmarksschäden die Ausnahme bleiben. Zwischenzeitig ist natürlich eine substitutive und suppressive Medikation von Schilddrüsenhormonen in Form von L-Thyroxin oder besser einem Kombinationspräparat von Thyroxin und Trijodthyronin erforderlich. Wegen der relativ langen Halbwertzeit von Thyroxin im Blut muß diese Medikation etwa 4 Wochen vor einer beabsichtigten Kontrolluntersuchung zwecks Abschätzung der Notwendigkeit einer weiteren Radiojoddosis unterbrochen und für 2—3 Wochen auf ein reines L-Trijodthyroninpräparat übergegangen werden. Dieses braucht dann wegen seiner kurzen Halbwertzeit im Blut erst 7—10 Tage vor der Untersuchung abgesetzt zu werden. Dann ist reaktiv die endogene TSH-Inkretion so hoch, daß eine noch vorhandene Jodavidität von Tumorgewebe für eine geplante Radiojoddosis ausreicht und nicht durch exogen verabreichtes TSH mit dann erheblichen Risiken für eine Tumorausbreitung versuchsweise weiter gesteigert zu werden braucht. Letzteres gelingt gelegentlich mit einem Diureticum. Darüberhinaus läßt sich die Verweildauer des verabreichten ^{131}J im Tumorgewebe durch die Kombination mit einer Lithiummedikation verlängern und damit die Strahlenwirkung intensivieren.

Initial kann postoperativ die Radioelimination restlichen Schilddrüsengewebes im Halsbereich kombiniert werden mit einer perkutanen Hochvoltbestrahlung (meistens ^{60}Co) des Schilddrüsenbettes und der Lymphabflußwege durch 4500—6000 rad in Einzeldosen von 200 rad täglich, um möglichst auch kleinste Reste von Tumorgewebe zu zerstören.

10.3.3 Externe (perkutane) Hochvolttherapie

Da Schilddrüsenmalignome mit wenigen Ausnahmen verhältnismäßig strahlenunempfindlich sind, müssen Herddosen von etwa 6000 rad appliziert werden, um eine ausreichende Wirkung zu erzielen. Das ist erst seit etwa 10—20 Jahren mit der Hochvolttherapie und ihren relativ günstigen Eigenschaften möglich. In den meisten Fällen wird sie postoperativ mit dem Ziel einer kurativen Versorgung durchgeführt. Nur selten kommt sie bei inoperablen Krankheitsfällen als primäre und dann meistens palliative Maßnahme in Betracht.

Bei den operativ und mit Radiojod versorgten differenzierten Schilddrüsenkarzinomen ist die externe Strahlentherapie eine ergänzende Maßnahme gegen lokale Rezidive. Ihr Einsatz bleibt dann eine gewisse Ermessenfrage und ist in erster Linie zu empfehlen, wenn sich beim papillären Karzinom der Primärtumor bereits extrathyreoidal ausgebreitet hatte. Beim follikulären Karzinom kommt sie als Unterstützung der Radiojodtherapie zur Behandlung von Fernmetastasen in Betracht, z. B. bei durch Knochenmetastasen verursachten pathologischen Frakturen. Bei nicht-jodspeichernden Fernmetastasen insbesondere des Skeletts stellt sie die einzige Maßnahme mit Aussicht auf Erfolg dar. Es gilt die Regel, daß postoperativ nicht länger als 6 Monate mit dem Beginn einer solchen externen Bestrahlung gewartet werden sollte.

Da das medulläre C-Zellen-Karzinom einer Radiojodtherapie nicht zugängig ist, wird trotz nur geringer Strahlensensibilität postoperativ die Hochvolttherapie eingesetzt, insbesondere wenn ein Lymphknotenbefall vorhanden war.

Bei undifferenzierten (anaplastischen) Schilddrüsenkarzinomen ist in etwa der Hälfte der Fälle die Strahlenempfindlichkeit ausreichend, um mit guter Aussicht auf Erfolg einen postoperativ noch persistierenden Tumor durch die Hochvolttherapie zur Rückbildung zu bringen. Die Wahrscheinlichkeit, mit der ein solches Karzinom auf die Radiatio reagieren wird, ist nicht mit der histologischen Struktur korreliert. Wenn nach einer Herddosis von 2000—3000 rad noch keine Rückbildungstendenz eines persistierenden Tumors zu erkennen ist, sollte man diese Strahlentherapie unterbrechen, um nicht durch Zeitverlust und Beeinträchtigung des Allgemeinbefindens die erforderliche zytostatische Behandlung zu stören.

Sehr unterschiedlich und nicht vorausberechenbar ist die Strahlensensibilität der seltenen Sarkome, der verschiedenartigen und nicht klassifizierbaren Malignome sowie der Metastasen extrathyreoidaler Tumoren in der Schilddrüse. Da in diesen Fällen so gut wie nie Voraussetzungen für eine Radiojodbehandlung vorliegen, kommt stets postoperativ oder primär-palliativ die Hochvolttherapie unter den gleichen Gesichtspunkten wie bei den anaplastischen Schilddrüsenkarzinomen zum Einsatz.

10.3.4 Medikamentöse Therapie

Sie ergänzt operative und Bestrahlungsmaßnahmen und wird nur in sehr fortgeschrittenen Krankheitsfällen als Ultima ratio allein angewandt.

10.3.4.1 Schilddrüsenhormone

Sie sind in *allen* Fällen indiziert und haben zum Ziel, das thyreotrope Hormon als Mediator der Tumorentstehung und damit als pathogenetischen Faktor auszuschalten. Tierexperimentelle wie klinische Beobachtungen sprechen dafür, daß unter Umständen sowohl der Primärtumor als auch die Metastasen eines differenzierten Karzinoms unter der alleinigen Medikation von Schilddrüsenhormonen kleiner werden oder sogar verschwinden können. Ausnahmsweise traf das auch bei einem medullären Schilddrüsenkarzinom zu. Insgesamt kann man nach bisherigen Erfahrungen bei differenzierten Schilddrüsenkarzinomen in etwa der Hälfte der Fälle mit einer Rückbildung oder Verkleinerung des Tumors und seiner Metastasen unter der Verabreichung von Schilddrüsenhormonen rechnen. Sie ist zweifellos massiveren Maßnahmen, wie einer Hypophysektomie oder radiologischen Zerstörung der Hypophyse zwecks Ausschaltung des TSH, überlegen. Im Einzelfall läßt sich weder prognostisch noch retrospektiv in Erfahrung bringen, welchen Anteil an einem eventuellen Therapieerfolg die Hormonmedikation haben oder gehabt haben kann. So gut wie sicher hat sie zumindest einen lebensverlängernden Effekt von durchschnittlich 12 Monaten gegenüber nicht zusätzlich zu anderen Verfahren mit Schilddrüsenhormonen behandelten Krankenkontingenten. Eine besondere Bedeutung kommt ihr beim differenzierten Schilddrüsenkarzinom von Jugendlichen zu, weil man während des Wachstumsalter mit postoperativen Bestrahlungsmaßnahmen zurückhaltend ist.

Die Hormonbehandlung erfolgt als Dauermedikation mit L-Thyroxin oder einem Kombinationspräparat, nur kurzfristig kann man für die Dauer einer Radiojodtherapie und auch dann nur vorübergehend reines L-Trijodthyronin einsetzen. Die Dosierung sollte bis an die Grenze der Verträglichkeit gehen, die sich am klinischen Befund und am Befinden des Patienten orientiert. Die zur Kontrolle der hormonellen Einstellung erforderlichen speziellen in vitro-Parameter können und sollten durchaus in einem eher erhöhten Bereich liegen. Ob Schilddrüsenhormone über den Suppressionseffekt auf die TSH-Inkretion hinaus noch eine direkte Wirkung auf das Tumorgewebe ausüben, scheint möglich, ist aber unklar.

Therapie der Schilddrüsenmalignome 181

10.3.4.2 Zytostatika

Sie kommen als Mono- oder Polychemotherapie dann in Betracht, wenn

(1) alle übrigen Therapiemöglichkeiten erschöpft sind,
(2) der Patient erhebliche, durch den Tumor verursachte Beschwerden hat und
(3) eine Progredienz des Tumorleidens nachzuweisen ist.

Im Zweifelsfall muß die Erfahrung berücksichtigt werden, daß die vorangegangenen Behandlungsmaßnahmen unter Umständen erst nach einer relativ langen Latenzzeit zur Wirkung kommen und darüber hinaus sich das Wachstum mancher Schilddrüsenmalignome gegebenenfalls lange Zeit spontan selbst limitieren kann. Insofern und bei über etwa 70 Jahre alten Menschen wird man wegen der stets einsetzenden Markschädigung mit der Indikation zurückhaltend sein. Obgleich sich bei sinnvoller Kombination auch die üblichen Zytostatika bewährt hatten, sind seit wenigen Jahren bei etwa 30% von mit Bleomycin und Doxorubicin (einem Derivat des Daunomycins: Adriamycin, Adriblastin) behandelten Patienten signifikant längere Überlebenszeiten als bei in dieser Hinsicht unbehandelten Kranken erreicht worden. Am ehesten scheint sich Doxorubicin zu bewähren, bisher vorzugsweise stoßartig verabreicht bis zu einer Gesamtdosis von ca. 500 mg. Praktiziert bzw. versucht wird auch eine Kombinationsbehandlung von Doxorubicin mit Bleomycin sowie von Doxorubicin mit Vincristin und 5-Fluorouracil. Therapieverlauf und Dosierung werden begrenzt durch die stets einsetzende Markdepression wie auch bei Überschreitung der genannten Gesamtdosis durch eine erhebliche Kardiotoxität. Die Chemotherapie bleibt zunächst auf wenige Zentren beschränkt.

10.3.4.3 Zusätzliche Medikamente

Sie kommen allenfalls in Form von Streroidderivaten und Anabolika in Betracht. Prednison, Prednisolon und entsprechende Steroidabkömmlinge werden in Dosen bis 100 mg täglich und zeitlich begrenzt im Rahmen einer Strahlen- und Chemotherapie benötigt, um unerwünschte lokale und allgemeine Nebenwirkungen zu verhüten oder zu paralysieren (reaktive Schwellungszustände, Strahlen-Syndrom, hämatologische Komplikationen). Vorübergehend wirken sie auch allein und zusätzlich zur obligatorischen Medikation von Schilddrüsenhormonen tumorverkleinernd und wachstumshemmend. Je nach Situation und Dauer sowie Dosierung kombiniert man mit Anabolika, die ihrerseits in höheren Dosen bei Skelettmetastasen angebracht sind und die dadurch bedingten, häufig penetranten Schmerzen lindern können. (Zuweilen lohnt sich die operative Entfernung einer ungünstig lokalisierten oder solitären Skelettmetastase.)

10.3.5 Therapieerfolge und Überlebensraten

Behandlungserfolge sind deshalb schwer zu beurteilen, weil in erster Linie Faktoren dafür verantwortlich sind, die mit der nach den hier umrissenen Richtlinien gewählten Therapieform wenig oder gar nichts zu tun haben: Tumorstadium, Tumorhistologie, Lebensalter und Geschlecht. Ihr Einfluß ist so groß, daß man aufgrund derselben unabhängig vom therapeutischen Vorgehen im einzelnen zutreffende Prognosen stellen kann, die zwischen einer Lebenserwartung von einigen Monaten und einigen Jahrzehnten liegen.

Bei mehr oder weniger konsequentem und sinnvollem Einsatz sind die Überlebensraten erwartungsgemäß am besten bei jüngeren Patienten mit differenzierten Karzinomen ohne Metastasen: Von unter 40 Jahre alten Patienten leben 10 Jahre nach Behandlungsbeginn noch 80—100%, von über 60 Jahre alten Patienten mit gleichen Tumorstadien nur noch 20—30% (wobei natürlich deren altersbedingt ungleich kürzere Lebenserwartung zu berücksichtigen ist). Mit und ohne Metastasen bieten in dieser Gruppe die papillären Karzinome deutlich bessere Chancen als die follikulären Karzinome, welch letztere dafür eher einer Radiojodtherapie zugängig sind und im individuellen Fall besonders günstig einzustufen sind. Bei beiden Karzinomformen sind in jüngeren Lebensjahren die n-Jahres-Überlebensraten beim weiblichen Geschlecht durchwegs höher als beim männlichen. Kranke mit undifferenzierten Karzinomen und nichtepithelialen Tumoren haben indessen in Abhängigkeit vom Tumorstadium eine Überlebenszeit von kaum jemals länger als 5 Jahren, im Mittel 1 Jahr. Noch kürzere Überlebenszeiten sind für die fortgeschrittenen Tumorstadien ab T2N2M1 gegeben, bei denen sich denn auch kaum mehr nennenswerte Unterschiede zwischen differenzierten und undifferenzierten Karzinomen und den übrigen Tumortypen feststellen lassen. Für die Beurteilung des Einzelfalles ist bei der Erstellung eines Therapieplanes jedoch festzuhalten, daß trotz vermeintlich ungünstiger Ausgangssituation immer wieder einmal erstaunliche Erfolge mit langer Überlebensdauer zu erreichen sind. Insofern lohnt sich ein intensives Engagement bei der stets sehr individuell ausgerichteten Therapiewahl.

10.4 Der klinisch unverdächtige, aber szintigraphisch „kalte" Solitärknoten (Abb. 31)

Wegen der besonderen Problematik dieser relativ häufigen, aber selten malignen Kropfform sollen die für eine therapeutische Entscheidung wesentlichen Gesichtspunkte hier zusammenfassend dargelegt werden, obgleich sie in den einschlägigen Kapiteln mitbehandelt worden sind. Die Diagnose im oben angeführten Sinne setzt voraus, daß nur ein Knoten sicht- oder/und tastbar und auch nur dieser im Szintigramm einer ansonsten normal großen oder gering diffus vergrößerten Schilddrüse als Aktivitätsdefekt ausgespart ist und nach dem Tastbefund im Halsbereich bei Berücksichtigung der vorn erwähnten Kriterien kein Malignomverdacht besteht. Daß sich bei operativer oder pathologisch-anatomischer Kontrolle solcher Schilddrüsen in bis zu 30—40% weitere, kleinknotige Veränderungen finden, ist für das differentialtherapeutische Problem ohne Belang. Dieses hat vielmehr von folgenden Feststellungen auszugehen:

(1) Im für die Prognose entscheidenden Stadium einer möglichen Frühdiagnose manifestiert sich mehr als die Hälfte der wiederum zwei Drittel aller Schilddrüsenmalignome ausmachenden differenzierten Karzinome, das medulläre Karzinom noch häufiger, als Solitärknoten.

(2) Vor dem 20. und nach dem 60. Lebensjahr sind (allerdings in erheblich selektionierten Untersuchungskontingenten) Solitärknoten der Schilddrüse ungleich seltener als in den üblichen Lebensabschnitten, jedoch mit einer Frequenz von bis zu 30% maligne.

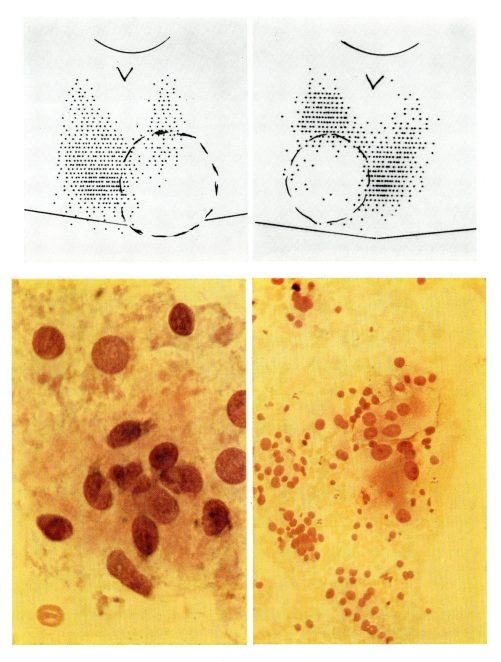

Thyreozyten in pseudosynzytialem Verband mit unauffälliger Chromatinstruktur bei weitgehender Isokaryose: Adenom, nicht malignomverdächtig

Neben unverdächtigen Thyreozyten auch megalozytäre Elemente mit weiten Zytoplasmasäumen, rauchgrauer Zytoplasmastruktur, entrundeten Kernen und polychromatischen Nukleolen, hochgradig unterschiedliche Kerndurchmesser: Karzinom (operiert und histologisch bestätigt als anaplastisches Karzinom)

Abb. 31. Typische szintigraphisch kalte Solitärknoten, die in jedem Fall eine Indikation zur Zytodiagnostik darstellen

(3) Andererseits liegt in jedem großen endokrinologischen, durch Zuweisung schon selektionierten Krankengut die Malignomfrequenz szintigraphisch „kalter" Solitärknoten bei 2 bis maximal 4%, in einem unausgewählten Krankengut wesentlich niedriger (ca. 0,4%), im zur Operation ausgewählten Krankengut deutlich höher bis zu 30%. Zweifellos repräsentieren 96% und mehr *aller* szintigraphisch „kalten" Solitärknoten adenomatös-regressive, zystische und entzündliche Veränderungen, von denen ein Teil zwar operiert werden könnte, nicht aber operiert werden muß und ca. 25—30% wegen entzündlicher Veränderungen nicht operiert werden dürften.

(4) Im Stadium eines Solitärknotens sind weder anamnestisch noch hinsichtlich des Beschwerdekomplexes oder des Tastbefundes sichere Unterschiede zwischen einer malignen und einer benignen Gewebsbeschaffenheit zu konstatieren.

In Anbetracht dieser Situation ergibt sich ein erheblicher Ermessensspielraum für die Beurteilung eines Einzelfalles, der selbst unter erfahrenen Schilddrüsentherapeuten von der Maxime, jeden szintigraphisch „kalten" Knoten zu operieren, bis zu der Entscheidung reicht, nur Schilddrüsenhormone oder nicht einmal diese zu verabreichen und abzuwarten (weil auch bei einer beginnenden und malignombedingten Progredienz des Befundes die Prognose nach Operation und gegebenenfalls Bestrahlung noch etwa die gleiche ist wie bei sofortigem und zu diesem Zeitpunkt mit einer Wahrscheinlichkeit von 96—98% überflüssigem Eingriff). Diese beiden extremen Konsequenzen aus der Sachlage lassen sich heute durch die Zytodiagnostik praktikabel und verantwortlich rationalisieren (Abb. 31). Bei genügend Erfahrung und kritischer Anwendung kann sie einen benignen Prozeß mit einer Wahrscheinlichkeit von 95 bis 98% belegen und damit die verläßliche Basis für eine entsprechende therapeutische Entscheidung abgeben, während ein auch nur verdächtiger oder sicher maligner (dann in 1 bis 2% der Fälle immer noch falsch positiver) Zytologiebefund die absolute Indikation zur Operation abgibt. Auch ohne diese Indikation indessen kann oder sollte man sich unabhängig vom Ergebnis der cytologischen Untersuchung auf ein operatives Vorgehen festlegen bei

— Kanzerophobie des Patienten
— im Wachstumsalter vorangegangener therapeutischer Strahlenapplikation auf die Halsregion
— Konsistenzvermehrung und Größenzunahme des Knotens innerhalb von Monaten unter der Medikation von Schilddrüsenhormonen und gegebenenfalls einem Steroidstoß
— Männern eher als bei Frauen
— vor dem 20. und nach dem 60. Lebensjahr eines Patienten eher als dazwischen.

Literatur zu Kap. 10: 2, 8, 9, 14, 15, 19, 21, 30, 31, 33, 41, 43, 47, 52, 53, 55, 58, 64, 68, 69, 76, 77, 84, 87, 89, 106, 112, 129, 134, 136, 142, 145, 155, 158, 159, 167, 168, 172, 174, 175, 184, 187, 188, 196, 198, 201, 202, 204, 209, 213, 218, 220, 226, 230, 231, 236, 239, 240.

11. Jodhaltige Medikamente, die nicht zur Schilddrüsentherapie benötigt werden, eine Jodstoffwechseldiagnostik jedoch noch für Wochen bis Monate nach ihrer Anwendung stören können

Amplivix	Jodglidine	Rheuma-Ex
Apondon	Jodturipol	Rulun
Astapect	(Alle weiteren Präparate	Stelabid
Asthma 6-Flüssig	mit Namensbeginn	Spongiosal
Asthmasol	„Jod-...")	Struma-Balsam
Azojod	Josicol	Strumasaar
Azovag	Ladival comp.	Strumasan
Diarent	Lamithyron	Strumase
Diathmalen	Laryngsan	Struma-stop
Dijodyl	Lebrojon	Strumeel
Dijozol	Lentinorm	Strumetten
Ekzemex	Macio-Asthmapulver	Strumex
Enterosediv	Mediment	Strumedical
Entero-Vioform	Mexaform S	Synmiol
Felsol	(Mexaform plus ist jodfrei)	Synthelix
Flaxedil	Mexase	Vesalium
Gono-Yatren	(Mexase plus ist jodfrei)	Vioform
Helojodan	Montigran	Viscosal
Hyperaemol	Neocazod	Yatren
Idexur	Neo-Inoton	
Iduridin	Neo-Quimbo	**Augentropfen:**
Ioprep	Neo-Sivalin	
Jobramag	Opacoron	Asthen-Idril
Jocapral	Priamide	Asthenopin
Jocid	Prolugol	Durajod
Jodex	Pruritol	Lentinorm
Jod-Calcium-Diuretin	Quimbosan	Senirakt
Jod-Calcium-POS	Resotren comp.	Solan
Jod-Campher	Respectol	Pherajod

Darüber hinaus wird eine Jodstoffwechseldiagnostik gestört durch alle zur Schilddrüsentherapie gebräuchlichen Präparate (s. Kap. 12), Kombinationspräparate mit antithyreoidalen Substanzen (z. B. Pitufren comp.) sowie durch jodhaltige Röntgenkontrastmittel zur Hohlraum- und Gefäßdarstellung für unterschiedlich lange Zeiten nach ihrer Inkorporation:

Angio- und Pyelographie 1—3 Wochen
Myelographie: Monate, PBI bis Jahre
Bronchographie: Monate, PBI bis Jahre
Cholezystographie: Monate, PBI bis Jahre (am längsten nach peroraler Applikation).

12. Für Untersuchung und Behandlung von Schilddrüsenkrankheiten geläufige deutsche Handelspräparate

1. Schilddrüsenhormone und D-Thyroxin:

   a) Glandula thyreoidea siccata:
      (0,1 g Substanz = 0,5 g frische Drüse = 10 IE (Meerschw.) = 0,2 mg Gesamtjod)

Thyreohorm (Hormon-Chemie)	Drg. à 0,05 g (5 E)
Thyreoid-Dispert (Kali-Chemie)	Tbl. à 0,05 g (5 E)
	Tbl. à 0,1 g (10 E)
	Tbl. à 0,3 g (10 E)
Thyreoidin „Merck"	Drg. à 0,1 g
Astrumin (Mack)	Tbl. à 0,015 g + 0,05 mg Jod

   b) L-Thyroxin:

Euthyrox	Tbl. à 0,1 mg
L-Thyroxin 50 „Henning"	Tbl. à 0,05 mg
L-Thyroxin 100 „Henning"	Tbl. à 0,1 mg
L-Thyroxin 150 „Henning"	Tbl. à 0,15 mg
Levothyroxin-Natrium (Glaxo)	Tbl. à 0,05 u. 0,1 mg

   c) L-Trijodthyronin:

Thybon (Hoechst)	Tbl. à 0,02 mg
Thybon forte (Hoechst)	Tbl. à 0,1 mg
Neothyron (Diwag)	Tbl. à 0,01 mg (+ 0,1 mg Reserpin + Barbiturat)

   d) Kombinationspräparate von L-Thyroxin + L-Trijodthyronin:

Novothyral (Merck)	Tbl. à 0,1 mg L-Thyroxin + 0,02 mg L-Trijodthyronin
Novothyral mite (Merck)	Tbl. à 0,025 mg L-Thyroxin + 0,005 mg L-Trijodthyronin
Thyroxin-T_3 „Henning"	Tbl. à 0,1 mg L-Thyroxin + 0,02 mg L-Trijodthyronin
Prothyrid (Henning)	Tbl. à 0,1 mg L-Thyroxin + 0,01 mg L-Trijodthyronin

   e) D-Thyroxin:

Dethyrona (Nadrol-Chemie)	Tbl. à 2 mg
Dynothel (Henning)	Tbl. à 2 mg

2. Anorganische Jodpräparate:

Lugol-Lösung	1 g J + 2 g KJ, Aqua dest. ad 100,0 ml (= 2,52% Jod)
Plummer-Lösung (Pharmakopoe internationalis)	5 g J + 10 g KJ, Aqua dest. ad 100,0 ml (= 12,6% Jod)
Destrumin (Dr. Herbrand)	Tbl. à 0,1 mg Jod
Jodid-Tbl. (Merck)	Tbl. à 0,05 mg Jod

3. Organische, nicht-hormonelle Jodpräparate:

Endojodin (Bayer)	Amp. à 2,0 ml Proloniumjodid (1,0 ml = 0,118 g Jod)
Jodetten (Dr. Winzer)	Tbl. à 0,05 mg Jod

4. Antithyreoidale Substanzen:
(Methylthiouracil sollte nicht mehr verwendet werden)

a) Methyl-Carbaethoxy-Mercaptoimidazol:

Carbimazol (Henning)	Tbl. à 10 mg
Neo-Thyreostat (Dr. Herbrand)	Tbl. à 10 mg
neo-morphazole (Nicholas)	Tbl. à 5 mg

b) Methylmercaptoimidazol:

Favistan (Asta)	Tbl. à 20 mg
	Amp. à 40 mg

c) Mercapto-Benzimidazol-Dimethylol:

Thyreocordon (Byk Gulden)	Tbl. à 25 mg

d) Propylthiouracil:

Propycil (Kali-Chemie)	Tbl. à 50 mg
Thyreostat II (Dr. Herbrand)	Tbl. à 25 mg

e) Perchlorate

Irenat (Tropon) — Natriumperchlorat	1 ml = 300 mg
Thyronorman (Südmedica) — Kaliumperchlorat	Tbl. à 60 mg
Anthyrinum (Nordmark) — Kaliumperchlorat	1 Kapsel = 200 mg (+ 0,12 mg Reserpin)

f) Lithium:

Quilonum (Dauelsberg)	Oblong-Tbl. à 536 mg Li-acetat (= 8,1 mval Li)

g) Lycopuspräparate:

Lycocyn (Dr. Madaus)	Tropfen
Thyreogutt (Schwabe)	Tropfen (Lycopusgehalt etwa 10fach höher als im Lycocyn)
	Tbl.

5. Nebenschilddrüsenpräparate:

   Dihydrotachysterol (AT 10) und sog. Kalzinosefaktor

AT 10 (Bayer)	Perlen à 0,5 mg
	0,1%ige ölige Lösung,
	1 ml = 1 mg

6. Vitamin D_3:

Vigorsan forte (Albert)	Tbl. à 5 mg = 200 000 IE
Vigantol (Merck)	ölige Lösung, 1 ml = 0,5 mg
	(30 Tropfen)
	1 Amp. = 15 mg
Vigantol 1000 (Merck)	Tbl. à 0,25 mg
Vigantol forte (Merck)	Tbl. à 5 mg
	Tropfkapsel à 10 oder 15 mg
	Amp. à 1,0 ml = 15 mg
D_3-Vicotrat forte (Heyl)	Tbl. à 5 mg
D_3-Vicotrat forte oleosum (Heyl)	Tropfkapseln à 10 mg
D_3-Vicotrat aquosum (Heyl)	1 ml = 15 mg
	Amp. à 15 mg
Vi De Hydrosol (Wander)	Amp. à 1,5 ml = 15 mg (i.v.)

7. Für Untersuchungszwecke:

   a) Thyreotropes Hormon (TSH):

Thyratrop (Ferring AB)	Trockenamp. à 10 IE
Thyreostimulin (Organon)	Trockenamp. à 30 IE

   b) Thyrotropin Releasing Hormone (TRH):

Relefact TRH (Hoechst)	Amp. à 0,2 mg
TRH 200/400 (Henning)	Amp. à 0,2 u. 0,4 mg

   c) L-Thyroxin (für Suppressionstest):

L-Thyroxin „Henning"	3 Tbl. à 1 mg

Literatur

1. Andersen, H. J.: Angeborener Hypothyreoidismus. Triangel **7**, 210 (1966).
2. Bansi, H. W.: Krankheiten der Schilddrüse. In: Handbuch Inn. Medizin VII/1. Teil, 457. Berlin-Göttingen-Heidelberg: Springer 1955.
3. Bansi, H. W.: Jod. Schilddrüsendiagnostik mit Radiojod. In: Künstliche radioaktive Isotope in Physiologie, Diagnostik und Therapie. Bd. 2, 576. Berlin-Göttingen-Heidelberg: Springer 1961.
4. Bansi, H. W., Hübner, E.: Die Messung der Achillessehnenreflexzeit als Routinetest in der Schilddrüsendiagnostik. Verh. dtsch. Ges. inn. Med. **72**, 440 (1967).
5. Bauer, F. K., Catz, B.: Radioactive iodine therapy for progressive malignant exophthalmos. Acta endocr. (Kbh.) **51**, 15 (1966).
6. Bastenie, P. A., Ermans, A. M.: Thyroiditis and thyroid function. Pergamon Press, Oxford-New York-Toronto-Sydney-Braunschweig 1972.
7. Bech, K., Lumholtz, B., Nerup, J., Thomsen, M., Platz, P., Ryder, L. P., Svejgaard, A., Siersboek-Nielsen, K., Hansen, J. H., Larsen, J. H.: HLA antigens in Graves' disease. Acta Endocr. (Kbh.) **86**, 510 (1977).
8. Benker, G., Hackenberg, K., Hoff, H. G., Seeber, S., Ebke, J., Windeck, R., Reinwein, D.: Zytostatische Kombinatiosbehandlung metastasierender Schilddrüsencarcinome mit Doxorubicin und Bleomycin. Dtsch. Med. Wschr. **102**, 1908 (1977).
9. Berchtold, R., Gretillat, P.-A., König, M. P., Pedrinis, E., Rösler, H.: Die Bedeutung des sogenannten kalten Knotens in der Kropfchirurgie. Schweiz. med. Wschr. **104**, 449 (1974).
10. Beyer, J., Happ, J., Kollmann, F., Menzel, H., Grabs, V., Althoff, P., Leonhardi, B.: Der TRH-Test bei Kindern mit Hyperthyreose, primärer und sekundärer Hypothyreose sowie klinisch euthyreoten Strumen. Dtsch. med. Wschr. **99**, 1901 (1974).
11. Blizzard, R. M., Hung, W., Chandler, R. W., Aceto, T., Kyle, M., Winship, T.: Hashimoto's thyroiditis. New Engl. J. Med. **267**, 1015 (1962).
12. Bluett, M. K., Reiter, E. D., Duckett, G. D., Root, A. W.: Simultaneous radioimmunoassay of Thyrotropin and thyroxine in human serum. Clin.
13. Börner, W.: Neue Trends in der nuklearmedizinischen Schilddrüsendiagnostik. Med. Welt (Stuttg.) **26**, 980 (1975).
14. Börner, W.: Methoden zur Diagnostik des Solitärknotens der Schilddrüse. Med. Welt **27**, 1611 (1976).
15. Börner, W., Emrich, D., Horster, F. A., Klein, E., Pfannenstiel, P., Reinwein, D.: Diagnostik und Therapie des Solitärknotens der Schilddrüse. Med. Welt (Stuttg.) **28**, 721 (1977).
16. Börner, W., Horster, F. A.: Schilddrüse — Nuklearmedizinische Diagnostik. Hoechst, 1968.
17. Boehm, T. M., Burman, K. D., Barnes, S., Wartofsky, L.: Synergism of lithium and Iodine in the treatment of thyrotoxicosis. Abstracts of the 59th Annual meeting of the endokrine society USA, 1977, No. 93.
18. Bois-Svensson, I., Einhorn, J., Wicklund, H.: Resin uptake of ^{131}I-labelled triiodothyronine after administration of iodine. Acta endocr. (Kbh.) **51**, 1 (1966).
19. Born, D., Fleischer, B.: Der kalte Schilddrüsenknoten. Dtsch. med. Wschr. **102**, 717 (1977).
20. Breuer, H., Hamel, D., Krüskemper, H. L. (Hrsg.): Methoden der Hormonbestimmung. Stuttgart: Thieme 1975.

21. Brown, L., Kantounis, S.: The thyroid nodule. Amer. J. Surg. **129**, 532 (1975).
22. Burrell, C. D., Fraser, R., Doniach, D.: The low toxicity of carbimazole. A survey of 1046 patients. Brit. Med. J. **1956 I**, 1453.
23. Burrow, G. N., Burke, W. R., Himmelhoch, J. M., Spencer, R. P., Hershman, J. M.: Effect of lithium on thyroid function. J. clin. Endocr. **32**, 647 (1971).
24. Burrow, G. N.: Hyperthyroidism during pregnancy. New Engl. J. Med. **298**, 150 (1978).
25. Cameron, M. P., O'Connor, M. (Eds.): Brain-thyroid-relationships. London: Churchill 1964.
26. Cassano, C., Andreoli, M. (Eds.): Current topics in thyroid research. New York-London: Academic 1965.
27. Crispell, K. R.: Current concepts in hypothyroidism. London: Pergamon 1963.
28. Croxson, M. S., Hall, T. D., Nicoloff, J. T.: Combination drug therapy for treatment of hyperthyroid Graves' Disease. J. Clin. Endocr. Metabolism **45**, 623 (1977).
29. Delange, F., Camus, M., Winkler, M., Dodion, J., Ermans, A.-M.: Serum thyrotrophin determination on day 5 of life as screening procedure for congenital hypothyroidism. Arch. Dis. Childhood **52**, 89 (1977).
30. De Groot, L. J., Stanbury, J. B.: The Thyroid and Its Diseases. 4th Edition. New York-London-Sydney-Toronto: Wiley 1975.
31. Dobyns, B. M., Sheline, G. E., Workman, J. B., Tompkins, E. A., McConahey, W. M., Becker, D. V.: Malignant and benign neoplasms of the thyroid in patients treated for hyperthyroidism: A report of the cooperative thyrotoxicosis therapy follow-up study. J. clin. Endocr. **38**, 976 (1974).
32. Dörner, E.: Grundlagen der Nuklearmedizin. Stuttgart: Thieme 1966.
33. Donahower, G. F., Schumacher, O. P., Hazard, J. B.: Medullary carcinoma of the thyroid — a cause of Cushings syndrome: Report of two cases. J. clin. Endocr. **28**, 1199 (1968).
34. Doniach, D., Florin-Christensen, A.: Autoimmunity in the pathogenesis of endocrine exophthalmos. Clin. Endocr. Metabol. **4**, 341 (1975).
35. Doniach, D., Hudson, R. V., Roitt, I. M.: Human auto-immune thyroiditis. Brit. med. J. **1960 I**, 365.
36. Droese, M., Kempken, K.: Die Feinnadelpunktion in der Schilddrüsendiagnostik. Med. Klin. **71**, 229 (1976).
37. Dussault, J. H., Morisette, J., Fiset, P., Laberge, E., Laberge, C.: Factors influencing results for thyroxine concentration in blood as measured in paper filter spots in a screening program for neonatal hypothyroidism. Clin. Chem. **22**, 1392 (1976).
38. Emrich, D., Bay, V., Freyschmidt, P., Hackenberg, K., Herrmann, J., v. z. Mühlen, A., Pickardt, C. R., Schneider, C., Scriba, P. C., Stubbe, P.: Therapie der Schilddrüsenüberfunktion. Dtsch. med. Wschr. **102**, 1261 (1977).
39. Emrich, D., von zur Mühlen, A.: Neue Befunde und Vorstellungen zur Pathogenese der Hyperthyreose. Arch. klin. Med. **213**, 237 (1967).
40. Emrich, D., Schulz, U., Hesch, R. D., von zur Mühlen, A., Breueln, H. P., Nowrousian, M. R., Kattermann, R., Luig, H.: Bedeutung und Treffsicherheit verschiedener Parameter der Schilddrüsenfunktion in der Praxis. Dtsch. med. Wschr. **98**, 2169 (1973).
41. Favus, M. J., Schneider, A. B., Stachura, M. E., Arnold, J. E., Yun Ryo, U., Pinsky, S. M., Colman, M., Arnold, M. J., Frohman, L. A.: Thyroid cancer occurring as a late consequence of head- and neck irradiation. New Engl. J. Med. **294**, 1019 (1976).
42. Fisher, D. A., Burrow, G. N.: Perinatal thyroid physiology and disease. Raven Press, New York 1975.
43. Franssila, K.: Value of histologic classification of thyroid cancer. Acta path. microbiol. scand. Suppl. 225 (1971).
44. Freyschmidt, P.: Schilddrüsenerkrankungen. Stuttgart: Thieme 1968.
45. Fuchsig, P.: Die Struma, weder ein internistisches noch ein chirurgisches, sondern ein ärztliches Problem. Chirurg **39**, 158 (1968).
46. Galvan, G., Maier, F.: Die Bestimmung der Achillessehnenreflexzeit. Med. Welt **28**, 1272 (1977).
47. Galvan, G., Pohl, G. B.: Feinnadelpunktion und zytologische Auswertung von 2523 kalten Strumaknoten. Dtsch. med. Wschr. **98**, 2107 (1973).

48. Garcia-Bulnes, G., Cervantes, C., Cerbon, M. A., Tudon, H., Argote, R. M., Parra, A.: Serum thyrotrophin triiodothyronine and thyroxine levels by radioimmunoassay during childhood and adolescence. Acta Endocr. (Kbh) **86,** 742 (1977).
49. Gauwerky, F.: Kritische Übersicht über die Behandlung mit künstlich radioaktiven Isotopen. In: Strahlenbiopsie, Strahlentherapie, Nuklearmedizin und Krebsforschung (Hrsg. H. R. Schinz, H. Holthusen, H. Langendorff, B. Rajewski u. G. Schubert). Stuttgart: Thieme 1959.
50. Gavin, L., Castle, J., McMahon, F., Martin, P., Hammond, M., Cavalieri, R. R.: Extrathyroidal conversion of thyroxine to 3,3',5'-triiodothyronine (reverse-T_3) and to 3,5,3'-triiodothyronine (T_3) in humans. J. clin. Endocr. **44,** 733 (1977).
51. Gerdes, H.: Was ist gesichert in der Therapie der Hyperthyreose? Internist **16,** 557 (1975).
52. Gershengorn, M. C., Izumi, M., Robbins, J.: Use of lithium as an adjunct to radioiodine therapy of thyroid carcinoma. J. clin. Endocr. **42,** 105 (1976).
53. Ghose, M. K., Genuth, S. M., Abellera, M., Friedman, S., Lidsky, I.: Functioning primary thyroid carcinoma and metastases producing hyperthyroidism. J. clin. Endocr. **33,** 639 (1971).
54. Glanzmann, Ch., Braun, K. P., Nilson, K., Horst, W.: Funktionsdiagnostik des Hypophysen-Schilddrüsensystems mit dem hypothalamischen Thyreotropin ausschüttenden Hormon (TRH) und dem Radiojod-Dreiphasenstudium. Klin. Wschr. **51,** 127 (1973).
55. Glanzmann, Ch., Horst, W., Lütolf, U. M.: Therapie und Prognose der Struma maligna. Erfahrungen bei 216 Patienten aus dem Zeitraum 1962—1976. Therapiewoche **27,** 59 (1977).
56. Goitre. Endemic goitre. Genf: Wld Hlth Org. 1960.
57. Goolden, A. W. G., Fraser, T. R.: Effect of pretreatment with carbimazole in patients with thyrotoxicosis subsequently treated with radioactive iodine. Brit. med. J. **1969 III,** 443.
58. Gottlieb, J. A., Hill jr., C. S.: Chemotherapy of thyroid cancer with adriamycin. New Engl. J. Med. **290,** 193 (1974).
59. Gould, G. R.: The relationship between thyroid hormones and cholesterol biosynthesis and turnover. In: Hormones and atherosclerosis, p. 75. New York: Academic Press 1959.
60. Greig, W. R., Gray, H. W., McDougall, I. R., Smith, J. F. B., Gillespie, F. C., Thomson, J. A., McGirr, E. M.: I^{125} Therapy for thyrotoxicosis: Results of treatment of 50 patients followed for at least 1 year after therapy. In: Further advances in thyroid research, Vol. 1, p 619 Ed. K. Fellinger u. R. Höfer, Wien. Med. Akad. (1971).
61. Grove jr., A. S.: Evaluation of exophthalmos. New Engl. J. Med. **292,** 1005 (1975).
62. Habermann, J., Heinze, H. G., Horn, K., Kantlehner, R., Marschner, I., Neumann, J., Scriba, P. C.: Alimentärer Jodmangel in der Bundesrepublik Deutschland. Dtsch. med. Wschr. **100,** 1937 (1975).
63. Hall, R., Werner, I., Holgate, H. (Hrsg.): Thyrotropin releasing hormone. Basel-München-Paris-London-New York-Sydney: Karger 1972.
64. Halnan, K. E.: Problems of thyroid cancer and its treatment by radioiodine. Nucl.-Med. (Stuttg.) **1,** 1 (1959).
65. Hamburger, J. I., Kadian, G., Rossin, H. W.: Delay in control of ^{131}I-treated thyrotoxicosis is avoidable. J. clin. Endocr. **28,** 721 (1968).
66. von Harnack, G.-A.: Die Schilddrüse und ihre Erkrankungen. In: Handbuch der Kinderheilkunde, Band I, 1. Teil, S. 216. Berlin-Heidelberg-New York: Springer 1971.
67. Hayles, A. B., Chaves-Carballo, E., McConahey, W. M.: The treatment of hyperthyroidism in children. Mayo Clin. Proc. **42,** 218 (1967).
68. Hedinger, Ch. (Ed.): Thyroid Cancer. UICC Monograph Series **12.** Berlin-Heidelberg-New York: Springer 1969.
69. Hedinger, Ch.: Klassifizierung der Schilddrüsentumoren. Schweiz. med. Wschr. **105,** 997 (1975).
70. Hehrmann, R., Schneider, C.: Der Radioimmunassay für Trijodthyronin und Thyroxin im Serum und seine Anwendung bei Hyperthyreosen. Radiologe **14,** 156 (1974).
71. Heilmann, H.-P., Schleusener, H.: Schilddrüsenerkrankungen. Berlin: Medicus 1968.

72. Heimann, P.: Atoxic and toxic goitre. Acta chir. scand. Suppl. 289, 1962.
73. Heimann, P., Martinson, J.: Surgical treatment of thyrotoxicosis: Results of 272 operations with special reference to preoperative treatment with antithyroid drugs and L-thyroxine. Brit. J. Surg **26**, 683 (1975).
74. Heimpel, H., Müller, W.: Die Immun-Thyreoiditis. Ergebn. inn. Med. Kinderheilk. **19**, 380 (1963).
75. Heinze, H. G., Bekebans, J., Frey, K. W., Pabst, H. W., Richter, J., Schwarz, K., Scriba, P. C.: Über die Schilddrüsenfunktion der endemischen Struma. Fortschr. Rö.-Strahlen **110**, 717 (1969).
76. Heinze, H. G., Pichlmair, H.: Diagnostik und Therapie der Struma maligna. Internist **13**, 148 (1972).
77. Heinze, H. G., Schineis, E.: Malignome der Schilddrüse. Behandlungsergebnisse bei 305 Patienten. Strahlentherapie **152**, 114 (1976).
78. Herrmann, J.: Neuere Aspekte in der Therapie der thyreotoxischen Krise. Dtsch. med. Wschr. **103**, 166 (1978).
79. Herrmann, J., Hilger, P., Rusche, H. J., Krüskemper, H.-L.: Plasmapherese in der Behandlung der thyreotoxischen Krise. Dtsch. med. Wschr. **99**, 888 (1974).
80. Herrmann, J., Krüskemper, H.-L.: Therapie der thyreotoxischen Krise. Dtsch. med. Wschr. **99**, 2466 (1974).
81. Hesch, R. D., Emrich, D., von zur Mühlen, A., Breuel, H. P.: Der Aussagewert der radioimmunologischen Bestimmung von Trijodthyronin und thyreotropem Hormon für die Schilddrüsendiagnostik in der Praxis. Dtsch. med. Wschr. **100**, 805 (1975).
82. Hillmann, G.: Biosynthese und Stoffwechselwirkungen der Schilddrüsenhormone. Stuttgart: Thieme 1961.
83. Höfer, R.: Die iatrogene Struma. In: Verh. 13. Symp. dtsch. Ges. Endokrinol. (Hrsg. E. Klein), S. 202. Berlin-Heidelberg-New York: Springer 1968.
84. Höfer, R.: Radiojodtherapie des Schilddrüsencarcinoms. Therapiewoche **27**, 53 (1977).
85. Höfer, R. (Ed.): Rational diagnosis of thyroid disease. H. Egermann, Wien 1977.
86. Höfer, R., Ogris, E.: Akropachie. In: 11. Symp. dtsch. Ges. Endokrinol. (Hrsg. E. Klein), S. 226. Berlin-Heidelberg-New York: Springer 1965.
87. Hoensch, H.: Das Karzinom der C-Zellen (parafollikulären Zellen) der Schilddrüse. Dtsch. med. Wschr. **96**, 126 (1971).
88. Hoffmann, G. (Hrsg.): Radioisotope in der Endokrinologie. Nucl.-Med. (Stuttg.), Suppl. 2, 1965.
89. Horst, W.: Radiojod in Diagnostik und Therapie der Schilddrüsenneoplasmen. In: Künstliche radioaktive Isotope in Physiologie, Diagnostik und Therapie (Hrsg. H. Schwiegk u. F. Turba), 2. Aufl. Berlin-Göttingen-Heidelberg: Springer 1961.
90. Horst, W., Ullerich, K.: Hypophysen-Schilddrüsenerkrankungen und endokrine Ophthalmopathie. Stuttgart: Enke 1958.
91. Horster, F. A.: Endokrine Ophthalmopathie. Berlin-Heidelberg-New York: Springer 1967.
92. Horster, F. A. (Hrsg.): Thyreotropin Releasing Hormone. Stuttgart-New York: Schattauer 1972.
93. Horster, F. A., Klein, E.: Untersuchungen der Schilddrüsenfunktion in vitro mit markiertem Trijodthyronin. Verh. dtsch. Ges. inn. Med. **69**, 393 (1963).
94. Horster, F. A., Klein, E.: Exophthalmus produzierender Faktor (EPF) und thyreoidaler Jodumsatz bei der endokrinen Ophthalmopathie. Acta endocr. (Kbh.) **46**, 95 (1964).
95. Horster, F. A., Klein, E.: Über den EPF-Gehalt im Serum endokriner Ophthalmopathien. Verh. 10. Symp. dtsch. Ges. Endokrinol., S. 126. Berlin-Göttingen-Heidelberg-New York: Springer 1964.
96. Horster, F. A., Klein, E.: Zur Pathogenese der endokrinen Ophthalmopathie. Verh. 11. Symp. dtsch. Ges. Endokrinol., S. 243. Berlin-Göttingen-Heidelberg-New York: Springer 1964.
97. Horster, F. A., Klein, E.: Parallel Bioassays of Thyrotropin (TSH) and Exophthalmos Producing Factor (EPF) in Hyperthyroid and Euthyroid Endocrine Ophthalmopathy.

In: Current Topics in Thyroid Research, p. 478. New York-London: Academic Press 1965.
98. Horster, F. A., Klein, E.: Influence of prednisone and D-thyroxine on TSH, LATS and EPF in the serum of euthyroid endocrine ophthalmopathy. V. Acta Endocrinol. Congress, Hamburg 1965, Abstr. 113.
99. Horster, F. A., Klein, E., Reinwein, D.: Der Einfluß einer Radiojodtherapie auf die endokrinen Augensymptome der Hyperthyreose. In: 12. Symp. dtsch. Ges. Endokrinol., S. 364. Berlin-Heidelberg-New York: Springer 1967.
100. Horster, F. A., Klein, E., Oberdisse, K., Reinwein, D.: Ergebnisse einer Behandlung von Hyperthyreosen mit antithyreoidalen Substanzen. Dtsch. med. Wschr. **90**, 377 (1965).
101. Horster, F. A., Klein, E., Renfer, E.: Zur Therapie der blanden Struma mit radioaktivem Jod. Verh. 14. Symp. dtsch. Ges. Endokrinol., S. 296. Berlin-Heidelberg-New York: Springer 1969.
102. Huber, P.: Der Therapieplan bei Zungengrundstrumen. Bruns Beitr. klin. Chir. **214**, 71 (1967).
103. Hüfner, M.: Metabolismus von D-Thyroxin und dessen Einflüsse auf die Schilddrüsenfunktion. Med. Klinik **73**, 48 (1978).
104. Hüffner, M., Munzinger, H., Papke, H., Barwich, D., Bahner, F., Schenk, P., Röhrer, D.: Prinzipien der Hormonsubstitution bei thyrektomierten Schilddrüsenpatienten. Radiologe **15**, 245 (1975).
105. Illig, R., Rodriguez, C., Roda, V.: Radioimmuologischer Nachweis von TSH in getrockneten Blutstropfen: Mögliche Screnning-Methode zur Entdeckung der Hypothyreose bei Neugeborenen. Schweiz. Med. Wschr. **106**, 1676 (1976).
106. Kagan, A. R., Nussbaum, H., Chan, P., Levin, R.: Thyroid carcinoma: Is postoperative external irradiation indicated? Oncology **29**, 40 (1974).
107. Kawa, A., Nakamura, S., Nakazawa, M., Sakaguchi, S., Kawabata, T., Maeda, Y., Kanehisa, T.: HLA-BW 35 and 85 in japanese patients with Graves' disease. Acta Endocr. (Kbh) **86**, 754 (1977).
108. Kinser, J., Rösler, H.: Die Radiojodbehandlung des toxischen Adenoms der Schilddrüse. Ther. Umsch. **30**, 717 (1973).
109. Kissel, P., Hartemann, P., Duc, M.: Les syndromes myo-thyroidiens. Paris: Masson 1965.
110. Klein, E.: Die Bestimmung kleinster Jodmengen im Blut. Biochem. Z. **322**, 388 (1952).
111. Klein, E.: Die medikamentöse Behandlung der Hyperthyreose. Internist **1**, 364 (1960).
112. Klein, E.: Die malignen Schilddrüsentumoren. Verh. dtsch. Ges. inn. Med. **66**, 336 (1960).
113. Klein, E.: Der endogene Jodhaushalt des Menschen und seine Störungen. Stuttgart: Thieme 1960.
114. Klein, E.: Der normale und pathologische Umsatz von Schilddrüsenhormonen in der Körperperipherie. Klin. Wschr. **40**, 3 (1962).
115. Klein, E.: Iatrogene Schilddrüsenkrankheiten. Internist **3**, 481 (1962).
116. Klein, E.: Schilddrüsenfunktion und Jodstoffwechsel. Internist **4**, 297 (1963).
117. Klein, E.: Die fraktionierte Radiojodtherapie der Hyperthyreose. Nucl.-Med. (Stuttg.) **3**, 251 (1963).
118. Klein, E.: Die thyreogenen Osteopathien. Dtsch. med. Wschr. **88**, 1087 (1963).
119. Klein, E.: Iatrogene Strumen. In: Verh. 9. Symp. dtsch. Ges. Endokrinol., S. 153, Berlin-Göttingen-Heidelberg: Springer 1963.
120. Klein, E.: Die Indikationen zu den verschiedenen Behandlungsverfahren der Hyperthyreose. Therapiewoche **14**, 1183 (1964).
121. Klein, E.: Umsatz und Stoffwechsel der Schilddrüsenhormone: In: Verh. 10. Symp. dtsch. Ges. Endokrinol., S. 14. Berlin-Göttingen-Heidelberg-New York: Springer 1964.
122. Klein, E. (Hrsg.): Schilddrüsenhormone und Körperperipherie. Regulation der Schilddrüsenfunktion. In: Verh. 10. Symp. dtsch. Ges. Endokrinol. Berlin-Göttingen-Heidelberg-New York: Springer 1964.
123. Klein, E.: Die Prophylaxe von Rezidivstrumen. Ther. d. Gegenw. **103**, 983 (1964).
124. Klein, E.: Strumen im Wachstumsalter. Internist **6**, 30 (1965).

125. Klein, E.: Inborn errors of iodine metabolism. V. Acta endocrinologica Congress, Hamburg 1965, S. III. Acta endocr. (Kbh.) Suppl. 100.
126. Klein, E.: Ergebnisse der Schilddrüsenfunktionsdiagnostik mit Radiojod bei Hyperthyreosen und endokrinen Ophthalmopathien. Nucl.-Med. (Stuttg.), Suppl. **2**, 261 (1965).
127. Klein, E.: Jodfehlverwertungen der Schilddrüse. Ärztl. Praxis **19**, 3105 u. 3121 (1967).
128. Klein, E.: Strumen durch angeborene Störungen der Jodverwertung. In: Verh. 13. Symp. dtsch. Ges. Endokrinol., S. 159. Berlin-Heidelberg-New York: Springer 1968.
129. Klein, E. (Hrsg.): Das Testosteron. Die Struma. Verh. 13. Symp. dtsch. Ges. für Endokrinol. Berlin-Heidelberg-New York: Springer 1968.
130. Klein, E.: Die konservative Behandlung der Schilddrüsenkrankheiten. Chirurg **39**, 149 (1968).
130 a. Klein, E. (Hrsg.): Die konservative Therapie der gutartigen Schilddrüsenkrankheiten. Stuttgart: Schattauer 1969.
131. Klein, E.: Die Langzeittherapie der Schilddrüsenkrankheiten. Ärztl. Praxis **20**, 4031 (1968).
132. Klein, E.: Die Wirkungsweise internistischer Behandlungsverfahren von Schilddrüsenerkrankungen. Verh. dtsch. Ges. inn. Med. **76**, 712 (1970).
133. Klein, E.: Die Schilddrüse und ihre Hormone in der Präpubertät und Pubertät. Symp. dtsch. Ges. Endocr. **16**, 175 (1970).
134. Klein, E., Heinze, H. G., Hoffmann, G., Reinwein, D., Schneider, C.: Therapie der Schilddrüsenmalignome. Dtsch. med. Wschr. **101**, 835 (1976).
135. Klein, E., Horster, F. A.: Die Behandlung der endokrinen Ophthalmopathie mit D-Thyroxin. In: Verh. 12. Symp. dtsch. Ges. Endokrinol., S. 368. Berlin-Heidelberg-New York: Springer 1967.
136. Klein, E., Kracht, J., Krüskemper, H.-L., Reinwein, D., Scriba, P. S.: Klassifikation der Schilddrüsenkrankheiten. Internist **15**, 181 (1974) u. Dtsch. med. Wschr. **98**, 2249 (1973).
137. Klein, E., Kracht, J., Krüskemper, H.-L., Reinwein, D., Scriba, P. C.: Praxis der Schilddrüsendiagnostik. Dtsch. med. Wschr. **98**, 2362 (1973).
138. Klein, E., Reinwein, D. (Hrsg.): Regulation of thyroid function. Stuttgart-New York: Schattauer 1976.
139. Klein, E., Zimmermann, H., Lins, H.: Die Schilddrüse bei der endokrinen Ophthalmopathie. Endokrinologie **39**, 44 (1960).
140. König, M. P.: Die kongenitale Hypothyreose und der endemische Kretinismus. Berlin-Heidelberg-New York: Springer 1968.
141. Kracht, J., Hachmeister, U.: Bildungsstätten von Thyreocalcitonin. In: Verh. 14. Symp. dtsch. Ges. Endokrinol. Berlin-Heidelberg-New York: Springer 1969.
142. Kracht, J.: C-Zellen und C-Zellengeschwülste. Verh. Dtsch. Ges. Path. **61**, 235 (1977).
143. Kutzim, H.: Diskrepanzen zwischen Radiojodtest und klinischem Befund. Nucl.-Med. (Stuttg.) Suppl. **2**, 141 (1965).
144. Kyle, L. H., Canary, J. J., Meyer, R. J., Pac, F. P.: Comparison of the metabolic effects of different thyroid preparations. J. clin. Endocr. **18**, 950 (1958).
145. Lamberg, B. A.: Treatment of thyroid carcinoma. Intern. Surg. 4524 (1966).
146. Lamberg, B. A.: Thyroid function tests. Acta endocr. (Kbh.) Suppl. **124**, 153 (1967).
147. Leclere, J., Robert, J., Bertrand, A., Hartemann, P.: Ultrasound in the diagnosis of thyroid diseases. In: Further advances in thyroid research, Vol. 2, p. 879 Ed. by K. Fellinger u. R. Höfer, Wien. Med. Akademie 1971.
148. Lehmann, W.: Krankheiten der Drüsen mit innerer Sekretion. In: Humangenetik III/1, 151 (Hrsg. P. E. Becker). Stuttgart: Thieme 1964.
149. Lewitus, Z., Lubin, E., Rechnic, J., Ben-Porath, M., Feige, Y., Laor, J.: Treatment of thyrotoxicosis with small doses of Iodine[125]. In: Further advances in thyroid research, Vol. 2, p. 643 Ed. by K. Fellinger u. R. Höfer, Wien. Med. Akad. 1971.
150. Lindsay, S., Dailfy, M. E., Friedlaender, J., Yee, G., Soley, M. H.: Chronic thyroiditis: A clinical and pathologic study of 354 patients. J. clin. Endocrinol. **12**, 1578 (1952).
151. Mäenpää, J., Hiekkala, H., Lamberg, B. A.: Childhood hyperthyroidism. Acta endocr. (Kbh.) **51**, 321 (1966).

152. Mahlstedt, J., Joseph, K., Graul, E. H.: Suppressintest der Schilddrüse nach einmaliger Gabe von 3 mg L-Thyroxin. Nucl. compact **3**, 4 (1972).
153. Malamos, B., Koutras, D. A., Marketos, S. G., Rigopoulos, G. A., Yataganas, X. A, Binopoulos, D., Seontouris, J.: Endemic goitre in Greece. J. clin. Endocr. **27**, 1372 (1967).
154. Majsky, A., Feix, C.: HLA Antigen and myxedema. Tissue Antigens **10**, 119 (1977).
155. Maxon, H. R., Thomas, S. R., Saenger, E. L., Buncher, C. R., Kereiakes, J. G.: Ionizing irradiation and the induction of clinically significant disease in the human thyroid gland. Am. J. Med. **63**, 967 (1977).
156. McKenzie, J. M., Williamson, A.: Experience with the bio-assay of the long acting thyroid stimulator. J. clin. Endocr. **26**, 518 (1966).
157. Meng, W.: Schilddrüsenerkrankungen. Stuttgart: Fischer 1974.
158. Meissner, W. A., Warren, S.: Tumors of the thyroid gland. Atlas of Tumor pathology, second series, Fasc. 4. Armed Forces Institute of pathology. Washington D. C., 1969.
159. Melvin, K. E. W.: The paraneoplastic syndromes associated with carcinoma of the thyroid gland. Ann. New York Acad. Sci. **230**, 378 (1974).
160. Mestman, J. H., Manning, P. R., Hodgman, J.: Hyperthyroidism and pregnancy. Arch. intern. Med. **134**, 434 (1974).
161. Meyer, K.: Reflexmessungen bei Schilddrüsenkranken als diagnostische Methode für die Praxis. Therapiewoche **18**, 985 (1968).
162. Miyai, K., Oura, T.: Thyrotropin determination as a screening test for neonatal hypothyroidism. New Engl. J. Med. **294**, 904 (1976).
163. Mohr, W., Merkle, P.: Die Amyloidstruma. Med. Welt **28**, 783 (1977).
164. von zur Mühlen, A., Hesch, R. D., Köbberling, J.: Neuere Aspekte in der Schilddrüsendiagnostik. Dtsch. med. Wschr. **99**, 1504 (1974).
165. Müller, W., Uthgenannt, H., Weinreich, J.: Vergleichende Untersuchungen über verschiedene Methoden zum Nachweis von Schilddrüsenantikörpern. Ärztl. Labor. **11**, 61 (1965).
166. Müller, W., Schemmel, K, Uthgenannt, H., Weissbecker, L.: Die Behandlung des malignen Exophthalmus durch totale Thyreoidektomie. Dtsch. med. Wschr. **92**, 2103 (1967).
167. Mulder, H., Su, C. A. P. F.: Diagnostik des medullären Schilddrüsencarcinoms. Dtsch. med. Wschr. **102**, 479 (1977).
168. Neracher, H., Hedinger, Chr.: Klassifizierung der Schilddrüsenmalignome nach der Nomenklatur der WHO 1974. Schweiz. med. Wschr. **105**, 1000 (1975).
169. Neumann, K.: Die Morphokinetik der Schilddrüse. Stuttgart: Fischer 1963.
170. Oberdisse, K.: Die Hyperthyreose. Verh. dtsch. Ges. inn. Med. **66**, 56 (1966).
171. Oberdisse, K., Klein, E. (Hrsg.): Fortschritte der Schilddrüsenforschung. Stuttgart: Thieme 1962.
172. Oberdisse, K., Klein, E.: Die Krankheiten der Schilddrüse. Stuttgart: Thieme 1967.
173. Oeser, H., Billion, H., Kühne, P.: Die Behandlung der Hyperthyreose mit Radiojod. In: Radioaktive Isotope in Physiologie, Diagnostik und Therapie. II, 950. Berlin-Göttingen-Heidelberg: Springer 1961.
174. Pabst, H. W., Frey, K. W., Strohm, C., Heinze, H. G.: Ergebnisse der Radiojodtherapie bei malignen Schilddrüsentumoren mit besonderer Berücksichtigung der Hormonbehandlung. Verh. dtsch. Ges. inn. Med. **70**, 908 (1964).
175. Parker, L. N., Belsky, J. L., Yamamoto, T., Kawamoto, S., Keehn, R. J.: Thyroid carcinoma after exposure to atomic radiation. Ann. Int. Med. **80**, 600 (1974).
176. Persson, P. S.: Cytodiagnosis of thyroiditis. Acta med. scand. Suppl. 483 (1967).
177. Pfannenstiel, P.: Nuklearmedizinische Schilddrüsendiagnostik. Med. Welt **25**, 1476 (1974).
178. Pfannenstiel, P., Pixberg, H. U.: Erweiterte ^{131}J-Diagnostik von Störungen im Schilddrüsenreglerkreis durch Belastung mit TRH. Münch. med. Wschr. **115**, 495 (1973).
179. Pickardt, C. R., Bauer, M., Horn, K., Kubiszek, T., Scriba, P.-C.: Vorteile der direkten Bestimmung des Thyroxin-bindenden Globulins (TBG) in der Schilddrüsenfunktionsdiagnostik. Internist **18**, 538 (1977).

180. Pickardt, C. R., Boergen, K. P., Heinze, H. G.: Endokrine Ophthalmopathie. Internist **15**, 497 (1974).
181. Pickardt, C. R., Geiger, W., Fahlbusch, R., Scriba, P. C.: Stimulation der TSH-Sekretion durch TRF-Belastung bei hypothalamischen und hypophysären Krankheitsbildern. Klin. Wschr. **50**, 42 (1972).
182. Pickardt, C. R., Horn, K., Scriba, P. C.: Moderne Aspekte der Schilddrüsenfunktionsdiagnostik. Internist **13**, 133 (1972).
183. Pittman, J. A.: Diagnosis and treatment of thyroid diseases. Philadelphia: Davis 1963.
184. Pitt-Rivers, R. (Hrsg.): Advances in thyroid research. Oxford: Pergamon 1961.
185. Pitt-Rivers, R., Tata, J. R.: The thyroid hormones. London: Pergamon 1959.
186. Podoba, J., Langer, P. (Hrsg.): Naturally occuring goitrogens and thyroid function. Bratislava: Slovac. Acad. of Sci. 1964.
187. Psarras, A., Papadopoulos, S. N., Livadas, D., Pharmakiotis, A. D., Koutras, D. A.: The single thyroid nodule. Brit. J. Surg. **59**, 545 (1972).
188. Raith, L., Locher, D., Engelhardt, D., Karl, H. J.: Thyreotoxische Krise bei Schilddrüsenmalignom. Internist **11**, 146 (1970).
189. Reinlein, J. M. A., Berastegui, V. N.: Thyreoiditis und Autoimmunmechanismen. Münch. med. Wschr. **109**, 829 (1967).
190. Reinwein, D., Horster, F. A., Klein, E., Oberdisse, K.: Ergebnisse einer Radiojodtherapie der Hyperthyreose mit und ohne Intervalltherapie. Dtsch. med. Wschr. **93**, 2314 (1968).
191. Reinwein, D., Miss, H., Horster, A., Berger, H., Klein, E., Oberdisse, K.: Kontrolluntersuchungen bei Hyperthyreosen 2 bis 11 Jahre nach Abschluß einer fraktionierten Radiojodtherapie. Dtsch. med. Wschr. **93**, 2416 (1968).
192. Reinwein, D., Schaps, D., Berger, H., Haclenberg, K., Horster, F. H., Klein, E., v. z. Mühlen, A., Wendt, R. U., Wildmeister, W.: Hypothyreoserisiko nach fraktionierter Radiojodtherapie. Dtsch. med. Wschr. **98**, 1789 (1973).
193. Riccabona, G.: Die endemische Struma. München-Berlin-Wien: Urban & Schwarzenberg 1972.
194. Riccabona, G., Zechmann, W., Fill, H.: Cytostatic drug therapy of thyroid cander. In: Thyroid Research, ed. J. Robbins and L. E. Bravermann, Excerpta Medica, Amsterdam-Oxford 1976, p. 583.
195. Ridgway, E. C., Maloof, F., Federman, D. D.: Rationale Therapie der Schilddrüsenunterfunktion. Internist **18**, 221 (1977).
196. Röher, H. D., Nievergelt, R., Wahl, R.: Zur Behandlung bösartiger Schilddrüsentumoren. Münchn. Med. Wschr. **119**, 603 (1977).
197. Robbins, J., Braverman, L. E. (Hrsg.): Thyroid Research. Amsterdam-Oxford: Excerpta medica u. New York: American Elsevier 1976.
198. Rösler, H.: Radiojodbehandlung bei Morbus Basedow. Schweiz. med. Wschr. **106**, 1215 (1976).
199. Roitt, I. M., Doniach, D.: Thyroid auto-immunity. Brit. med. Bull. **16**, 152 (1960).
200. Säterborg, N. E., Finhorn, J.: Fractionated ^{131}I therapy in large toxic goitres. Acta endocr. (Kbh.) **51**, 7 (1966).
201. Schacht, U., Mannfeld, U.: Über scintigraphisch kalte Knoten und die maligne Struma. Dtsch. med. Wschr. **95**, 1521 (1970).
202. Schleusener, H., Weinheimer, B. (Hrsg.): Schilddrüse 1973. Stuttgart: Thieme 1974.
203. Schneider, C.: Behandlung der Thyreotoxikose mit ^{131}Radiojod. Strahlentherapie **127**, 65 (1965).
204. Schreml, W.: Derzeitiger Stand der zytostatischen Therapie des Schilddrüsencarcinoms. Therapiewoche **27**, 75 (1977).
205. Scriba, P. C., Kracht, J., Klein, E.: Endemische Struma-Jodsalzprophylaxe. Dtsch. med. Wschr. **100**, 1350 (1975).
206. Seif, F. J., Heni, F.: Zur Pathogenese des Morbus Basedow. Med. Welt **28**, 509 (1977).
207. Shulman, R., Rose, N. R., Witebsky, E.: The antibody molecule in chronic nonspecific thyroiditis. J. lab. clin. Med. **55**, 733 (1960).
208. Skillern, P. G., Nelson, H. E., Crilf, G.: Some new observations on subacute thyroiditis. J. clin. Endocr. **16**, 1422 (1956).

209. Smejkal, V., Smejkalova, E., Schulz, F.: Über die Bedeutung der cytologischen Untersuchung für die Diagnostik der Schilddrüsenmalignome. Endokrinologie **65**, 348 (1975).
210. Smith, R. N., Wilson, G. M.: Clinical trial of different doses of ^{131}I in treatment of thyrotoxicosis. Brit. med. J. **1967 I**, 139.
211. Solomon, D. H., Chopra, I. J., Chopra, U., Smith, F. J.: Identification of subgroups of euthyroid Graves's ophthalmopathy. New Engl. J. Med. **296**, 181 (1977).
212. Staub, J. J.: Der TRH-Test. Seine Bedeutung für die Praxis. Schweiz. Rundsch. Med. **66**, 33 (1977).
213. Staunton, M. D., Greening, W. P.: Clinical diagnosis of thyroid cancer. Brit. med. J. **1973 IV**, 532.
214. Stewart, R. D. H., Murray, I. P. C.: An evaluation of the perchlorate discharge test. J. clin. Endocr. **26**, 1050 (1966).
215. Studer, H.: Der TSH-Reservetest mit Carbimazol. Helv. med. Acta **29**, 275 (1962).
216. Studer, H., Greer, M. A.: Die Regulation der Schilddrüsenfunktion bei Jodmangel. Bern: Huber 1966.
217. Suzuki, H., Higuchi, T., Sawa, K., Ohtaki, S., Horiuchi, Y.: Endemic coast goitre in Hokkaido, Japan. Acta endocr. (Kbh.) **50**, 161 (1965).
218. Thalmann, A.: Die Häufigkeit der Struma maligna am Berner Pathologischen Institut 1910—1950 und ihre Beziehungen zur Jodprophylaxe des endemischen Kropfes. Schweiz. Med. Wschr. **84**, 473 (1954).
219. Thijs, L. G., Stroes, W.: Diagnostic ultrasound in clinical thyroid investigation. J. Clin. Endocr. Metabol. **32**, 709 (1971).
220. Trotter, W. R.: Disease of the Thyroid. Oxford: Blackwell 1962.
221. Turner, J. G., Brownlie, B. E. W., Rogers, T. G. H.: Lithium as an adjunct to radioiodine therapy for thyrotoxicosis. Lancet **1976 I**, 614.
222. Uthgenannt, H., Müller, W.: Die Laboratoriumsdiagnostik der Thyreoiditis. Dtsch. med. Wschr. **93**, 655 (1968).
223. Vail, D.: The treatment of postthyrotoxic exophthalmos. Amer. J. Ophthal. **52**, 145 (1961).
224. Volpe, R., Row, V. V., Webster, B. R., Johnston, M. W., Ezrin, C.: Studies of iodine metabolism in Hashimoto's Thyroiditis. J. clin. Endocr. **25**, 593 (1965).
225. Vought, R. L., London, W. T., Stebbing, G. E. T.: Endemic goitre in Northern Virginia. J. clin. Endocr. **27**, 1281 (1967).
226. Wahl, R., Nievergelt, J., Röher, H. D., Oellers, B.: Radikale Thyreoidektomie wegen maligner Schilddrüsentumoren. Dtsch. med. Wschr. **102**, 13 (1977).
227. Wayne, E. J., Koutras, D. A., Alexander, W. D.: Clinical Aspects of Iodine Metabolism. Oxford: Blackwell 1964.
228. Wende, S., Aulich, A., Lange, S., Lanksch, W., Schmitt, E. J.: Computerized Tomography in Diseases of the Orbita Region. In: Cranial Computerized Tomography (Ed. W. Lanksch and E. Kazner), S. 207. Berlin-Heidelberg-New York: Springer 1976.
229. Wenzel, K. W., Meinhold, H., Schleusener, H., Botsch, H.: Verbesserte Beurteilungskriterien des autonomen Adenoms der Schilddrüse: Trijodthyroninkonzentration im Serum, funktionelle Definition durch den TRH-Test. Dtsch. med. Wschr. **99**, 1465 (1974).
230. Werner, S. C. (Hrsg.): Thyrotropin. Springfield, USA: Thomas 1963.
231. Werner, S. C., Ingbar, S. H. (Hrsg.): The Thyroid. 3rd Edition. New York-Evanston-San Francisco-London: Harper and Row 1971.
232. West, C. D., Chavre, V. J., Wolff, M.: A simple method for estimating serum thyroxine concentration in thyroid disease and iodine treated patients. J. clin. Endocr. **26**, 986 (1966).
233. Westgren, U., Melander, A., Ingemansson, S., Burger, A., Tibblin, S., Wählin, E.: Secretion of thyroxine, 3,5,3'-triiodothyronine and 3,3',5'-triiodothyronine in euthyroid man. Acta endocr. (Kbh.) **84**, 281 (1977).
234. Wildmeister, W.: TRH. Stuttgart-New York: Schattauer 1976.
235. Wildmeister, W.: Zytodiagnostik der Schilddrüse. Stuttgart-New York: Schattauer 1977.
236. Zum Winkel, K.: Die externe Strahlenbehandlung der Struma maligna. Verh. dtsch. Ges. inn. Med. **70**, 879 (1964).

237. Woolner, L. B., McConahey, W. M., Beahrs, O. H.: Struma lymphomastosa (Hashimoto's thyroiditis) and releated thyroid disorders. J. clin. Endocr. **19,** 53 (1959).
238. Ziegler, R.: Calcitonin. Stuttgart: Thieme 1974.
239. Ziegler, R.: Klinik des medullären Schilddrüsencarcinoms. Therapiewoche **27,** 34 (1977).
240. Zukschwerdt, L., Bay, V., Franke, H. D., Montz, R., Schneider, C.: Die maligne Struma. Chirurg **39,** 163 (1968).

Sachverzeichnis

Abortneigung 14
Achillessehnen-Reflexzeit 40, 62
Achlorhydrie 61
Adenom, autonomes 84, 97, 98
—, dekompensiertes 95
—, toxisches 97
Adipositas, präpuberale 57
Adrenolytika 9
Akklimatisationsfähigkeit 100
Akromegalie 14
Akropachie 79
Amyloidose 166
Anabolika 182
Anabolikum 69
Anämie, perniziöse 15, 61
Anger-Kamera 21
Angiographie 21
Anorexia mentalis 14
—, nervalis 62
Antikörper, autoaggressiv-destruktive 161
Aplasie 45
Arrhythmie 31
Arteriosklerose 66
AT-10 83
ATP 4
ATP-Synthese 8
Augenmuskelparesen 30, 73
Augenphänomene 90
Autoaggression 159
Autoantikörper 29
Autoimmunthyreoiditis 151
—, lymphomatöse 159
Autonomie 149

Basedowifizierung 99, 140
BEI 6, 31, 32
Bestimmung, radioimmunologische 32
β-Rezeptorenblocker 102
Bindungskapazität 6
Bleomycin 182
Blutjod, anorganisches 32
Bohrloch-Kristall 18
Brachyzephalie 50
Bronchographie 43

Carbimazol 112, 113, 117
Chemosis 73

Cholecystographie 43
Chondrodystrophie 54
Coma basedowicum 121
Computer-Tomografie 79
Cortison 69
Curie 17
Cushing-Syndrom 15
C-Zellen-Karzinom 168, 170

Dalrymple-Phänomen 73
D-Analoge 44
Dauermedikation von Schilddrüsen-
   hormonen 135
Dauersubstitution 64, 66
Dejodase 16
Dejodasedefekt 52
Dejodierung 7, 11
Dekarboxillierung 7
Dekompression der Orbita 81, 82
Depletionstest 37
de Quervain-Thyreoiditis 151
Dermographismus 91
Dermopathie 12
—, endokrine 73, 79, 83
Desaminierung 7
Diabetes mellitus 15, 61
Digitalisempfindlichkeit 68
Digitalisierung 102
Dijodthyronin 4
Dijodtyrosin (DJT) 4, 7
Dosimetrie 179
Doxorubicin 182
D-Thyroxin 44, 67, 81, 82
Ductus thyreoglossus 1, 147, 169
Dyshormongenese 47
Dysplasie 45
Dyspnoe 21, 132
Dysproteinämie 14
Dystrophia adiposogenitalis 54

Einflüsse, medikamentöse 42
Einflußstauung 132
Eiweißhaushalt 9
Emeiozytose 11
Entwicklungsstörung 9, 47
EPF 39

Sachverzeichnis

Epiphysendysgenesie 47
Epiphysenfugen 47, 57
ETR 33
Exazerbation 118
Exophthalmus produzierender Faktor (EPF) 12
Extrasystolen 31

Feinnadelpunktion 25, 29, 62, 131
Fettstoffwechsel 9
Finger(spitzen)tremor 90
Follikel 2
Funktionsdiagnostik 29

Ganzkörperszintigraphie 22
Gesichtsödeme 60
Glanzaugen 30
Globusgefühl 129
Glucoron-Konjugat 7
Glukokortikoide 44
Gluthation 40
Glykoproteid 4
Goitrin 127
Gonaden 9
Gonadenentwicklung 57
Graefe-Phänomen 30
Grundumsatz 13, 90
Grundumsatz im engeren Sinne 39
Grundumsatzbestimmung 39
Grundumsatzerniedrigung 62

Hämagglutination 29, 160
Hämangioendotheliom 169
Hämoperfusionen 124
Händezittern 91
Halbwertzeit 6
Halsstruma 130
Handwurzel 57
Hepatitis 14
Hepatose, anikterische 102
Hertel-Wert 77
Herzinfarkt 66
Herzrhythmusstörung 136
HLA 157
Hochvoltbestrahlung 106, 180
Hochvolttherapie 180
Höhenlage 100
Hörstörungen 55
Hormon, thyreotropes (TSH) 2, 5
Hormonanaloge 8
Hormonantagonisten 8
Hormoninkreation 2, 5
Hormonjod 31
Hormonphase 35
Hormontransport 53

Hormonsynthese 2
Hormonumsatz 6
Hormonvorläufer 4
Hormonvorrat 5
Horner-Symptomenkomplex 171
HVL 10
Hydantoine 44
Hydrocortison 69
Hydroxyprolin 40
Hyperaktivierung 99
Hypercholesterinämie 61, 62
Hyperthyreoid 93
Hyperthyreose 34
—, passagere 156
—, persistierende 108
Hyperthyreoseform 96
Hyperthyreoseformen 97
Hyperthyreosen 84
Hyperthyreoisis factitia 43, 98, 99, 121, 140
Hypertonie 91
Hypometabolismus 61
—, essentieller 62, 71
—, extrathyreoidaler 14, 71
Hypoparathyreoidismus, passagerer 145
—, postoperativer 144, 178
Hypopharynx 1
Hypophyse 10
Hypophysenvorderlappenadenom 85
Hypoplasie 45
Hypothalamus 11
Hypothalamushormon (TRH) 2
Hypothermie 59
Hypothyreose 35, 54
—, passagere 153
Hypothyreosen 45, 59
—, erworbene 57

Immunglobuline, stimulierende 161
Immunkompetente Zellen 159
Immunpathogenese 86
Immunprozeß 62
Immunsuppression 164
Immunthyreoiditis 25, 29, 37, 69, 163
Immuntoleranz 159
Initialtherapie 117
Insuffizienz, metabolische 71
Inter-α-Fraktion 5

Jod 2, 16
—, radioaktives 16
^{123}J 17
^{125}J 17
^{127}J 16
^{131}J 17
^{132}J 17
Jodaufnahme 3
—, absolute 37

Jodbedarf 16
Jod-Clearance 37
Jodfehlverwertung 34, 37, 45, 51, 161
Jodid 2
Jodid-Clearance 3
Jodidphase 35
Jodid-Pool 16
Jodidtransport 3
Jodination 3
Jodinationsdefekt 51
Jodisation 4
Jodisationsdefekt 37, 52, 161
Jodmangel 126
Jodprophylaxe 150
Jodreservoir 5
Jodsalzprophylaxe 127
Jodtherapie 123
Jodthiouracil 114
Jodthyreoglobulin 2, 4, 5
Jodumsatz 2
Jodvorbehandlung 93
Juvenilenhypothyreose 58
Juvenilen-Struma 30
Juvenilen-Strumen 142

Kaliumperchlorat 37
Kaliumthiozynat 37
Kalzium 69
Kanzerophobie 184
Karzinogenese 17
Karzinom, follikuläres 169
—, okkultes 170
Karzinome, differenzierte 169
Katabolismus 88
Katecholamine 9
Kehlkopfspiegelung 21
Klima 100
Kneipp-Kuren 100
Knochenalter 57
Knochenkerne 50
Knoten, heiße 149
—, kalte 149
—, warme 148
Kobalt 44
Körperchen, ultimobranchiale 12
Kohlenhydrathaushalt 9
Kolloid 2
Kolloidstruma 19
Koma, hypothyreotes 70
—, myxoedematöses 59
Kombinationspräparat 55, 67, 107
Komplementbindungsreaktion 29
Kondensation 4
Konjugat 7
Konversionsrat 37
Koppelung 4
Koppelungsdefekt 52

Krankheiten, extrathyreoidale 13
Kreatinintoleranz 40
Kreislaufregulationsstörung 31
Kreislaufversagen 122
Kretinismus 9, 45, 47, 51
—, kropfiger 51
Krise, hyperthyreote 121, 122
—, thyreotoxische 121
Kropf 19, 126
Kropfendemien 150
Kropfherz 129
Kropfnoxe 150
Kropfprophylaxe 127

Labilität, vegetative 91
Lagophthalmus 77
Langzeittherapie 118
LATS 12, 29, 39, 86
Leberschutzbehandlung 102
Leitsymptome 90
Lidödeme 30, 73
Lidschwellungen 73
Lithium 44, 69
Lobus pyramidalis 2, 147
Lokalisationsdiagnostik 19
L-Thyroxin 1, 64, 67
L-Trijodthyronin 1
Lugol-Lösung 55
Lycopusextrakte 44, 118
Lymphgefäße 2
Lymphknoten 2
Lymphknotenschwellungen 19
Lymphographie 43
Lymphozytose 86

Magersucht 14
Malignomkriterien 29
Mangelernährung 14
Menarche 53
Mercaptoimidazol 44
Metaboliten 7
Metastasen 172
Methylthiouracil 113
Microcurie 17
Millicurie 17
Minderwuchs 9, 54
MJT 7
Mongolismus 15, 54
Monojodtyrosin (MJT) 4
Morbus Addison 15, 84
Morphokinese 2
Multienzymsystem 8
Myasthenia gravis 15
Myotonia dystrophica 61
Myxödem 57
—, kongenitales 47
—, prätibiales 73, 83

Myxödeme, praetibiale 78
Myxödem-Herz 60

NBEI 32
NBEI-Syndrom 53, 161
Nebennieren 9
Nebenniereninsuffizienz 62
Nebenschilddrüsen 2, 144
Nebenwirkungen 115
Nephrosen 14
Neugeborenenstruma 54, 135
Niedervoltage 31
Nn. laryngei recurrentes 2

Oberlidretraktion 73
Obstipation 60
Östrogenmedikation 13
Ophthalmopathie 12
—, endokrine 30, 73
Orbitaspitzenbestrahlung 81
Ossifikation 9
Osteoporose 60, 69, 102
Ovarialstruma 142

Para-Basedow 93
Parästhesie 60
PBI 31, 32
PB^{131}I 37
Pendred-Syndrom 52
Perchlorat 117
Perchlorate 4, 114
Peritonealdialyse 124
Peroxidasesystem 4
Pertechnetat 21
Phosphorylierung, oxidative 5, 8
Pinozytose 4, 5
Plattwirbel 50
Plummerung 93, 107
Pneumoradiographie 21
Präalbumin, hyroxin bindendes (TBPA) 6
Prednisolon 68
Prednison 68
Probeexzision 25
Progoitrin 127
Prophylaxe der Rezidivstruma 143
Propylthiouracil 117
Proteasemangel 52
Proteinbindung, kompetitive 32
Proteine, jodhaltige 34
Proteolyse 11
Protrusio bulbi 73
Pseudohyperthyreose 93
Pubertät 53
Pubertas tarda 57

Radiatio, retrobulbäre 81
Radioaktivität 17

Radiojod 16
Radiojod-Stoffwechselstudium 35
Radiojodtherapie 103, 108, 137, 147, 179
—, fraktionierte 11
Rebound(Rückstoß)-Phänomen 42
Reflexsteigerung 91
Regulation 10
Regulationsdiagnostik 38
Rekurrensparese 19, 132, 142, 171
Remission 119
Reserpin 44, 101
Reserve-T_3 oder rT_3 4
Resorptionsquote 66
Rezidivprophylaxe 107, 132
—, obligatorische 140
Rezidivstruma 130
Rezidivstrumen 132
Röntgenkontrastmittel 43
r-Trijodthyronin 6
Rückkoppelungsmechanismus 10
Rückstoßphänomen 43
Rückstoß(Rebound)phänomen 94

Salizylate 44, 153
Sarkoidose 166
Sauerstoffverbrauch 8
Schilddrüse stimulierende Immunglobuline (TSI) 12
Schilddrüsenautoantikörper 25, 62, 97, 160, 163
Schilddrüsenentzündungen 151
Schilddrüsengewicht 2
Schilddrüsenhormone 43
Schilddrüsenkrankheiten, iatrogene 42
Schilddrüsenmalignome 167
Schlafstörungen 91
Schwachsinn 53
Schwangerschaft 13, 120, 137
Schwefelsäure-Konjugat 7
Screening-Methode 54
Serumaktivität 37
Serumcholesterin 40
Serumkalzium 1
Skelettreifung 57
Solitärknoten, blande 148
—, kalte 142
—, kalter 25
—, szintigraphisch „kalter" 183
Sonografie 25, 176
St. Anns-Zeichen 60
Sterilität 14
Steroidderivate 82, 182
Stillperiode 137
Stoffwechsel der Schilddrüsenhormone 7
Strahlenbelastung 41
Straheneffekt 17
Strahlenthyreoiditis 152

Stridor 21, 132
Struma 19
—, blande 126
—, dystopische 130
—, lymphomatosa 161
—, mediastinale 21
— ovarii 21, 99
— Riedel 165
Strumen, endemische 127
—, dystope 132
—, dystopische 143
—, dystopisch gelegene 127
—, iatrogene 141
—, sporadische 128
Strumaresektion 103, 107, 141
Strumatherapie mit Schilddrüsenhormonen 135
Strumitis 151
Substanzen, antithyreoidale 44, 103, 113, 116
Substitutionstherapie 58
Suppressionstest 38
Syndrom, paraneoplastisches 85
Szintallationskristall 18
Szintigramm 35
Szintigraphie 21

Tachyarrhythmien 31
Tachykardie 30
Tachykardien 31
Tauchstruma 130, 131
TBG 33, 34, 53
TBG-Konzentration 33
TBP 13
Technetium 4, 17
Tetanie 144
—, chronische 145
—, postoperative 142
Thermothyrine 1
Thiamazol 113, 117
Thiouracil 44
Thizyanate 44
Thromboembolieprophylaxe 124
Thyreoidea sicca 55, 56
Thyreoidektomie 82
—, totale 142
Thyreoiditiden, chronische 159
Thyreoiditis, akute 151, 152
—, chronische 151
—, chronisch-fibröse 164
—, spezifische 165
—, subakute 151, 156
—, traumatische 152
Thyreokalzitonin 1, 2
Thyreotropin 38
Thyreozyten 29

Thyronine 4
Thyrotropin Releasing Hormone 11
Thyroxamin 7
Thyroxin 4, 7
— (T_4) 32
— bindendes Globulin (sog. TBG) 5
— — Protein (TBP) 10
Thyroxindejodierung 6
T_3-in vitro-Test 33
T-Lymphozyten 86
TNM-System 170
Trachea 2
Tränenträufeln 73
Transportmechanismus 9
Transportproteine 33
TRH 11
TRH-Belastungstest 39
Triglyzeride 40, 62
Trijodthyronamin 7
Trijodthyronin 4, 7
— (T_3) 33
Triphosphopyridinnukleotid (TPNH) 5
TSH 5, 10, 11
— im Blut 39
TSH-Reserve 39
TSH-Test 38
TSI 29
T_4/TBG-Quotient 33
Tumorausdehnung 170
Tumordosen 179
Turnover 6
Tyrosin 7, 40
Tyrosinjodinase 4

Überlebensrate 182

Vasolabilität 90
Verbindungen, jodhaltige 42
Verlaufskontrolle 41
Verschlußikterus 13
Vincristin 182
Vitamin D 69
Vita minima 59

Wachstumshemmung 57
Wachstumsschübe 12
Wachstumsstörung 53
Wirkungsmechanismus 8

Zellatypien 29
Zellen, parafollikuläre (helle oder C-) 1, 2
Zentralnervensystem 50
Zungengrundschilddrüse 47
Zungengrundstruma 142
Zweiphasenstudium 37
Zytodiagnostik 131, 148, 176, 184
Zytostatika 182

Handbuch der inneren Medizin

7. Band: **Stoffwechselkrankheiten**
4 Teile. 5., völlig neubearbeitete und erweiterte Auflage
Subskriptionspreise werden gewährt bei Verpflichtung zur Abnahme des gesamten Handbuches

1. Teil: **Erbliche Defekte des Kohlenhydrat-, Aminosäuren- und Proteinstoffwechsels**
Herausgeber: F. Linneweh
1974. 205 Abbildungen. XX, 905 Seiten
Gebunden DM 348,–; US $ 174.00
Subskriptionspreis: Gebunden DM 278,40; US $ 139.20
ISBN 3-540-06313-7

2. Teil: **Diabetes mellitus**
Herausgeber: K. Oberdisse
Mit Beiträgen zahlreicher Mitarbeiter
A: 1975. 113 Abbildungen, XXIV, 907 Seiten
Gebunden DM 360,–; US $ 180.00
Subskriptionspreis: Gebunden DM 288,–; US $ 144.00
ISBN 3-540-07062-1
B: 1977. 222 zum Teil farbige Abbildungen, 138 Tabellen. XXVII, 1254 Seiten
Gebunden DM 490.–; US $ 245.00
Subskriptionspreis: Gebunden DM 392,–; US $ 196.00
ISBN 3-540-07741-3

3. Teil: **Gicht**
Herausgeber: N. Zöllner, W. Gröbner, E. W. Holmes, A. Rauch-Janssen
1976. 205 zum Teil farbige Abbildungen. XVIII, 661 Seiten
(180 Seiten in Englisch)
Gebunden DM 290,–; US $ 145.00
Subskriptionspreis Gebunden DM 232,–; US $ 116.00
ISBN 3-540-07258-6

4. Teil: **Fettstoffwechsel**
Herausgeber: G. Schettler, H. Greten, G. Schlierf, D. Seidel
1976. 156 zum Teil farbige Abbildungen, 61 Tabellen. XXIV, 751 Seiten
(194 Seiten in Englisch)
Gebunden DM 370,–; US$ 185.00
Subskriptionspreis: Gebunden DM 296,–; US $ 148.00
ISBN 3-540-07585-2

Preisänderungen vorbehalten

F. A. Gries, P. Berchtold, M. Berger
Adipositas
Pathophysiologie, Klinik und Therapie
1976. 94 Abbildungen, 29 Tabellen.
X, 281 Seiten
(Dieses Buch ist eine erweiterte Fassung des gleichnamigen Beitrages im Handbuch Innere Medizin, 7/2, Herausgeber: K. Oberdisse)
DM 28,–; US $ 14.00
ISBN 3-540-07873-8

Krankheiten des endokrinen Systems – Krankheiten des Stoffwechsels – Krankheiten der Verdauungsorgane
1973. 110 zum Teil farbige Abbildungen in 138 Einzeldarstellungen. V, 316 Seiten
(Hauss, Lehrbuch der inneren Medizin, Teil 3)
DM 32,–; US $ 16.00
ISBN 3-540-79763-7

A. Labhart
Klinik der inneren Sekretion
Unter Mitarbeit zahlreicher Fachwissenschaftler
3., neubearbeitete Auflage.
1978. Etwa 450 Abbildungen. Etwa 110 Seiten
Etwa DM 198,–; etwa US $ 99.00
ISBN 3-540-08581-5

H. Lutz
Ultraschalldiagnostik (B-scan) in der inneren Medizin
Lehrbuch und Atlas
Unter Mitarbeit von R. Petzoldt; R. Ehler
Mit einem Geleitwort von L. Demling
1978. 182 Abbildungen, 10 Tabellen.
X, 152 Seiten
Gebunden DM 78,–; US $ 35.90
ISBN 3-540-08189-5

Therapie innerer Krankheiten
Herausgeber: E. Buchborn, R. Gross, H. Jahrmärker, H.J. Karl, G.A. Martini, W. Müller, G. Riecker, H. Schwiegk, W. Siegenthaler
Mit Beiträgen zahlreicher Fachwissenschaftler
3., überarbeitete Auflage. 1977. 31 Abbildungen. XXIX, 690 Seiten
Gebunden DM 68,–; US $ 34.00
ISBN 3-540-08073-2

Springer-Verlag Berlin Heidelberg New York

Taschenbücher Allgemeinmedizin

Herausgeber: N. Zöllner, S. Häussler, P. Brandlmeier, I. Korfmacher

Die Allgemeinpraxis
Organisationsstruktur – Gesundheitsdienste – Soziale Einrichtungen
Von P. Brandlmeier, R. Eberlein, H. J. Florian, U. Franz, F. Geiger, H. Haack, F. Härter, H. Pillau, M. Pilz, O. Scherbel, W. Segerer, H. Sopp
Bandherausgeber: P. Brandlmeier
1974. 31 Abbildungen. X, 134 Seiten
DM 16,–; US $ 8.00
ISBN 3-540-06700-0

Hausärztliche Versorgung
Bereitschafts- und Notdienste. Der kranke Mensch. Labordiagnostik
Von P. Brandlmeier, U. Fraz, F. Geiger, H. Hege, I. Korfmacher, E. Kühn, I. Leitner, H. Pillau, R. Pohl, H. H. Schrömbgens, H. Sopp, W. Zander, W. Zierhut, B. Zönnchen
Bandherausgeber: P. Brandlmeier
1974. 22 Abbildungen. XVI, 139 Seiten
DM 18,–; US $ 9.00
ISBN 3-540-06999-2

Kardiologie, Hypertonie
Von F. Anschütz, U. Gaissmaier, W. Hahn, D. Klaus, H. Lydtin, J. Schmidt, E. Zeh
Bandherausgeber: D. Klaus
1974. 38 Abbildungen. XXII, 248 Seiten
DM 24,–; US $ 12.00
ISBN 3-540-06701-9

Gastroenterologie
Von P. H. Clodi, K. Ewe, F. H. Franken, G. Gohrband, C. Herfarth, J. Horn, K. Krentz
Bandherausgeber: P. H. Clodi
1976. 9 Abbildungen, 78 Tabellen.
XX, 203 Seiten
DM 29,80; US $ 14.90
ISBN 3-540-07820-7

Stoffwechsel – Ernährung – Endokrinium
Von H. J. Bauer, P.-U. Heuckenkamp, H. J. Karl, P. May, E. Standl, G. Wolfram, N. Zöllner
Bandherausgeber: N. Zöllner, G. Wolfram
1975. 11 Abbildungen, 100 Tabellen.
XII, 213 Seiten
DM 28,–; US $ 14.00
ISBN 3-540-07475-9

H. Loewe, P. Mellin, H. Olbing
Nephrologie – Urologie
Bandherausgeber: H. Losse
1975. 28 Abbildungen, 55 Tabellen.
XII, 170 Seiten
DM 28,–; US $ 14.00
ISBN 3-540-07337-X

In einem Band:
W. Leydhecker
Augenheilkunde
A. Kollmannsberger
Neurologie
1978. 56 Abbildungen, 37 Tabellen.
Etwa 200 Seiten
DM 29,80; US $ 14.90
ISBN 3-540-08514-9

H.-G. Boenninghaus
Hals- Nasen- Ohrenheilkunde für den Allgemeinarzt
1976. 28 Abbildungen. XII, 103 Seiten
DM 24,–; US $ 12.00
ISBN 3-540-07737-5

Infektions- und Tropenkrankheiten
Von H. Blaha, W. D. Germer, H. C. Huber, H. Stickl, G. T. Werner
Bandherausgeber: W. D. Germer, H. Stickl
1978. 32 Abbildungen, 11 Tabellen.
Etwa 180 Seiten
DM 26,80; US $ 13.40
ISBN 3-540-08513-0
Voraussichtlicher Erscheinungstermin Mitte 1978

Preisänderungen vorbehalten

Springer-Verlag
Berlin Heidelberg New York